本书获贵州医科大学马克思主义理论重点学科资助

本书获贵州医科大学博士启动基金项目"新医改后中国医疗卫生服务体系的建设与运行"（校博合J字[2020]030号）资助

知库

经济与管理

—

医生人力资源配置
对医疗费用的影响研究

赖小妹 著

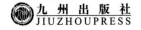

九州出版社
JIUZHOUPRESS

图书在版编目（CIP）数据

医生人力资源配置对医疗费用的影响研究／赖小妹
著．--北京：九州出版社，2024.8. -- ISBN 978-7
-5225-3362-9

Ⅰ. R199. 2

中国国家版本馆 CIP 数据核字第 20240JJ545 号

医生人力资源配置对医疗费用的影响研究

作　　者	赖小妹　著
责任编辑	蒋运华
出版发行	九州出版社
地　　址	北京市西城区阜外大街甲 35 号 （100037）
发行电话	（010）68992190/3/5/6
网　　址	www.jiuzhoupress.com
印　　刷	唐山才智印刷有限公司
开　　本	710 毫米×1000 毫米　16 开
印　　张	15.5
字　　数	234 千字
版　　次	2024 年 8 月第 1 版
印　　次	2024 年 8 月第 1 次印刷
书　　号	ISBN 978-7-5225-3362-9
定　　价	95.00 元

序　言

早在 20 世纪 60 年代初，健康经济学家就察觉到医疗供给与医疗需求之间关系的特殊性，有学者发现每千人床位数与每千人住院天数之间呈现正相关关系，并认为这种相关关系的背后具有因果关系，即供给诱导需求。这就是所谓的罗默法则（Roemer's Law），常常被戏称为"医疗领域的萨伊定律"。这个主题具有重要的政策喻义，直接关系到医疗资源配置的政策导向。

近 70 年来，国际健康经济学界围绕这个主题，展开了深入的理论研究和实证研究，然而，由于问题本身的复杂性和各国国情的差异性，并未形成一致性结论。赖小妹博士基于中国国情，利用中国数据，研究中国医生人力资源配置对医疗费用的影响，为破解供给诱导需求这一难题做出可贵的探索。

赖小妹博士在前人研究的基础上，进一步探讨医生人力资源配置与医疗费用之间的关系，试图回答三个核心问题：一是医生人力资源配置可能通过哪些传导机制去影响医疗费用？二是医生人力资源配置对医疗费用究竟产生了怎样的影响效应？方向如何？大小如何？三是如果医生人力资源配置对医疗费用具有显著影响，那么其是通过何种作用路径对医疗费用产生影响的？

为了回答以上问题，赖小妹博士从医生人力资源配置数量、配置质量、配置失衡三个维度，系统分析了医生人力资源配置对医疗费用的影响效应与影响机理。首先构建理论分析框架，分别对医生人力资源（优质医生）配置总量与配置失衡影响医疗费用的传导机制进行理论分析；其次考察我国医生人力资源配置与医疗费用的历史变迁与现状，利用年鉴统计数据，分别构建面板数据模型和路径分析模型，从医生人力资源配置数量、配置质量、配置失衡三个维度实证检验医生人力资源配置对医疗费用的影响效应和影响路径；

最后基于研究结论和中国国情，提出具有针对性的政策建议，对优化我国医生人力资源配置具有一定的参考价值。

　　本书的研究具有以下几个特点：一是研究视角独特，作者从医生人力资源配置的视角，从医生人力资源配置数量、配置质量以及配置失衡三个维度，探讨医生人力资源配置对医疗费用的影响，并探讨了医疗保险在其中产生的影响，颇有新意。二是研究方法得当，作者运用了面板数据分析方法、结构方程模型等多种研究方法，研究结果具有较高的可信度。三是实证分析与理论研究衔接顺畅，既有一定的理论深度，又有良好的实证支持，从而保证了该研究的应用价值。本书在逻辑结构、内容布局、方法运用、理论创新、联系实际诸方面，不乏独到之处和创新见解，是医生人力资源配置与医疗费用控制研究的一部力作。

　　本书是赖小妹博士以其博士学位论文为蓝本加工而成的一部学术专著。作为她攻读博士学位的指导老师，我深知赖小妹博士学术之路的艰辛和执着。本书的出版既是赖小妹博士学术征程的阶段性总结，更是其下一步研究的新起点。希望赖小妹博士再接再厉，更加深入地研究供给诱导需求这一世界难题，更加精彩地讲好中国"三医联动"的故事，为医保、医疗、医药高质量协同发展，为健康中国建设，贡献自己的力量。

吕国营

2024 年 4 月于武汉南湖之畔

目　录
CONTENTS

导 论

一、研究背景与意义

（一）研究背景

一直以来，医疗费用过快增长是全球各国面临的共同难题。无论是发达国家，还是发展中国家，医疗费用以及医疗费用占 GDP 比重都呈高速上涨趋势，且大多数国家的医疗费用增长速度都超过了 GDP 的增长速度。以美国、加拿大、英国、德国、日本、澳大利亚六个主要经济发达国家为例，1980—2017 年间，医疗总费用增长了 1312.1%、839.8%、1042.5%、699.3%、836.2%、1137.2%；医疗总费用占 GDP 比重也分别由 8.2%、6.6%、5.1%、8.1%、6.2%、5.8% 增长至 17.2%、10.4%、9.6%、11.3%、10.7%、9.1%；人均医疗费用也分别翻了 8.9 倍、5.3 倍、8.8 倍、5.0 倍、7.6 倍、6.4 倍[①]。此外，美国、加拿大、英国、德国、日本、澳大利亚的医疗总费用的年均增长率分别比 GDP 年均增长率高出 2.2、1.3、2.8、2.1、2.0、1.0 个百分点；人均医疗费用的年均增长率则分别比人均 GDP 年均增长率高出 2.1、1.3、2.3、1.4、2.6、1.0 个百分点[②]。这给各国带来了沉重的经济负担。

作为一个发展中国家，中国自改革开放以来，医疗费用呈现飞速增长趋势。1980—2017 年间，我国卫生总费用和个人卫生支出从 143.2 亿元、30.4 亿元增至 52598.3 亿元、15133.6 亿元，分别增加了 366 倍和 497 倍之多，年均增长率也分别高达 17.8% 和 18.8%，高出同期 GDP 年均增长速度的 2.3 和

---

① 数据由作者自行整理，原始数据来源于 OECD 官网：https://stats.oecd.org.

② 数据由作者自行整理，原始数据来源于世界银行官网：https://data.worldbank.org.cn.

3.3 个百分点。卫生总费用占 GDP 比重也从 1980 年的 3.2% 提高到 2017 年的 6.4%，增幅高达 101.9%。同时，人均卫生费用也增长较快，从 14.5 元提高到 3783.8 元，翻了 260 倍之多，年均增长率也高达 16.7%，也比同期人均 GDP 的年均增长率高 2.3 个百分点①。医疗费用过快上涨引发的"看病贵"问题在我国愈演愈烈，给政府、社会和个人带来了沉重的经济负担。因此，如何在保证医疗服务供给和居民健康的前提下，抑制医疗费用过快上涨成了全社会关注的焦点。

有研究认为，一直困扰我国的"看病贵"问题，究其根本原因是医疗资源供给不足。② 因此，在我国进行的一系列医药卫生体制改革中，一项重点内容就是大力扩充医生人才队伍。根据传统经济学的供求定理，需求不变，供给增加，价格会下降。因此，根据传统经济学理论，在需求不变的情况下，一个地区的医生数量增加，伴随着这个地区的医疗服务供给增加，使得该地区医疗竞争加剧，医疗服务价格下降，进而医疗费用也随之降低。然而，现实却与之相悖。随着我国医生队伍不断壮大，我国的医疗服务价格和医疗费用却不降反升。据统计，2000—2017 年间，我国执业（助理）医师增加了 131.42 万人，增长了 63.31%；卫生总费用增长了 1046.77%，人均卫生费用增长了 945.54%，城乡居民人均医疗保健支出也分别增长了 456.76% 和 1108.56%③。

党的十九大报告指出，我国社会主要矛盾已经转化为人民日益增长的美好生活需要和不平衡不充分的发展之间的矛盾。因此，人们对医疗卫生的需要已不再是简单的病有所医，而是对高质量高水平医疗服务的需要，但我国医疗卫生事业的不平衡不充分的发展制约了这种需要的实现。一方面，因为医生的高准入门槛，加上人们对高质量高水平医疗服务需求的转变，造就了我国医疗服务市场的竞争转变为以提高医疗服务质量和改善医疗设施设备为主要形式的非价格竞争。随着医疗保险的全面覆盖和保障水平的提高，人们对医疗服务需求的价格弹性降低，这进一步强化了医疗服务市场的非价格竞争。医疗服务市场

---

① 数据来源：作者根据《中国卫生健康统计年鉴2018》和《中国统计年鉴2018》公开数据自行整理而得。

② 王文娟，曹向阳. 增加医疗资源供给能否解决"看病贵"问题？——基于中国省际面板数据的分析［J］. 管理世界，2016（6）：98-106.

③ 数据来源：《中国卫生健康统计年鉴2018》。

的非价格竞争与信息不对称，不仅带来了成本的转嫁，还带来了医生对患者的价格歧视与诱导需求，进而抬高医疗费用。另一方面，我国医疗卫生事业发展的不平衡导致我国区域之间医生分布不均衡，使得我国大多数医生尤其是优质医生聚集在城市和发达地区执业，导致农村和欠发达地区医生尤其是优质医生稀缺，形成了基层医生水平低的社会信念且日益根深蒂固并形成了恶性循环，患者越来越不信任基层医生，导致居民就医流向结构性失衡且日益严重，阻碍分级诊疗格局形成的同时又进一步抬高了医疗费用。

虽然我国医生人才队伍不断壮大过程中伴随着医疗费用的快速增长，但医生数量增加、质量提升及配置失衡是否与医疗费用高速增长存在必然联系，仍未有定论。即使有少许文献认为医生数量增长、医方诱导需求等是引起医疗费用不合理增长的原因，但却大多仅限于一种直觉判断和文字性的定性分析，或是简单的描述性统计分析，缺乏较有说服力的理论分析和实证检验。

一直以来，由于医疗服务产品的异质性、不可逆性及其提供的强专业性，信息不对称问题（如道德风险与逆向选择问题）在医疗服务市场的表现尤其突出和严重。过去，我国通过医疗保险的起付线、共付率以及封顶线等手段来控制需方医疗费用，但由于医疗服务市场的非价格竞争和医生诱导需求等现象的存在，通过医疗保险分担机制控制需方医疗费用还远远不够。为此，近年来，我国将医疗费用控制的重心从需求侧转为供给侧，利用医疗保险支付方式等手段，通过改变供方医疗行为和医疗费用与成本意识，以求达到降低供给侧医疗费用的目的。然而，医疗保险支付方式是否真正发挥了控制供方医疗费用的有效作用，也犹未可知。

基于此，本书试图从供给侧的角度去厘清我国医生人力资源配置与医疗费用上涨的关系，从医生配置数量、配置质量和配置失衡三个维度，回答医生供给在我国医疗费用上涨过程中产生的实际影响。然后，通过进一步讨论，实证分析医疗保险对医生人力资源配置影响医疗费用的调节作用，检验医疗保险是否真正发挥了控制供方医疗费用的效果。

（二）研究意义

1. 理论意义

首先，本书以医生人力资源配置为切入点，从医生人力资源配置数量、配置质量以及配置失衡三个维度，分别展开对我国医疗费用影响的理论分析与实证检验，为研究医疗费用问题开拓了研究视角，在一定程度上丰富了现有研究内容。其次，从供给的角度研究医生供给对医疗费用带来的影响，为我国控制医疗费用开辟了新思路。最后，从医生人力资源配置的视角研究其对医疗费用的影响效应与作用机理，不仅有利于评估我国当下医生人力资源配置的合理性，也进一步阐释了合理配置我国医生人力资源的重要性与必要性，并为优化我国医生人力资源配置提供有针对性的政策建议。

2. 现实意义

根据传统经济学的观点，需求不变，供给增加，会加剧竞争，从而使得价格下降。然而，现实中医疗服务市场的情况却与之相悖。在医生数量越多、医生水平越高、医疗市场竞争越激烈的地区，医疗服务价格和医疗费用不降反升。本书通过医生人力资源配置对医疗费用的影响效应与作用机理的分析，验证了医疗服务市场与传统经济学观点相悖的这种现象，并对其中的机理进行了分析。这为我国分析供方医疗费用上涨的缘由提供了依据，从而为我国更好地从供方控制医疗费用不合理增长提供了经验借鉴。此外，本书还检验了医疗保险对控制供方医疗费用发挥的实际作用，有助于我国有关部门能及时调整医疗保险相关政策，以求能更好地发挥出医疗保险的控费作用。这为缓解我国"看病贵"问题，实现健康中国战略目标起到了重要作用。

二、文献综述

为了系统地梳理和论述我国医生人力资源配置对医疗费用的影响，本节对以往关于医生人力资源配置和医疗费用的相关研究进行回顾和述评，为后面章节的分析提供研究依据和借鉴。与本书密切相关的文献主要包括以下三个方面：一是关于医生人力资源配置的相关研究；二是医生人力资源配置影响医疗费用的相关研究；三是其他因素对医疗费用的影响研究。

（一）医生人力资源配置的相关研究

1. 医生人力资源配置

自改革开放以来，我国医疗卫生事业得到迅速发展并取得了巨大成效，医疗卫生服务的供给能力得到了显著提升。医疗卫生机构、医生、床位的配置总量和人均配置都得到了明显增长，医疗设备水平也得到了全面改善，医务人员的业务素质也有了极大提升，居民的医疗服务可及性在不断提高。即使如此，我国医疗卫生领域仍存在诸多问题，如群众"看病难、看病贵"问题日益突出，医疗卫生服务效率低下，区域间医疗卫生事业发展不平衡、医疗卫生资源配置结构不合理等①。

随着我国经济社会的不断发展，人们生活水平不断提高，人们对医疗服务的需求数量、质量以及层次方面都在发生相应变化，这使得我国医疗卫生事业发展水平与广大人民群众的健康需求不相适应的矛盾日益突出。1997 年，《中共中央、国务院关于卫生改革与发展的决定》指出，我国医疗卫生资源配置不合理，地区间医疗卫生发展不平衡，农村医疗卫生工作薄弱，医疗卫生投入不足，以及医疗卫生服务质量不高，满足不了人民群众的需要。并提出要加强医疗卫生资源的合理配置，注重医疗服务质量的提升，逐步缩小地区间差距。1999 年，《国家发展计划委员会、财政部、卫生部关于开展区域卫生规划工作的指导意见》指出我国医疗卫生资源的配置存在结构不合理、条块分割、利用效率低下、医疗卫生资源短缺与浪费并存等问题。主要表现在区域间"城市集中、农村薄弱，城市供过于求、农村供不应求"、结构上"重医疗、轻防保"等方面；同时，大型设备重复购置、资源闲置浪费问题严重，医疗卫生资源利用效率普遍较低。2009 年，《中共中央、国务院关于深化医药卫生体制改革的意见》中指出我国医疗卫生事业发展与人民群众的需求以及经济社会协调发展的要求还不适应，医疗卫生资源配置不合理、城乡和地区之间医疗卫生资源配置不均衡、农村与社区基层医疗质量薄弱、政府投入不足等问题仍然存在。2016 年，《国务院深化医药卫生体制改革领导小组关于进一步推广深化医药卫生体制改革经验的若干意见》指出，我国医疗卫生工作取得了重大进展和明显成效，基本公共卫生服务均等化程度大幅提升，医疗服务可及性也显著提升，但是并没有实现人人享有基本医疗卫生服务的目标，仍需进一步优化配置医疗卫生资源。

---

① 李玉荣. 改革开放以来我国医疗卫生体制改革的回顾与反思［J］. 中国行政管理，2010
（12）：41-45.

学术界也对我国医生人力资源配置情况展开了大量的研究。陈钊等①指出医疗卫生领域最重要的医疗资源是医生，中国人均拥有的医生数量低于绝大多数经济合作与发展组织国家，与一些发达国家的差距非常大。许颖②通过计算医院各临床科室医生理论需求人数，将其与按床位数测算的医生理论需求人数以及实际医生配置人数相比，结果发现约60%的医院临床科室医生人力资源配置不足。闫凤茹③发现我国每千人口医生人力资源配置数量较大，但城乡之间每千人口医生配置数量差距较大，城市地区远高于农村地区。徐昕④研究发现我国医生人力资源质量水平不高且在各级医疗机构间差异显著。蒋琬玥⑤以四川省成都市为例，对我国优质医生供需现状进行了分析，发现我国目前优质医生供需不平衡，优质医生的供给量严重不足，且优质医生人力资源配置不合理。

由于我国公共财政对医疗卫生的投入存在显著的地区不平衡，导致我国医疗卫生资源配置城乡不均衡，80%的医疗卫生资源集中在大城市，其中30%的资源分布在了城市大医院，同时，我国三级医院主要分布在城市，三甲医院主要分布在大城市，我国农村虽然已实现乡村卫生院和诊所村村覆盖，但乡村医疗卫生机构仍存在医疗设备短缺、医务人员技术素质低等问题⑥。加上我国僵化的人事制度和定点执业制度阻碍了医生人力资源在城乡之间的均衡配置，使得长期以来，我国医生人力资源分布就呈现出"倒三角"形式，城市地区优质医生资源丰富且集中，而农村地区则面临短缺窘境。⑦

我国城乡医生人力资源配置数量差距较大。2005年，我国城市地区医

---

① 陈钊，刘晓峰，汪汇．服务价格市场化：中国医疗卫生体制改革的未尽之路［J］．管理世界，2008（8）：52-58．

② 许颖，苏东冉，王艳，等．基于工作量的医生人力资源配置测算研究［J］．中国医院，2019，23（2）：49-51．

③ 闫凤茹．我国医疗卫生服务资源配置公平性研究［J］．中国卫生资源，2010，13（6）：296-298．

④ 徐昕．我国医生人力资本现状研究［D］．上海：复旦大学，2011．

⑤ 蒋琬玥．我国优质医生供需现状分析及解决对策研究：以四川省成都市为例［J］．现代商贸工业，2017（21）：75-76．

⑥ 刘钧．统筹资源配置有利于提升医保公共服务质量［J］．中国医疗保险，2018（7）：18-19．

⑦ 吕国营，赵曼．越评级越失衡？——我国医院等级评定与医生人力资源配置研究［J］．经济管理，2018，40（7）：110-127．

生密度是农村地区医生密度的 2 倍以上；① 且医生人力资源数量非均衡配置
程度也在不断提高，2009—2015 年间，城乡每千人口医生配置数量比由 2.16
提高到 2.34。② 质量方面，我国大部分医生（67.2%）的教育水平仅达到大
专或中学水平，具有研究生学历的医生严重不足③。同时，我国城乡不同等级
医院医生人力资源质量也存在较大差距，其中，三级医院拥有博士学历和硕士
学历的医生比重分别为 17.5% 和 36.5%，拥有正高级和副高级职称的医生比重
则分别为 5.8% 和 10.2%；而二级医院拥有博士学历和硕士学历的医生比重分别
仅为 0.3% 和 5.5%，拥有正高级和副高级职称的医生比重也分别仅为 1.6% 和
7.9%④。此外，我国公办医院与民营医院的医生人力资源配置也存在较大差距。
2017 年，我国医院总数有 31056 家，其中公立医院数量约占 40%，民营医院约
占 60%，但民营医院的医生无论是数量还是质量均落后于公立医院⑤。

　　2. 医生人力资源非均衡配置的实证研究

　　医生人力资源非均衡配置程度的测算也一直受到学术界广泛关注⑥。除了

---

① ANAND S, FAN V Y, ZHANG J H, et al. China's Human Resources for Health：Quantity,
Quality, and Distribution ［J］. The Lancet, 2008, 372 (9651)：1774-1781.

② 杨林，李思赟. 城乡医疗资源非均衡配置的影响因素与改进 ［J］. 经济学动态, 2016
(9)：57-68.

③ ANAND S, FAN V Y, ZHANG J H, et al. China's Human Resources for Health：Quantity,
Quality, and Distribution ［J］. The Lancet, 2008, 372 (9651)：1774-1781; ZHU J, LI W,
CHEN L. Doctors in China：Improving Quality Through Modernisation of Residency Education
［J］. Lancet, 2016, 388 (10054)：1922-1929.

④ 郑黎强，纪超，岳阳阳，等. 我国二级综合医院人力资源现状分析 ［J］. 中国医院,
2016, 20 (9)：14-16.

⑤ 韦海妮. 民营医院医生资源管理之思考 ［N］. 中国人口报, 2019-01-18 (3).

⑥ LONG E. The Geographic Distribution of Physicians in the United States：An Evaluation of Poli-
cy-Related Research, Final Report ［J］. Interstudy (NSF-C814), January 1975; NEW-
HOUSE J P, WILLIAMS A P, SCHWARTZ B W, et al. Does the Geographical Distribution of
Physicians Reflect Market Failure? ［J］. The Bell Journal of Economics, 1982, 13 (2)：493-
505; FRUEN M A, CANTWELL J R. Geographic Distribution of Physicians：Past Trends and
Future Influences ［J］. Inquiry, 1982, 19 (1)：14-50; FUCHS V R. Who Shall Live?
Health, Economics and Social Choice ［M］. Singapore：World Scientific, 2011;
MATSUMOTO M. Geographic Distribution of Physicians：An International Comparison ［J］.
Iryo To Shakai, 2011, 21 (1)：97-107; DEOLIVEIRA A P C, DUSSAULT G, CRAVEIRO
I. Challenges and Strategies to Improve the Availability and Geographic Accessibility of Physi-
cians in Portugal ［J］. Human Resources for Health, 2017, 15 (1)：24.

对医生人力资源非均衡配置进行简单的对比分析之外，还有大量学者运用一系列测算方法对医生人力资源配置非均衡程度、不公平性进行了实证分析，测算方法主要有包括比值法、基尼系数、泰尔指数、变异系数、集中指数、集聚度等。

　　Kobayashi 和 Takaki① 采用洛伦茨曲线和基尼系数分析了日本医生人力资源配置不均的情况，发现 1980—1990 年日本执业医师人数增加了 37%，每 10 万人医师数从 127 人增加到 165 人，但医师分布不平等程度却没有改善。Hann 和 Gravelle② 使用基尼系数和阿特金森指数，对 1994—2003 年英格兰和威尔士全科医生的地理分配不均衡水平以及 1974—2003 年地理分配不均衡的长期趋势进行了测算。Toyabe③ 采用基尼系数、阿特金森指数和泰尔指数比较了 1996—2006 年间日本医师人数以及分布的时间趋势，分析发现，虽然日本医生总数在逐年增加，但仍低于国际标准，且基尼系数、阿特金森指数和泰尔指数衡量的指标都在恶化，城乡医院医师数量配置不均衡程度在提高。Isabel 和 Paula④ 利用基尼系数、变异系数和比值法测算了 1996—2007 年葡萄牙的医生地理分布不平等情况，结果表明葡萄牙的医生密度地理分布差异仍然较大。Rosenthal 等⑤利用比值法分析了 1979—1999 年美国医师地理分布不均情况，发现样本州的医师人数虽然翻了一番，但是城乡差距仍然较大，大城市地区的居民有更好的访问医生的机会。Timony⑥ 采用比值法评估了加拿

① KOBAYASHI Y, TAKAKI H. Geographic Distribution of Physicians in Japan [J]. The Lancet, 1992, 340 (8832): 1391-1393.

② HANN M, GRAVELLE H. The Maldistribution of General Practitioners in England and Wales: 1974-2003 [J]. British Journal of General Practice J Gen Pract, 2004, 54 (509): 894-898.

③ TOYABE S-I. Trend in Geographic Distribution of Physicians in Japan [J]. International Journal for Equity in Health, 2009, 8 (1): 5.

④ Isabel, C., Paula, V. Geographic Distribution of Physicians in Portugal [J]. European Journal of Health Economics, 2010, 11 (4): 383-393.

⑤ ROSENTHAL M B, ZASLAVSKY A, NEWHOUSE J P. The Geographic Distribution of Physicians Revisited [J]. Health Services Research, 2005, 40 (6): 1931-1952.

⑥ GAUTHIER AP, TIMONY P, WENHOFER E. Examining the Geographic Distribution of French-speaking Physicians in Ontario [J]. Canadian Family Physician Medecin De Famille Canadien, 2012, 58 (12): e717-e724.

大安大略省的医生地理分布情况。除此之外，还有许多学者对我国医生人力资源配置情况进行了大量实证分析。

　　丁汉升、胡善联①采用基尼系数和洛伦茨曲线对我国 30 个省级行政区（不包括重庆）1978—1989 年医生配置公平性进行了分析，发现我国各省间医生人力资源配置的公平性有所改善。Anand 等②采用基尼系数和泰尔指数的分析发现，中国医生人力资源配置总量和各省间分布的公平性均优于印度。张小娟和朱坤③的研究发现，2004—2015 年间，我国执业（助理）医师总量和每千人口配置数量均有所增加，同时，利用基尼系数、阿特金森指数和泰尔指数对我国各省间执业（助理）医师的配置公平性的分析发现，按人口分布的医生公平性优于按地理面积分布的医生公平性，并且按人口分布的医生配置公平性有所提升，而按地理面积分布的则有所下降。卢若艳和林燕羡④利用集中指数对 2009—2015 年我国省域之间执业（助理）医师配置不公平性进行了分析，发现我国省域之间医生配置集中指数逐年下降，公平性有所改善。

　　曹阳、蒋亚丽⑤采用熵权法和 TOPSIS 法分析了 2003—2013 年我国城乡医生人力资源配置的公平性，发现我国城乡每千人口执业（助理）医师配置数量的差距仍在不断扩大。杨林、李思赞⑥采用泰尔指数和修正加权变异系数测量了我国城乡每千人口执业医师配置数量的差距，发现我国医生人力资源配置具有非均衡特征，且城乡医生人力资源配置差距不但没有缩小，反而呈扩大趋势。

---

①　丁汉升，胡善联．我国卫生资源分布公平性研究 [J]．中国卫生事业管理，1994（2）：105-107.

②　ANAND S, FAN V Y, ZHANG J, et al. China's Human Resources for Health：Quantity, Quality, and Distribution [J]. The Lancet, 2008, 372（9651）：1774-1781.

③　张小娟，朱坤．2004--2015 年我国卫生人力资源配置公平性趋势研究 [J]．中国全科医学，2018，21（1）：82-87.

④　卢若艳，林燕羡．2009—2015 年我国省域间卫生人力资源分布公平性及分解 [J]．卫生软科学，2018，32（10）：42-45.

⑤　曹阳，蒋亚丽．我国城乡基本医疗服务均等化综合评价 [J]．医学与社会，2016，29（6）：35-38.

⑥　杨林，李思赞．城乡医疗资源非均衡配置的影响因素与改进 [J]．经济学动态，2016（9）：57-68.

蒋淑敏等①运用集聚度分析了 2011—2016 年间我国执业（助理）医师按人口和地理面积配置的公平性，发现我国执业（助理）医师的公平性有待提高，且东、中部地区远高于西部地区。周明华和肖政②将我国分为华东、华北、中南、东北、西南和西北六个地区，采用基尼系数和洛伦茨曲线分析了执业医师按人口和地理分布的公平性，结果发现执业医师按人口分布的基尼系数小于 0.2，表示分配绝对平均；但按地理分布的基尼系数超过了 0.5，地区之间执业医师的分配悬殊，其中华北地区配置最多，西南地区配置最少。

韩志琰等③使用统计描述、基尼系数和层次分析法对山东省各地市每千人口医师数的配置情况进行了分析，发现山东省每千人口医师数增加了 1.14 人，同时基尼系数下降了 0.2，说明山东省的医师配置总量在增加的同时配置的非均衡程度在下降，结果还发现，经济发达地区和经济欠发达地区的差距也在缩小。林晨蕾、郑庆昌④对福建省医生人力资源配置的分析发现，2009—2012 年间，福建省城乡每千人口执业（助理）医师数量均在逐年增加，但城乡差距较大，城市地区每千人口执业（助理）医师数为农村的 2 倍以上，同时采用泰尔指数实证分析发现，福建省城乡之间执业（助理）医师配置差距在不断缩小。孙荣等⑤利用基尼系数分析了 2011—2014 年南京市基层执业（助理）医师和全科医生的配置公平性，发现南京市执业（助理）医师和全科医生配置非公平状态有所下降。吴凌放⑥利用基尼系数、泰尔指数和地理信息技术分析了上海医生人力资源配置的公平性发现，上海医生配置的公平性

---

① 蒋淑敏，张晓星，王薇，等．基于集聚度的我国卫生人力资源配置公平性分析 [J]．现代预防医学，2018，45（18）：3347-3351.

② 周明华，肖政．我国卫生资源配置状况及公平性分析 [J]．中国社会医学杂志，2019，36（2）：193-196.

③ 韩志琰，温楠，宋奎勋，等．新医改前后山东省卫生资源配置的对比研究 [J]．卫生软科学，2019，33（4）：22-28.

④ 林晨蕾，郑庆昌．福建省城乡医疗资源配置公平度评价研究：基于泰尔指数的检验方法 [J]．东南学术，2015（1）：126-132.

⑤ 孙荣，程向前，戴小婷，等．南京市基层卫生人力资源的配置与公平性研究 [J]．南京医科大学学报（社会科学版），2017，17（6）：447-452.

⑥ 吴凌放．上海医生人力资源区域分布公平性及影响因素研究 [D]．上海：上海社会科学院，2017.

在逐步提高。古龙等①采用基尼系数和洛伦茨曲线评估了新疆执业（助理）医师按人口、地理面积和经济水平配置的公平性，结果发现新疆医生人力资源配置不均衡程度较高，尤其是按地理面积配置极不均衡，需要引起重视。

（二）医生人力资源配置影响医疗费用的相关研究

1. 医生人力资源配置对医疗费用的影响研究

医疗费用增长过快早已成为西方发达国家共同面对的一大社会问题，也吸引了许多经济学家、卫生经济学家甚至政治学家的注意，因此也开启了大量对医疗费用变动及其影响因素的研究②。在 Grossman③ 的经典健康需求模型当中，医疗费用的增长源于健康需求带来的引致需求，而健康需求则受年龄、收入水平以及教育水平等因素的影响，进而影响医疗费用。Fuchs 和 Kramer④ 较早地探讨了医生数量与患者医疗费用之间的关系，他们对美国 1948—1969 年的调查数据分析发现，医生人数和医疗技术在影响医疗服务利

---

① 古龙，海丽且姆·阿卜杜巴日，买买提·牙森. 基于基尼系数的新疆卫生人力资源公平性研究 [J]. 中国卫生统计，2018，35（1）：83-85.

② ABEL-SMITH B, TITMUSS R M. The Cost of the National Health Service in England and Wales [J]. The Journal of Economic History, 1956, 119（2）：214-214；NEWHOUSE J P. Medical - Care Expenditure：A Cross - National Survey [J]. The Journal of Human Resources, 1977, 12（1）：115-125；NEWHOUSE J P. Medical Care Costs：How Much Welfare Loss? [J]. Journal of Economic Perspectives, 1992, 6（3）：3-21；DAVID P, MCGUIRE A, YULE B. Aggregate Health Care Expenditures and National Income：Is Health Care A Luxury Good? [J]. Journal of Health Economics, 1987, 6（2）：109-127；HANSEN P, KING A. The Determinants of Health Care Expenditure：A Cointegration Approach [J]. Journal of Health Economics, 1996, 15（1）：127-137；GERDTHAM U G, SGAARD J, ANDERSSON F, et al. Econometric Analysis of Health Care Expenditures：A Cross-Section Study of the OECD Countries [J]. Journal of Health Economics, 1992, 11（1）：63-84；BAC C, LE PEN Y. An International Comparison of Health Care Expenditure Determinants [C]. Berlin：10th International Conference on Panel Data, 2002：1-22；HUBER M, OROSZ E. Health Expenditure Trends in OECD Countries, 1990-2001 [J]. Health Care Financing Review, 2003, 25（1）：1-22；BILGEL F, TRAN K C. The Determinants of Canadian Provincial Health Expenditures：Evidence from a Dynamic Panel [J]. Applied Economics, 2013, 45（2）：201-212.

③ GROSSMAN M. On the Concept of Health Capital and the Demand for Health [J] . Journal of Political Economy. 1972, 80（2）：223-255.

④ FUCHS V R, KRAMER M J. Determinants of Expenditures for Physicians' Services in the United States 1948-68 [J]. Nber Books, 1972.

用率和医疗费用方面具有决定性的重要性；假设医疗技术不变，医生数量对医疗服务利用率和医疗费用有着重大影响，而且这种影响比收入、价格以及医疗保险等因素的影响都大。Newhouse① 对美国 1940—1990 年的医疗费用情况进行了定量化以及数值化分析，发现医生数量增加、医疗保险的普及、人口老龄化进程加深、收入增加以及医疗保健等产业生产率的提高是导致美国医疗费用上涨的重要因素，但这些因素对医疗费用的总影响在 25%~50% 之间，Newhouse 将剩余 50%~75% 的影响主要归因于医疗技术进步。世界银行中蒙局在其研究中指出，卫生总费用及其增长率的变化除了与人口因素（人口总量和人口年龄结构）变化、疾病谱变化、医疗技术进步引发的需求变化有关之外，还与医疗服务提供者（医生）数量变化引发的医疗服务利用变化息息相关②。Tokita 等人③ 在讨论医疗服务供方增加对医疗费用的影响时，发现每千人口医生数量对住院费用和门诊费用都会产生显著影响。吴林虎④ 通过建立计量经济模型，对我国宏观医疗卫生费用数据的分析发现，医生数量与我国医疗费用之间存在长期均衡关系。王佳慧、马冬梅⑤ 采用多元逐步回归分析等方法对 1996—2015 年我国医疗费用上涨的影响因素进行了实证分析，结果发现，每千人口医疗卫生技术人员数量与医疗费用存在线性关系，这表明医生人力资源规模对医疗费用具有显著影响。

　　大多数研究结果表明，增加医生人力资源的配置会引起医疗费用上涨。卫生经济学家认为，医疗服务产品不同于一般商品，医生既是代理人又是医疗服务的提供者，医生供给增加不会带来价格下降，而是会增加医疗服务需求，进而导致医疗费用上升，即"供给决定需求"。此外，医生数量增加，人们的就医便利程度提高，就医所花费的旅途成本与时间成本会降低，从而会

① NEWHOUSE J P. Medical Care Costs: How Much Welfare Loss? [J]. Journal of Economic Perspectives, 1992, 6 (3): 3-21.
② 世界银行中蒙局环境，人力资源和城市发展业务处. 中国：卫生模式转变中的长远问题与对策 [M]. 卫生部国外贷款办，等译. 北京：中国财政经济出版社，1994：35.
③ TOKITA T, IZUMIDA N, KONNO H, et al. A Claim Data Analysis for Japanese Medical Demand and Supply [J]. Economic Review, 2000, 51 (4): 289-300.
④ 吴林虎. 我国医疗费用上涨的影响因素与控制策略 [D]. 东北财经大学，2011.
⑤ 王佳慧，马冬梅. 我国医疗费用上涨的影响因素与控制研究 [J]. 社区医学杂志，2018, 16 (6): 31-33.

刺激医疗需求，进而导致医疗费用上升①。Evans②和Fuchs③认为增加医生数量的供给会通过诱导需求使患者付出更多额外的医疗费用。Cromwell和Mitchell④基于Fuchs早期的研究结果，对新古典主义和诱导需求理论进行检验的同时进行了大量数据和经济计量方面的改进，同时利用1969—1976年350个抽样样本的数据，采用联立方程模型实证分析了医生数量对手术医疗费用的影响。结果发现，在其他条件相同的情况下，医生数量丰富的地区，医疗费用和医疗服务利用率均会更高，同时也存在一定的供给诱导需求效应；在医生供不应求的地区，医生的可及性显著影响了手术率，随着医生可及性的提高，手术率也随之提高。Delattre和Dormont⑤使用1979—1993年期间4500名法国个体医生的样本，利用面板数据和广义矩阵估计方法实证分析了医生数量与医疗费用的关系，研究发现，医生数量占总人口比重增加时，医生的诊疗次数会小幅度减少，但是医生会通过增加每次就诊的医疗服务量来抵消诊疗次数的下降，从而抬高了医疗费用。Ravangrad等⑥基于伊朗2006—2011年的省级面板数据的研究发现，医疗费用支出与医师人数在1%的显著性水平下呈正相关关系。

于世利⑦认为医生数量是影响医疗卫生费用的重要因素，提出要根据社会需求，制定长远规划和近期规划，严格控制医学院招生人数，使医生数量有

①　李军山. 医疗费用增长控制：理论基础与制度设计［M］. 北京：经济科学出版社，2013.

②　EVANS R G. Supplier-Induced Demand：Some Empirical Evidence and Implications［M］. London：Macmillan, 1974：162-173.

③　FUCHS V R. The Supply of Surgeons and the Demand for Operations［J］. Journal of Human Resources, 1978, 13 (236)：35-56.

④　CROMWELL J, MITCHELL J B. Physician-Induced Demand for Surgery［J］. Journal of Health Economics, 1986, 5 (4)：293-313.

⑤　DELATTRE E, DORMONT B. Fixed Fees and Physician-Induced Demand：A Panel Data Study on French Physicians［J］. Journal of Health Economics, 2003, 12 (9)：741-754.

⑥　RAVANGRAD R, SHAHNAZI R, KARIMI F, et al. Estimation of Government Health Expenditures in Iran During 2006 to 2011, Using Panel Data［J］. The Health Care Manager, 2019, 38 (1)：89-97.

⑦　于世利. 优化卫生资源配置 控制医疗费用过快增长［J］. 中国卫生经济，1999 (8)：11-15.

序增长，这是控制医疗卫生费用的重要措施之一。Shiu[1] 利用协整方法对 1960—2006 年我国台湾地区医疗费用的增长情况进行了分析，发现执业医师人数对医疗费用具有显著的正向长期影响。王文娟、曹向阳[2]利用 2002—2012 年中国 30 个省份的省级面板数据，对增加医疗资源供给是否能解决"看病贵"问题进行了实证分析，结果发现，增加医生数量的供给显著促进了医疗费用的上涨。蔡善荣等[3]利用 29 个经济合作与发展组织国家的卫生资料数据分析了影响人均卫生费用的因素，结果发现，医生人力资源对人均卫生费用产生了显著的正向影响，且这种影响超过了检查费和药费，仅次于人口预期寿命的影响。颜琰[4]采用主成分分析方法研究了人均卫生费用的影响因素，发现每千人口执业医师数对人均卫生费用具有显著的正向影响。

有少数研究认为，医生人力资源配置增加会降低医疗费用。许多学者根据传统经济学的基本理论认为，医生数量增加会提高供方竞争程度，供方为了提高自身的竞争力，会不断创新技术、降低成本，从而会降低价格，进而降低医疗费用[5]。为此，有学者认为提高医疗供方竞争是提高医疗服务效率、降低医疗费用的有效办法[6]。Murthy and Ukpolo[7]利用美国 1960—1987 年的时间序列数据，通过协整分析方法分析了影响人均实际卫生费用的因素，结果发现执业医师数量与人均医疗费用存在长期稳定的均衡关系，且执业医师数

① SHIU Y-M, CHIU M-C. Re-estimating the Demographic Impact on Health Care Expenditure: Evidence from Taiwan [J]. The Geneva Papers on Risk and Insurance-Issues and Practice, 2008, 33 (4): 728-743.

② 王文娟，曹向阳. 增加医疗资源供给能否解决"看病贵"问题? ——基于中国省际面板数据的分析 [J]. 管理世界，2016 (6): 98-106.

③ 蔡善荣，阮红芳，李鲁，等. 以主成分回归分析方法探讨人均卫生费用影响因素的研究 [J]. 中国卫生事业管理，2001 (7): 399-400.

④ 颜琰. 我国人均卫生费用的主成分分析 [J]. 中国卫生经济，2017, 36 (12): 43-45.

⑤ PORTER M E. Competitive Strategy: Techniques for Analyzing Industries and Competitors [J]. Social Science Electronic Publishing, 1980 (2): 86-87; PORTER M E, TEISBERG E O. Redefining Competition in Health Care [J]. Harvard Business Review, 2004, 82 (6): 64-76, 136.

⑥ GRAND J L, PROPPER C, ROBINSON R. The Economics of Social Problems [M]. London: Palgrave Macmillan, 1992.

⑦ MURTHY N R V, UKPOLO V. Aggregate Health Care Expenditure in the United States: Evidence from Cointegration Tests [J]. Applied Economics, 1994, 26 (8): 797-802.

量与人均医疗费用存在显著的负向关系，因此，增加执业医师的供给可以显著降低居民医疗费用。Li 等①对中国 27 个省份的面板数据进行的实证分析发现，经济增长、政府在卫生领域的投资、医疗服务供给以及医疗技术进步是影响医疗费用的关键因素，其中，经济增长与政府投入会抬高医疗费用，而医疗服务供给增加与医疗技术进步则会降低医疗费用。

　　但也有研究认为，医生人力资源配置对医疗费用没有影响。Escarce② 的研究发现，增加外科医生配置会增加初始门诊需求，但对患者的医疗服务需求强度没有影响，表明外科医生数量增加并不会提高患者的医疗服务数量，因而研究认为外科医生数量增加不会带来额外的医疗费用上涨。Hansen 和 King③ 同样采用协整方法分析了影响 20 个经济合作与发展组织国家居民医疗费用的因素，却发现每十万人口医师数与人均医疗卫生支出不存在长期稳定关系。Sorensen 和 Grytten④ 研究了挪威是否存在供给诱导需求情况，分析发现，医生密度（医师数量占总人口比重）提高时，医师的平均门诊量会有所减少，但医生不会因此提供过量医疗服务以维持收入水平，因此表明医师密度提高并不会带来医生诱导需求和提高医疗费用。杨晓胜等⑤利用 2003—2011 年的中国省级面板数据，采用 Gruber-Owings 模型对医生行为的实证分析发现，医生数量增加不会引起医疗费用上涨。

　　此外，还有许多学者研究了医疗卫生资源对医疗费用的影响。Leu⑥ 采用多元回归分析方法研究了 19 个经济合作与发展组织国家的医疗费用的影响因

①　LI J S, HE Y Y, HIPEL K W, et al. Empirical Analyses of Medical Expenditures in China [C]. IEEE International Conference on Systems Man and Cybernetics, 2017, 2591-2596.

②　ESCARCE J J. Explaining the Association Between Surgeon Supply and Utilization [J]. Inquiry: A Journal of Medical Care Organization Provision and Financing, 1992, 29 (4): 403-415.

③　HANSEN P, KING A. The Determinants of Health Care Expenditure: A Cointegration Approach [J]. Journal of Health Economics, 1996, 15 (1): 127-137.

④　SORENSEN R J, GRYTTEN J. Competition and Supplier-Induced Demand in a Health Care System with Fixed Fees [J]. Journal of Health Economics, 1999, 8 (6): 497-508.

⑤　杨晓胜, 刘瑞明, 肖俊辉. 诱导需求对医疗费用支出的影响: 我国跨省数据的面板分析 [J]. 中国卫生经济, 2014, 33 (6): 27-29.

⑥　LEU R. The Public-private Mix and International Health Care Costs [J]. The Public and Private Health Services, 1986 (1): 41-63.

素，结果发现，政府医疗卫生支出比例是影响医疗费用的重要因素。该结论也得到了 Gerdtham 等人①的支持。周绿林、巴焱②运用多元线性回归模型实证分析了 1995—2011 年我国医疗费用的主要影响因素，结果发现，政府卫生支出是我国医疗费用的重要影响因素。曾小敏等③对 1997 年湖南省卫生总费用的 76 个影响因素进行了主成分分析，结果显示，基层医疗卫生机构数量和中医卫生费用是影响卫生总费用主成分，且对卫生总费用具有正向影响。何平平④指出，医疗机构数量、医师数量、床位数量以及护理数量均可能是影响医疗费用的因素；同时他通过理论分析认为，政府对医疗卫生的财政投入与医疗费用会存在负相关关系，增加政府公共卫生支出，在短期内可能会使医疗费用支出增加，但长期来看，会通过改善居民健康状况而降低全社会的医疗费用；然后通过回归分析方法实证研究验证了理论分析结果。杜乐勋等⑤研究了政府卫生支出的增长率及其占财政支出比重对卫生总费用的影响，结果发现，政府卫生支出的增长速度及其占财政支出比重与卫生总费用存在负相关关系，表明增加政府卫生投入可以控制卫生服务需求的过快增长，从而控制卫生总费用的增长。李军山⑥认为医疗设备及床位数等、医生人数、政府和社会卫生投入水平、医疗技术进步等是影响医疗费用的供给因素，并通过实证分析得出，每千人口医生数和每千人口病床数代表的医疗供给对我国医疗费用的长期影响并不显著，说明医疗服务供给增长并不是影响卫生总费用增长的长期稳定因素，而政府卫生事业费占政府财政预算支出比例对我国医疗费用具有显著的负向影响，政府增加卫生事业费的投入比例，可以抑制医疗

① GERDTHAM U G, SØGAARD J, ANDERSSON F, et al. An Econometric Analysis of Health Care Expenditure: A Cross-section Study of the OECD Countries [J]. Journal of Health Economics, 1992, 11 (1): 63-84.
② 周绿林，巴焱. 我国医疗费用影响因素及控制路径研究 [J]. 中国集体经济，2014 (19): 30-31.
③ 曾小敏，刘树仁，彭晓明，等. 主成分分析法在卫生总费用影响因素研究中的应用 [J]. 中国卫生经济，2000 (12): 45-46.
④ 何平平. 我国医疗费用增长因素的计量分析 [J]. 太平洋学报，2005 (11): 25-31.
⑤ 中国卫生费用核算小组，杜乐勋，赵郁馨，等. 中国卫生总费用历史回顾和发展预测 [J]. 卫生软科学，2000 (5): 202-213.
⑥ 李军山. 我国医疗费用增长的影响因素与控制研究 [D]. 南京：南京航空航天大学，2009.

费用增长。李亦兵等①的实证分析发现，每千人卫生生技术人员与每千人床位数会通过影响医疗服务价格进而对人均卫生费用产生间接的影响。

此外，有极少数学者研究了医疗卫生资源配置失衡给医疗费用带来的影响。高强②在我国 2004 年卫生工作总结中提到，我国医疗资源分布不均衡，造成我国 80% 的医疗资源在城市、20% 在农村，导致农村居民缺医少药状况严重，不少居民不得不长途跋涉去异地就医，不仅增加了就医难度，还加大了疾病经济负担。努尔曼·麦麦提和买买提·牙森③指出，我国医疗资源配置不均衡使得医疗资源高度集中在大城市，小病在当地不能及时得到治愈，导致诸多患者必须长途跋涉到城市大医院就诊，因而提高了患者的医疗费用。作者还指出，医疗资源配置不均衡导致许多疑难杂症和小病也集中到了城市大医院就医的现状，进而加剧了看病难和看病贵问题。封进等④指出要控制医疗费用上涨，需要调整医疗资源配置结构。

2. 诱导需求（道德风险）对医疗费用的影响研究

许多研究认为，医生人力资源配置之所以会对医疗费用产生正向影响，是因为存在诱导需求（道德风险）的原因。朱晓静⑤以每万人口拥有的医生数量为自变量，医疗资源利用量（人均诊疗次数和人均卫生费用）为因变量，实证分析医生人力资源配置对医生道德风险的影响，研究发现，医生人力资源配置数量对医生道德风险存在显著正向影响，同时，在医生人力资源配置越充足的地区和省份，医生道德风险（医生诱导需求）现象更严重，这表明，随着医生人力资源配置数量的增加，会带来明显的医生道德风险。因此，医疗领域中的诱导需求（道德风险）问题备受关注。

---

① 李亦兵，车名洋，杨心悦，等 . 医疗服务价格对卫生费用的影响研究：基于 VAR 模型的实证分析 [J]. 价格理论与实践，2017（7）：145-148.
② 高强 . 全面树立和落实科学发展观 推进卫生事业的改革与发展 [EB/OL]. 中国政府网，2005-10-20.
③ 努尔曼·麦麦提，买买提·牙森，姚萱 . 合理利用医疗资源 降低医疗费用 [J]. 新疆医科大学学报，2006（5）：468-470.
④ 封进，余央央，楼平易 . 医疗需求与中国医疗费用增长：基于城乡老年医疗支出差异的视角 [J]. 中国社会科学，2015（3）：85-103，207.
⑤ 朱晓静 . 医生人力资源分布、取消药品加成对医生道德风险的影响研究 [D]. 成都：西南交通大学，2018.

Arrow[①] 认为道德风险会导致医疗市场失灵，并对道德风险问题进行了深入研究。Roberts[②] 等学者则对如何控制医疗领域的道德风险进行了研究。供给诱导需求（医生道德风险）则是指医疗供方利用其信息优势诱导患者消费更多的医疗服务。供给诱导需求（SID）的研究起源于谢恩和罗默[③]以及罗默[④]，他们在研究医院床位供给和医疗费用的关系时，发现千人床位数对千人住院天数具有显著正向影响，这表明医院床位供给增加会增加床位使用。"床位供给创造床位需求"这个结论被称为"罗默定律"[⑤]。后来罗默定律被引申，出现了"医生供给创造医生需求"以及"医疗设备供给创造医疗设备需求"等说法，罗默定律被广义化[⑥]。罗默定律使人们将其与医生道德风险相联系，并将"供给创造需求"归因于供方诱导需求。Evans[⑦] 提出了医生效用最大化理论，认为医生诱导需求的程度取决于他想达到的目标收入，因此被称为"目标收入假说"。目标收入假说指出，医生追求的效用最大化，是由净收入和对患者的诱导需求共同决定。在医患之间信息不对称的情况下，医生为了追求效用最大化有诱导需求的倾向和可能。Mcguire 和 Pauly[⑧] 通过建立医生诱导需求行为的一般模型（包括利润最大化和目标收入行为）的研究发现，当不存在收入效应时，医生会追求利润最大化，当收入效应非常强时，医生将追求目标收入，这些都将导致医生诱导需求行为发生，因此，随着医

---

① ARROW K J. Uncertainty and the Welfare Economics of Medical Care [J]. The American Economic Review, 1963, 53 (5)：941-973；ARROW K J. The Economics of Moral Hazard：Further Comment [J]. The American Economic Review, 1968, 58 (3)：537-539.

② ROBERTS J A. The National Health Service in the UK：From Myths to Markets [J]. Health Policy and Planning, 1989, 4 (1)：62-71.

③ SHAIN M, ROMER M I. Hospital Costs Relate to the Supply of Beds [J]. Modern Hospital, 1959, 92 (4)：71-73.

④ ROMER M I, WHITE K L, ORD C. Bed Supply and Hospital Utilization：A National Experiment [J]. Hospitals, 1961 (35)：988-993.

⑤ 福克斯. 谁将生存？健康、经济学和社会选择 [M]. 罗汉，焦艳，朱雪琴，译. 上海：上海人民出版社，2000：113.

⑥ 吕国营. 罗默法则的政策指向性 [J]. 财政研究，2009 (3)：22-24.

⑦ EVANS R G. Supplier-Induced Demand：Some Empirical Evidence and Implications [M]. London：Macmillan, 1974：162-173.

⑧ MCGUIRE T G, PAULY M V. Physician Response to Fee Changes with Multiple Payers [J]. Journal of Health Economics, 1991, 10 (4)：385-410.

生数量的增长，医生为了维持或实现其目标收入而诱导需求，从而引起医疗费用增长。

郑功成①提出医疗服务供方是医疗服务市场中道德风险的主要来源，认为医生是导致患者无病住院等行为的主因。王锦锦、李珍②提出了医疗服务市场"供给决定需求"的理论，指出患者需求由供给方（医生或医院）决定，由于医方具有医疗信息优势及监管部门监管力度薄弱，加上第三方支付效应、价格补偿效应和医疗伦理异化，导致其具有诱导患者需求现象存在，主要表现为过度检查和过度用药两个方面。陈钊等③指出我国门诊病人的人均医疗费用构成中，药费支出占比始终在50%以上，过高的医药费开支是引发"看病贵"问题的重要原因，作者认为主要原因还在于医生以故意开大处方、增加检查项目等形式来提高病人医疗费用的"以药养医"行为。

医生诱导需求（道德风险）也被普遍认为是导致我国医疗费用过快上涨的重要原因④。赵曼⑤指出，如果说医疗技术进步与人口老龄化等造成的医疗需求上涨是合理的话，而"道德风险"则会导致不合理的医疗服务供给行为和消费行为，由于医疗行业信息不对称问题的特殊性，使得医疗领域道德风险发生频率高且规避难度大，因而导致医疗费用急剧攀升。国峰⑥指出，道德风险是导致医疗费用不断上涨的重要因素。王勇等⑦用信息经济学的理论分析认为，医疗市场的重要特征——信息不对称的角度特殊性是导致医患双重道

---

① 郑功成，杨健敏.中国医改面临的挑战："跨世纪的中国医改"话题讨论之一 [J].中国社会保险，1998（6）：4-9.

② 王锦锦，李珍.论社会医疗保险中的道德风险及其制度消解 [J].学习与实践，2006（12）：122-127.

③ 陈钊，刘晓峰，汪汇.服务价格市场化：中国医疗卫生体制改革的未尽之路 [J].管理世界，2008（8）：52-58.

④ 肖素芳.医生诱导需求现象分析 [C]//中国管理现代化研究会，复旦管理学奖励基金会.第九届（2014）中国管理学年会：公共管理分会场论文集.武汉：中南财经政法大学，2014：9.

⑤ 赵曼.社会医疗保险费用约束机制与道德风险规避 [J].财贸经济，2003（2）：54-57.

⑥ 国峰.医疗保险中的道德风险 [M].上海：上海社会科学院出版社，2010.

⑦ 王勇，弓宪文，赵鹏.中国医疗费用过度上涨的信息经济学解释 [J].重庆大学学报（自然科学版），2005（4）：142-145.

德风险，进而导致医疗费用过度上涨的重要原因。赵曼、吕国营①指出，医生道德风险主要是医生为了追求自身利益，利用其拥有的信息优势，诱导患者过度医疗消费，如乱开大处方、滥开检查单等，即供方诱导需求，这不仅会增加患者的医疗费用，还可能会损害患者的身体健康。陶春海②通过对我国医疗费用过度增长的制度经济学分析发现，医疗服务供方和需方的不当行为是导致我国医疗费用过快上涨的主要原因。刘军强等③基于历史数据和田野调查资料的分析发现，除了人口结构、医疗技术进步和医疗保险扩面等宏观因素外，医生通过垄断性的信息优势诱导患者过度使用医疗服务和患者因为医疗保险报销大部分医疗费用而对医疗费用敏感度下降的"医患共谋"行为是导致医疗费用上涨、医保控费有效性下降的重要原因。

还有许多学者通过实证研究证明了诱导需求（道德风险）对医疗费用的正向影响。Rich 和 Thomas④ 利用 1976—1978 年科罗拉多州医疗保险索赔的数据，研究了医疗保险共付率对医生诱导需求的影响，结果发现，医疗费用报销率会随着国家医疗保险报销制度的变化而变化，作者利用这个"自然实验"确定财政激励（增加医疗保险报销比例）会导致医生诱导需求而提供更多的医疗服务，进而提高医疗费用。王文娟、曹向阳⑤利用 2002—2012 年中国 30个省级行政区的省级面板数据，对医生诱导需求是否能解决"看病贵"问题进行了实证分析，结果发现，医生诱导需求显著促进了医疗费用的上涨。李军山⑥利用中国1978—2006 年的数据，分长期与短期对影响医疗费用增长的因素进行了分析，研究发现，无论是长期还是短期，诱导需求都对医疗费用产

---

① 赵曼，吕国营. 社会医疗保险中的道德风险［M］. 北京：中国劳动社会保障出版社，2007.

② 陶春海. 我国医疗费用过度增长的经济分析［J］. 江西财经大学学报，2010（3）：11-15.

③ 刘军强，刘凯，曾益. 医疗费用持续增长机制：基于历史数据和田野资料的分析［J］. 中国社会科学，2015（8）：104-125，206-207.

④ RICE, THOMAS H. The Impact of Changing Medicare Reimbursement Rates on Physician-Induced Demand［J］. Medical Care, 1983, 21（8）：803-815.

⑤ 王文娟，曹向阳. 增加医疗资源供给能否解决"看病贵"问题？——基于中国省际面板数据的分析［J］. 管理世界，2016（6）：98-106.

⑥ 李军山. 我国医疗费用增长的影响因素与控制研究［D］. 南京：南京航空航天大学，2008.

生了显著的正向影响。李乐乐和俞乔①对2011—2015年四川省成都市1035513名城镇居民实际产生的医疗费用微观截面数据的实证研究发现，道德风险和信息不对称对医疗总费用支出具有显著的正效应。

但也有人质疑供方诱导需求的存在。Hay 和 Leahy② 在控制其他社会经济因素之后，将掌握较多医疗信息的医学专业人士及其家属与掌握较少医疗信息的其他人的就医行为进行比较，发现掌握较多医疗信息的人和掌握较少医疗信息的人的就医意愿无显著差别。Rossiter 和 Wilensky③ 研究发现虽然医生诱导需求的程度显著，但诱导效应较小，医生每增加1%，诱导需求效应增加0.1%以下。因此，有卫生经济学认为，即使存在供方诱导需求，这种诱导效应也没有想象中那么大。

还有学者认为医生道德风险存在地域差异。Wennberg④ 指出，不同的医生由于具有不同的信念、习惯、教育背景、经验以及行为模式，因而对同样的诊疗方法会有不同的看法，进而形成不同的行医风格和诊疗行为，而同一市场的医生因为通过长期相互学习、交流切磋而信念趋同，因此在同一市场内部，医生出诊率、外科手术率以及住院率都会比较接近，而不同的市场之间差异则较大，医疗费用也因此存在差异。因而不能对道德风险统一而论。俞炳匡⑤对美国关于"医生诱导需求"的统计研究发现，即使医生密度增加10%，门诊率仅提高0.6%，因此医生诱导需求效应虽然统计上显著，但影响效应很小；同时他指出，20世纪90年代以后，美国和挪威发表的55篇文献研究报告都指出："医生诱导需求"对医疗费用几乎没有影响。

① 李乐乐，俞乔. 中国基本医疗保险支付方式改革对医疗费用的影响研究 [J]. 经济社会体制比较，2019 (2)：69-80.
② HAY J, LEAHY M J. Physician-Induced Demand: An Empirical Analysis of the Consumer Information Gap [J]. Journal of Health Economics, 1982, 1 (3): 231-244.
③ ROSSITER L F, WILENSKY G R. A Reexamination of the Use of Physician Services: The Role of Physician-Initiated Demand [J]. Inquiry, 1983, 20 (2): 162-172; ROSSITER L F, WILENSKY G R. Identification of Physician-Induced Demand [J]. The Journal of Human Resources, 1984, 19 (2): 231-244.
④ WENNBERG J E. Dealing with Medical Practice Variations: A Proposal for Action [J]. Health Affairs, 1984, 3 (2): 6-32.
⑤ 俞炳匡. 医疗改革的经济学 [M]. 赵银华，译. 北京：中信出版社，2008.

司亚飞等①指出医疗服务的过度利用是导致我国医疗费用增长过快的重要原因，他认为由医疗服务供方导致的医疗服务过度利用除了供方诱导需求之外，还有供方防御性医疗行为，前者是医生为了提高收入，通过大开不必要的处方、检查或治疗项目等导致医疗服务过度利用，后者则是医生为了避免发生医疗事故或医疗纠纷，而为患者开出对患者没有益处的药方、检查或医疗项目等造成的医疗服务过度利用。同时，作者利用中国1991—2011年中国健康与营养调查（CHNS）混合截面数据，构建分段线性回归模型分析得出，医生的积极防御性医疗行为不仅提高了医疗成本，还导致了稀缺医疗资源的浪费，进而推动了医疗费用上涨。

3. 竞争对医疗费用的影响研究

（1）价格竞争与非价格竞争

医生人力资源配置增加或医疗供方数量增加，医疗服务供给侧竞争加剧，究竟会对医疗费用产生怎样的影响（推高，降低，抑或是无影响）成了卫生经济学和医疗政策等相关研究领域颇有争议的话题。传统经济学的基本理论认为，在完全（高度）竞争市场，供方竞争程度提高，价格会相应降低②，这时市场进行的就是价格竞争。竞争分为价格竞争和非价格竞争两大类。非价格竞争是指供方使用价格以外的营销手段获得竞争力，非价格竞争的核心是产品或服务的"差异化"，在医疗市场，"差异化"主要体现在医疗质量方面。Feldman等③研究发现，当医疗市场有多个医院时，价格并不是健康维护组织（HMO）在选择合作医院时的主要考虑，主要考虑的还是医院所在的位置和医院所提供的服务范围与质量，健康维护组织并不会因为医院价格较低而与其合作。

---

① 司亚飞，张西嫄，周忠良，等. 陕西省医院竞争对患者信任和就诊满意度影响 [J]. 中国公共卫生，2019，35（12）：1675-1678.
② PORTER M E. Competitive Strategy: Techniques for Analyzing Industries and Competitors [J]. Social Science Electronic Publishing, 1980（2）：86-87；PORTER M E, TEISBERG E O. Redefining Competition in Health Care [J]. Harvard Business Review, 2004, 82（6）：64.
③ FELDMAN R, CHAN H C, KRALEWSKI J, et al. Effects of HMOs on the Creation of Competitive Markets for Hospital Services [J]. Journal of Health Economics, 1990, 9（2）：207-222.

有学者认为医疗市场与一般市场不同，具有其特殊性，医疗服务市场因其产品的异质性和医患之间信息的高度不对称性，因而医疗供方的竞争也具有一定的特殊性①。Leffler②认为，医疗市场不是完全竞争市场，患者的医疗需求在某种程度上会受到供方的影响，医疗市场的供方竞争难以抑制医疗费用的上涨。为此，有学者将医疗市场的特殊性归结为三方面：一是医患之间信息不对称和医疗效果的不确定性，患者只能选择是否就医和到哪里就医，对医生和医疗服务的选择权有限，大多是由医生为其选择医疗方案。二是医疗市场由于医生所具备的经验和技能均有不同，导致患者的信息搜索成本很高，难以获得足够的医疗信息，因此无法确定自身所接受的医疗服务是否质优价廉。三是由于在医疗供方和患者之间存在第三方付费机构——医疗保险机构，医疗保险的介入使得公众对医疗服务价格不敏感，缺乏搜索市场最低价格的动力，消费者需求价格弹性降低，甚至会导致医疗市场上的医疗服务供给数量和价格之间没有显著联系，进而容易导致道德风险的发生，使医疗供方和患者都有过度医疗的倾向，导致医疗费用不断上涨。同时，医疗保险和信息不对称使得患者缺乏搜寻最低价格的动力与能力，加上患者所需医疗服务通常为必需品且很难有替代品，因此需求价格弹性较低，加上医疗服务质量影响患者健康，因此消费者会存在质量偏好，在多个医生之间选择时，患者就医时更多地会选择大医院和医疗水平高的医生而非价格低的医生，这时会促使医院不断引进优质医生和先进医疗设备，最终会导致医疗服务需求和供给量不断增加，医疗费用也会不断上涨。为此，多数学者认为医疗市场是不完全竞争市场，医疗市场的竞争也不是完全竞争，竞争形态也不是价格竞争，而是非价格竞争。③ 富兰德等④认为，医疗保险的覆盖使参保患者与医

---

① ARROW K J. Uncertainty and the Welfare Economics of Medical Care [J]. The American Economic Review, 1963, 53 (5): 941-973; DRANOVE D. Health Care Markets, Regulators, and Certifiers [M]. Handbook of Health Economics, 2011, 2: 639-690.

② LEFFLER K B. Physician Licensure: Competition and Monopoly in American Medicine [J]. Journal of Law and Economics, 1978, 21 (1): 165-186.

③ 毛阿燕，雷海潮，徐欣欣，等. 医疗服务市场非价格竞争的理论研究 [J]. 中国卫生事业管理，2009，26 (12)：811-813.

④ 富兰德，古德曼，斯坦诺. 卫生经济学 [M]. 3 版. 王健，孟庆跃，译. 北京：中国人民大学出版社，2004.

生对医疗价格不敏感，当竞争加剧时，医疗供方会在医疗服务质量和医疗设施设备方面展开非价格竞争，即所谓的"医疗设备竞赛"。McLaughlin[1] 认为，在医疗竞争中，医疗服务供方的反应是以医疗费用增长去提高实际或可感知的产品差异为特征的成本增长竞赛，而不是传统的成本控制价格竞争。

　　医疗市场中的非价格竞争是一种以质量竞争为主的竞争形式，其最大特点是无论是供方还是需方都将注意力主要集中在医疗服务质量方面。因此，一个地区的非价格竞争越激烈，就意味着该地区的医疗服务质量越高，就会有更多的医疗资源和患者流向该地区。[2] Devers 等[3]利用 12 个美国社区的跟踪数据研究了 1996—1997 及 2000—2001 年间美国医院竞争策略（包括价格竞争策略和非价格竞争策略）的变化和变化的原因。结果发现，在此期间美国医院竞争战略的重点发生了显著变化，在 1996—1997 年间，美国医院主要通过"批发"战略（即对管理式医疗计划提供有吸引力的服务）在价格上进行竞争，到了 2000—2001 年，非价格竞争变得越来越重要，医院正在恢复"零售"战略（即为个别医生和他们服务的患者提供有吸引力的医疗服务），表明新的医疗军备竞赛正在出现。作者认为，导致这种竞争策略变化的一个主要因素则是医疗市场新的竞争对手的出现和增长，这意味着医疗市场供方的增加会加剧非价格竞争，但随着医疗军备竞赛的加剧，价格竞争在医疗市场也仍然很重要。Luft 等[4]利用 1972 年美国 3584 家社区医院的调查数据验证了这样一种假设，在开放式报销环境中，医疗供方通过购买昂贵的医疗设施设备进行非价格竞争。Gautham 等[5]对印度北方邦私营分娩医疗机构的竞争性

① MCLAUGHLIN C G. Market Responses to HMOs：Price Competition or Rivalry？［J］. Inquiry，1988，25（2）：207-218.

② 毛阿燕，雷海潮，韦潇. 从非价格竞争角度分析我国医疗费用过快增长［J］. 卫生经济研究，2009（7）：7-8.

③ DEVERS K J，BREWSTER L R，CASALINO L P. Changes in Hospital Competitive Strategy：A New Medical Arms Race？［J］. Health Services Research，2003，38（1）：447-469.

④ LUFT H S，ROBINSON J C，GARNICK D W，et al. The Role of Specialized Clinical Services in Competition among Hospitals［J］. Inquiry，1986，23（1）：83-94.

⑤ GAUTHAM M，BRUXVOORT K，ILES R，et al. Investigating the Nature of Competition Facing Private Healthcare Facilities：The Case of Maternity Care in Uttar Pradesh，India［J］. Health Policy and Planning，2019，34（6）：450-460.

质进行了分析，发现非价格竞争是印度医疗市场的一个重要特征，非价格竞争的内容包括医疗机构所在位置、拥有的医疗设施设备数量、医护人员的职称资格和声誉等；研究还发现，医生和供应商所拥有的医疗设施设备（尤其是客户对价格更为敏感的中级医疗设施）数量的增长会加剧非价格竞争。Frech 和 Woolley① 实证分析发现，在竞争越激烈的医疗市场中，医疗供方成本利润率越高，医疗竞争阻碍了价格竞争，促使医疗竞争向非价格竞争转变。

毛阿燕等② 认为自由市场体系可以孕育但不一定会产生非价格竞争，医疗市场的非价格竞争需要在"按项目付费"的付费方式且患者就医行为自由、不受约束的情况下产生，而中国政府对医疗服务的分级价格控制和管理会削弱非价格竞争程度。杨晓胜等③ 指出，中国政府对医疗供方进行了价格管制，虽然管制效果不佳，但价格竞争还是以不同的方式存在于我国的医疗行业中。蒋建华④ 也提出，在中国医疗供方的竞争中，既存在价格竞争也存在非价格竞争，当医保报销比例不高、患者支付能力不强时，价格竞争占主导地位，当医疗保险报销比例较高、患者支付能力较强时，则是非价格竞争占主导地位。同时，医疗保险的支付方式对医疗市场的竞争形态和结果也有着决定性的影响，当医疗保险支付方式以成本为基础时，医疗市场的竞争以患者为主导，医疗供方会通过购置大型医疗设备，改善自身的软硬件，提高医疗质量来吸引患者，这时的竞争则以非价格竞争为主，会导致医疗费用上涨；当医疗保险支付方式是按病种付费时，这时的竞争则以价格竞争为主，能降低医疗费用。

（2）竞争对医疗质量的影响

当学者们在争论医疗市场的竞争是价格竞争和非价格竞争时，医疗供方

① FRECH H E, WOOLLEY J M. Consumer Information, Price, and Nonprice Competition among Hospitals [J]. Developments in Health Economics and Public Policy, 1992, 1 (1): 217-241.

② 毛阿燕，雷海潮，徐欣欣，等. 医疗服务市场非价格竞争的理论研究 [J]. 中国卫生事业管理, 2009, 26 (12): 811-813.

③ 杨晓胜，刘海兰，刘瑞明. 市场结构、医武竞争与医疗费用增长：基于跨省数据的实证研究 [J]. 中国卫生经济, 2014, 33 (7): 40-42.

④ 蒋建华. 竞争对医疗费用和医疗质量的影响：基于广东省数据的实证研究 [J]. 经济与管理研究, 2015, 36 (3): 88-96.

数量增加，医疗市场竞争加剧究竟会对医疗服务质量带来怎样的影响，也引起了卫生经济学家和医疗政策学者们的广泛关注。① 对此，有学者认为，供方竞争加强可以增加患者的选择权、提高服务效率、改善医疗服务质量，还能促进创新和降低成本等；但也有学者认为供方竞争加强会推高医疗费用、降低医疗服务质量和医疗服务可及性。② Held 和 Pauly③ 对 1977—1978 年美国透析设备生产力的调查分析发现，在供方数量多、竞争激烈的医疗市场中，医疗质量越高，患者的就诊满意度越高。Sivashanker 等④指出药品市场缺乏竞争是导致美国药品价格过高和药品短缺的根本原因，并提出增强竞争可以提高患者的医疗质量和治疗安全性。杨晓胜等⑤指出，我国目前医疗市场集中度（赫芬达尔指数）在 0.16 左右，表示我国医疗市场竞争正在转向垄断竞争的初始阶段，属于中度竞争，这种竞争程度下我国医疗产业不存在医疗军备竞赛，而是有利于医疗供方之间的竞争，对医疗供方的效率提升作用较大，有利于提升医疗质量。斯坎伦 Scanlon 和他的同事们⑥研究发现，根据赫希达尔–赫希曼指数（Herfindahl–Hirschman Index）所测量，竞争影响了医疗保健质量，健康维护组织（HMO）的低水平竞争事实上在几个质量维度上产生了更好的结果，更高的市场份额和更高的医疗质量相联系。

---

① GAYNOR M, HO K, TOWN R J. The Industrial Organization of Health–Care Markets [J]. Journal of Economic Literature, 2015, 53 (2): 235–284.

② BARROS P P, BROUWER W B F, THOMSON S, et al. Competition among Health Care Providers: Helpful or Harmful? [J]. The European Journal of Health Economics, 2016, 17 (3): 229–233.

③ HELD P J, PAULY M V. Competition and Efficiency in the End Stage Renal Disease Program [J]. Journal of Health Economics, 1983, 2 (2): 95–118.

④ SIVASHANKER K, FANIKOS J, KACHALIA A. Addressing the Lack of Competition in Generic Drugs to Improve Healthcare Quality and Safety [J]. Journal of General Internal Medicine, 2018, 33 (11): 2005–2007.

⑤ 杨晓胜，刘瑞明，肖俊辉. 诱导需求对医疗费用支出的影响：我国跨省数据的面板分析 [J]. 中国卫生经济，2014, 33 (6): 27–29.

⑥ SCANLON D P, SWAMINATHAN S, LEE W, et al. Does Competition Improve Health Care Quality? [J]. Health Services Research, 2008, 43 (6): 1931–1951.

但也有研究认为竞争加剧反而会降低医疗质量。Frech 和 Woolley① 实证分析结果表明，在竞争程度较为激烈的医疗市场中，医院提供的医疗服务质量反而下降了。Brekke 等② 采用微分博弈方法，使用豪泰林模型分析了竞争对医疗保健市场质量的影响，结果发现，当边际供给成本增加时，医疗质量竞争会被有效地消除，而竞争对医疗质量的正向影响会被夸大。Dranove 和 Satterthwaite③ 认为医疗保健市场不能满足完全竞争市场的条件，并将其视为垄断竞争市场，与委托—代理理论结合探讨了医疗竞争对医疗质量的影响，发现当医疗供方数量增加，存在医疗军备竞赛的情况下，医疗供方大量购置大型医疗设备会导致医生对医疗设备的过度依赖，减少了"熟能生巧"的学习机会，从而会导致医疗服务质量下降。Liu 和 Phelps④ 利用 2000 年美国人口普查数据、2001 年纽约州管理式医疗年度注册报告和 2002 年纽约州管理式医疗计划绩效报告，采用两阶段最小二乘法分析了护理之间的非价格竞争对纽约国家儿童健康保险计划市场的医疗质量的影响，结果发现，竞争和医疗质量之间存在显著负相关关系，即非价格竞争越激烈，医疗质量越低。

也有研究认为医疗供方竞争加剧对医疗质量并不会产生明显影响。Strobel 等⑤ 使用 2011—2014 年美国 154 家医院的住院数据的研究发现，市场竞争较高的医院，患者接受经导管主动脉瓣置换手术（TAVR）的概率显著高于市场竞争较低的医院，但市场竞争对住院患者死亡率和医疗服务水平没有显著影

① FRECH H E, WOOLLEY J M. Consumer Information, Price, and Nonprice Competition among Hospitals [J]. Developments in Health Economics and Public Policy, 1992, 1 (1): 217-241.

② BREKKE K R, CELLINI R, SICILIANI L, et al. Competition and Quality in Regulated Markets: A Differential-Game Approach [J]. Journal of Health Economics, 2010, 29 (4): 508-523.

③ DRANOVE D, SATTERTHWAITE M A. The Industrial Organization of Health Care Markets [J]. Handbook of Health Economics, 2000 (1): 1093-1139.

④ LIU H S, PHELPS C E. Nonprice Competition and Quality of Care in Managed Care: The New York SCHIP Market [J]. Health Services Research, 2008, 43 (3): 971-987.

⑤ STROBEL R J, LIKOSKY D S, BRESCIA A A, et al. The Effect of Hospital Market Competition on the Adoption of Transcatheter Aortic Valve Replacement [J]. The Annals of Thoracic Surgery, 2019, 1109 (2): 473-479.

响。Gautham 等①研究发现印度北方邦私营分娩医疗机构的竞争并没有促使印度北方邦的产妇死亡率下降。Shortell 和 Hughes② 对 1983—1984 年美国 45 个州 981 家医院接受治疗的 214839 名患者的分析发现，医疗市场的医院数量和所有权类型均对住院患者死亡率没有显著影响。Keeler 等③研究发现公立医院和民营医院提供的医疗质量并没有太大差异。Sloan④ 认为医疗市场竞争程度的加强是导致公立医院与民营医院之间行为特征无显著差别的主要原因。Becker 和 Sloan⑤ 利用 1979 年美国医院的调查数据，比较了公立医院、营利性医院和非营利性三种所有制形式的医院绩效，结果发现，不同所有权形式医院的成本和盈利能力均非常相似。

（3）竞争对医疗费用的影响

基于价格竞争的观点，有学者将医疗市场视为一个完全竞争市场，认为在医疗领域，供方数量增加引起的医疗竞争提高是提高医疗服务效率、降低医疗费用的有效办法⑥。还有学者通过实证分析支持了这个观点。Roediger 等⑦利用 2011 年 7 月至 2017 年 7 月 7 个欧洲国家的丙型肝炎（HCV）药物月度销售数据，采用两步模型的分析发现，竞争给患者、支付者、医疗体系以及社会效益带来了重大治疗改进，竞争促进了医疗药物创新，降低了成本和

---

① GAUTHAM M, BRUXVOORT K, ILES R, et al. Investigating the Nature of Competition Facing Private Healthcare Facilities: the Case of Maternity Care in Uttar Pradesh, India [J]. Health Policy and Planning, 2019, 34（6）: 450-460.

② SHORTELL S M, HUGHES E F X. The Effects of Regulation, Competition, and Ownership on Mortality Rates among Hospital Inpatients [J]. New England Journal of Medicine, 1988, 318（17）: 1100-1107.

③ KEELER E B, RUBINSTEIN L V, KAHN K L, et al. Hospital Characteristics and Quality of Care [J]. Journal of the American Medical Association, 1992, 268（13）: 1709-1714.

④ SLOAN F A. Not-For-Profit Ownership and Hospital Behavior [J]. Handbook of Health Economics, 2000, 1（18）: 1141-1174.

⑤ BECKER E R, SLOAN F A. Hospital Ownership and Performance [J]. Economic Inquiry, 1985, 23（1）: 21-36.

⑥ GRAND J L, PROPPER C, ROBINSON R. The Economics of Social Problems [M]. London: Palgrare Macmillan, 1992.

⑦ ROEDIGER A, WILSDON T, HADERI A, et al. Competition Between On-Patent Medicines in Europe [J]. Health Policy, 2019, 123（7）: 652-660.

每次就诊的医疗费用，提高了患者获得治疗的机会。李林，刘国恩①基于2002—2006 年中国 31 个省级行政区的省级面板数据，采用固定效应模型分析发现，增加营利性医院参与医疗市场竞争，能有效降低医院门诊病人次均医疗费用和住院病人的人均医疗费用，因为竞争可以降低医疗服务市场成本。宁晶，顾昕②利用 2002—2016 年中国 30 个省级行政区的省级面板数据，采用双向固定效应模型的实证分析发现，医院密度（每万人医院数量）增加能有效降低次均门诊费用和人均住院费用，确证了医疗供方竞争程度的增加能有效降低医疗费用；研究还发现，医疗市场集中度（大医院的兴起）的提高，即竞争减弱也降低了门诊费用与住院费用，这与"竞争降费"相悖，作者认为这是由于中国医疗供方的一些有降费作用的制度性和结构性因素对大医院的平均医疗费用起到了抑制作用。

　　基于非价格竞争的观点，大多数研究认为，医疗市场的非价格竞争会推动医疗费用上涨。非价格竞争的一个重要表现就是医疗设备购置竞争，随着医疗竞争的加剧，医疗供方会不断更新医疗设备，使得医疗新技术的研发和应用不断加快，反过来也加剧了竞争程度，加之医疗新技术的研发成本较高，因此就导致了医疗成本不断攀升，进而导致医疗费用快速上涨。大量的国外研究发现，在患者主导的竞争环境下，由于患者缺乏搜寻最低医疗服务价格的能力与动力，医疗供方之间的竞争方式会以非价格竞争为主。医疗供方增多，竞争加大，医疗供方会倾向于购置大量提高医疗质量的大型先进设备以吸引患者，而这些大型先进设备带来的成本，医疗供方会将其转嫁给保险机构或患者，导致医疗费用上涨。Pope③对医院之间的非价格竞争和医疗保险报销政策的分析发现，医院之间的非价格竞争可以有效提高医疗质量，随着竞争程度的加剧，会影响医疗保险成本分担的最佳程度，进而抬高医疗费用。有学者认为中国医疗供方的竞争行为与国外十分相似，非价格竞争导致的药

---

① 李林, 刘国恩. 我国营利性医院发展与医疗费用研究：基于省级数据的实证分析 [J]. 管理世界, 2008（10）：53-63.

② 宁晶, 顾昕. 供方竞争的强化能否抑制中国医疗费用的上涨？——基于省级面板数据的实证分析 [J]. 公共行政评论, 2018, 11（6）：30-50, 209-210.

③ POPE G C. Hospital Nonprice Competition and Medicare Reimbursement Policy [J]. Journal of Health Economics, 1989, 8（2）：147-172.

品、设备与器材的过度购置是造成中国"看病贵"问题的重要原因①。吕国营②指出导致我国"看病贵"问题的原因有三个：根源在于医疗卫生领域的"市场化"，即医院之间的竞争手段不是降低医疗价格而成了医疗设备购置竞争，这种非价格竞争增加了医院成本，提高了医疗费用；根本原因则是医疗保险制度不完善，医疗保险保障力度不大，患者自付医疗费用比例过大；最重要的原因在于医生道德风险，即医生滥开大处方和检查单等，由此导致的药价虚高，进而推动医疗费用上涨。

还有许多学者单纯地研究了竞争对医疗费用的影响。Frech③ 和 Held，Pauly④ 等学者肯定了医疗市场的竞争与一般市场竞争理论存在偏离，认为医疗保险的介入降低了患者对医疗价格的敏感程度，医疗供方的垄断性以及医患之间信息不对称，使得供方竞争程度加强反而促进了医疗费用的上涨。Robinson 和 Luft⑤ 利用 1972—1983 年美国 5732 家医院的数据研究发现，竞争越激烈的地区，医疗费用越高，其中，竞争程度最高的地区比竞争程度最低的地区住院病人的人均医疗费用高出 26%，平均每天高出 15%。有一种解释将医疗供方竞争加剧反而推高医疗费用的这种"反常现象"，归因于"医疗军备竞赛"（Medical Arms Race，MAR），即供方竞争加剧会促使供方开展质量竞争而非价格竞争，供方通过升级或购买各种先进（大型）医疗设备来改善自身的软硬件条件，向公众发送"医疗质量高"的信号以吸引患者，通过提

① 李玲. 国外医疗卫生体制以及对我国医疗卫生改革的启示 [J]. 红旗文稿，2004 (21)：18-21.
② 吕国营. 罗默法则的政策指向性 [J]. 财政研究，2009 (3)：22-24.
③ FRECH H E. Competition and Monopoly in Medical Care [M]. Washington, D. C.：American Enterprise Institute Press, 1996.
④ HELD P J, PAULY M V. Competition and Efficiency in the End Stage Renal Disease Program [J]. Journal of Health Economics, 1983, 2 (2)：95-118.
⑤ ROBINSON J C, LUFT H S. The Impact of Hospital Market Structure on Patient Volume, Average Length of Stay, and the Cost of Care [J]. Journal of Health Economics, 1985, 4 (4)：333-356.

高医疗质量以获得竞争力，因而会推高医疗费用，① Robinson 和 Luft② 利用
1972 年美国医院的数据实证研究验证了这个观点。Morrisey③ 认为医疗供方在
竞争加剧时，会通过提高为某些特定病人提供的特定医疗服务项目的收费水
平，将竞争带来的成本转嫁，最终使得平均医疗费用不降反升。

在中国，关于竞争对医疗费用的影响也存在争议。一种观点认为，过度
市场化导致的政府和市场在医疗卫生领域双重失灵是造成中国"看病贵"的
根源，因此应加强政府对医疗领域的资源配置作用④；还有一种观点则恰好相
反，认为我国医疗费用过快上涨是由于市场化不彻底所致，因此应进一步加
强医疗领域的市场化改革，促进医疗市场竞争⑤。许多学者认为中国近年来医
疗费用过快增长的根本原因是过度医疗，许多学者提倡要放开市场准入，发
展民营医院，增加医疗供给，通过加强供给侧的竞争来解决过度医疗问题⑥。
因而，近年来，我国供给侧的医疗改革也主要集中推进公立医院改革和引入

---

① JOSKOW P L. The Effects of Competition and Regulation on Hospital Bed Supply and the Reser-
vation Quality of the Hospital [J]. The Bell Journal of Economics, 1980, 11 (2): 421-447.

② ROBINSON J C, LUFT H S. The Impact of Hospital Market Structure on Patient Volume, Aver-
age Length of Stay, and the Cost of Care [J]. Journal of Health Economics, 1985, 4 (4):
333-356.

③ MORRISEY M A. Movies and Myths: Hospital Cost Shifting [J]. Business Economics, 1995,
30 (2): 22-25.

④ 王绍光. 中国公共卫生的危机与转机（上）[C] //国情报告（第六卷 2003 年（下））
香港：香港中文大学，2012：12；李玲. 国外医疗卫生体制以及对我国医疗卫生改革的
启示 [J]. 红旗文稿，2004（21）：18-21.

⑤ 顾昕. 全球性医疗体制改革的大趋势 [J]. 中国社会科学，2005（6）：121-128；梁小
民. 医改之乱源于伪市场化改革 [J]. 中国卫生产业，2006（10）：60-61.

⑥ 朱恒鹏. 宿迁：可复制的民营化医改路 [J]. 中国医院院长，2011（24）：58-61；刘国
恩，蔡春光，李林. 中国老人医疗保障与医疗服务需求的实证分析 [J]. 经济研究，
2011，46（3）：95-107，118；刘小鲁. 我国劝诱性医疗的成因：管制、市场结构还是
信息不对称？[J]. 经济评论，2012（2）：88-96；郭科，顾昕. 过度医疗的解决之道：
管制价格、强化竞争还是改革付费？[J]. 广东社会科学，2017（5）：176-185，255-
256.

社会资本，以此促进公立医院内部竞争和公私医院之间的竞争①。杨晓胜等②则指出我国医疗市场的军备竞赛会推高医疗费用的假说不成立，认为医疗设备应用的技术具有外部性；短期内，医疗供方购置大型医疗设备可能会推高医疗费用上涨，但长期来看，随着医疗设备应用技术的不断推广，技术的外部性会促进供方之间的竞争、提升整体医疗质量、降低医疗成本，从而会降低医疗价格，进而降低医疗费用。

还有学者认为，竞争对医疗费用的影响与付费方式、病种等具体因素密切相关。Xirasagar 和 Lin③ 研究中国台湾的数据发现，竞争在不同的医疗费用支付方式下对医疗费用会产生不同的影响，其中，在按病种付费方式下，竞争越激烈，医疗费用越低，而在按成本付费方式下，竞争越激烈，医疗费用会越高。Colla 等④研究了医疗竞争对不同病种患者的医疗费用的影响，结果发现，竞争提高了骨折患者的医疗费用，却降低了中风患者的医疗费用。还有研究发现，不同时间的医疗竞争对医疗费用的影响不同⑤；不同医疗机构制

① PAN J, LIU G G, GAO C. How Does Separating Government Regulatory and Operational Control of Public Hospitals Matter to Healthcare Supply? [J]. China Economic Review, 2013, 27: 1-14; LIU G G, LI L, HOU X, et al. The Role of For-Profit Hospitals in Medical Expenditures: Evidence from Aggregate Data in China [J]. China Economic Review, 2009, 20 (4): 625-633; 宁晶, 顾昕. 供方竞争的强化能否抑制中国医疗费用的上涨? ——基于省级面板数据的实证分析 [J]. 公共行政评论, 2018, 11 (6): 30-50, 209-210.

② 杨晓胜, 刘瑞明, 肖俊辉. 诱导需求对医疗费用支出的影响: 我国跨省数据的面板分析 [J]. 中国卫生经济, 2014, 33 (6): 27-29.

③ XIRASAGAR S, LIN H C. Cost Convergence Between Public and For-profit Hospitals under Prospective Payment and High Competition in Taiwan [J]. Health Services Research, 2005, 39 (6): 2101-2116.

④ COLLA C H, ESCARCE J J, BUNTIN M B, et al. Effects of Competition on the Cost and Quality of Inpatient Rehabilitation Care under Prospective Payment [J]. Health Services Research, 2010, 45 (6): 1981-2006.

⑤ ZWANZIGER J, MELNICK G A. The Effects of Hospital Competition and the Medicare PPS Program on Hospital Cost Behavior in California [J]. Journal of Health Economics, 1988, 7 (4): 301-320; DRANOVE D, SHANLEY M, WHITE W D. Price and Concentration in Hospital Markets: The Switch from Patient-Driven to Payer-Driven Competition [J]. The Journal of Law and Economics, 1993, 36 (1): 179-204; KESSLER D P, MCCLELLAN M B. Is Hospital Competition Socially Wasteful? [J]. The Quarterly Journal of Economics, 2000, 115 (2): 577-615.

度性质的竞争对医疗费用的影响也不同①。

　　有学者的研究则得出了不确定的结论。蒋建华②利用广东省 2005—2010 年市级面板数据的实证分析发现，医疗市场的竞争提升了公立医院住院服务的医疗质量，降低了住院医疗费用，却提高了门诊医疗费用。王文娟、曹向阳③利用 2002—2012 年中国 30 个省级行政区的省级面板数据，采用固定效应模型分析发现，医疗服务市场竞争程度增大可以降低个人医疗费用和政府医疗卫生支出，但会增加卫生总费用，对社会卫生支出没有显著影响。还有研究表明，医院之间的竞争程度对医院收费的影响较小，方向不明确，且竞争更激烈的医疗市场中，医疗价格并没有降低④。

　　4. 分级诊疗对医疗费用的影响研究

　　分级诊疗指的是以政府为主导，通过优化医疗卫生资源配置，打造"基层首诊、双向转诊、急慢分治、上下联动"的分级诊疗模式，改变医疗服务供需错位，优化居民就医流向结构，实现"小病在基层、大病到医院、康复回基层"。为了解决长期困扰国民"看病贵、看病难"问题，2015 年，国务院办公厅发布的《关于推进分级诊疗制度建设的指导意见》指出，分级诊疗的目的是促进医疗资源下沉，规范就医秩序，提高基本医疗卫生服务的公平性与可及性，让民众都能看得起病。

　　我国医生人力资源配置数量虽然在逐年增加，但还长期存在医生人力资源尤其是优质医生配置不均衡的现象，这严重阻碍着我国分级诊疗的建设。刘钧⑤指出，我国医疗卫生资源配置不均衡是导致医保参保人长途跋涉、异地

---

① LYNK W J. Nonprofit Hospital Mergers and the Exercise of Market Power [J]. The Journal of Law and Economics, 1995, 38 (2): 437-461.

② 蒋建华. 竞争对医疗费用和医疗质量的影响：基于广东省数据的实证研究 [J]. 经济与管理研究, 2015, 36 (3): 88-96.

③ 王文娟, 曹向阳. 增加医疗资源供给能否解决"看病贵"问题？——基于中国省际面板数据的分析 [J]. 管理世界, 2016 (6): 98-106.

④ FRECH H E, WOOLLEY J M. Consumer Information, Price, and Nonprice Competition among Hospitals [J]. Developments in Health Economics and Public Policy, 1992, 1 (1): 217-241.

⑤ 刘钧. 统筹资源配置有利于提升医保公共服务质量 [J]. 中国医疗保险, 2018 (7): 18-19.

转诊就医的主要原因之一，患者从医疗卫生服务质量差的地区向医疗卫生服务质量高的地区转移，形成城市大医院门庭若市、人满为患而农村基层医疗卫生机构则门可罗雀、鲜少问津的现象，非常不利于分级诊疗的实施。朱恒鹏①指出当下我国医疗体系的行政垄断和与之配套的行政等级制度使得越高水平的医生越向高级别医院集聚，阻碍了优质医生流向并留在社区，使得社区基层缺乏优质医生执业，使得许多常见病和多发病的病人都涌入三级医院排队就诊形成就医集聚，这种优质医生配置不均衡很大程度上阻碍了我国目前的分级诊疗体系的成功建设。王东进②指出，我国现有全科医生 14.6 万人，仅占医师总数的 5%，而欧美发达国家一般要占到 30%~60%。在英国，90% 的门（急）诊是由全科医生首诊，其中 90% 无须转诊，由全科医生完成诊疗。而我国基层由于全科医生数量稀缺，素质低下，导致患者害怕被基层误诊、被耽误而不得不"舍近求远"，到大医院找"大专家"就医，因此，基层全科医生的数量和质量配置欠缺是导致我国分级诊疗无法顺利实施的关键所在。

英国是分级诊疗制度实施较成熟的国家，其建立起来的"守门人"制度、家庭医生制度对规范就医格局、控制医疗费用具有较强的借鉴意义③。Liu 等④指出在借鉴了英国经验后，我国重建了医疗卫生服务体系，为民众提供了可负担的医疗服务。Bazemore 等⑤指出英国实施强制的全科医生"基层守门人"制度，有效控制了因全民免费医疗带来的不必要的医疗费用。Xing 和

---

① 朱恒鹏. 分级诊疗难形成根源在医疗不在医保 [J]. 中国医疗保险, 2017 (5): 20-22.
② 王东进. 培养一大批合格的全科医生是实施分级诊疗的关键所在 [J]. 中国医疗保险, 2017 (11): 51.
③ 张雪，杨柠溪. 英美分级诊疗实践及对我国的启示 [J]. 医学与哲学（A），2015, 36 (7): 78-81.
④ LIU H H, EMSLEY R, DUNN G. China's 2009 Health Reform: What Implications Could Be Drawn for the NHS Foundation Trusts Reform? [J]. Health Policy and Technology, 2013, 2 (2): 61-68.
⑤ BAZEMORE A, PETTERSON S, PETERSON L E, et al. More Comprehensive Care Among Family Physicians is Associated with Lower Costs and Fewer Hospitalizations [J]. The Annals of Family Medicine, 2015, 13 (3) 206-213.

Tatsuo① 的研究认为，分级诊疗能显著降低家庭医疗费用。李华等②认为分级诊疗可以将常见病与多发病以及慢性病患者约束在基层就诊，不仅可以让患者获得报销更多的医疗费用，还能防止小病大治，以此减轻患者医疗费用负担。此外，作者基于 2014 年中国家庭动态跟踪调查（CFPS）数据，实证检验了分级诊疗制度对家庭医疗经济负担的影响，研究发现，基层首诊可显著降低居民家庭医疗经济负担，对慢性病和有住院经历居民的医疗费用的降低作用更明显。因此作者提出，为了降低居民医疗费用，应该积极引导居民基层首诊，促进分级诊疗实施。申曙光、张勃③指出基层首诊能够规范患者的就医秩序，形成合理的就医格局，对解决"看病贵"问题具有重要作用。刘国恩等④指出，厦门市构建了专科医师、全科医师和健康管理师的"三师共管"慢性病模式，提高了居民满意度，降低了慢性病患者的医疗费用，同时，增强对基层首诊医疗服务提供者行为的监督和管理，确定供方的比价关系，减轻患者医疗负担。房玮⑤研究发现，在国家实施分级诊疗制度的大背景下，厦门、宁波、青岛三地的二级以上医院，门急诊人数和住院人数的增长率均有不同程度下降，且下降程度与分级诊疗制度的实施时间、政策强度正相关。

但也有学者提出了异议。Zimmermann 等⑥根据巴西 32 名牙科医师和 64 名牙科学生的自我评估的研究发现，沟通对于转诊至关重要，沟通失败会导致转诊失败而增加医疗保健成本。Yip 和 Hsiao⑦ 提出中国 2009 年新医改在扩

---

① XING Z, TATSUO O. Investigating the Health Care Delivery System in Japan and Reviewing the Local Public Hospital Reform ［J］. Risk Management and Healthcare Policy, 2016, 19（1）：21–32.

② 李华，徐英奇，高健. 分级诊疗对家庭医疗经济负担的影响：基于基层首诊视角的实证检验［J］. 江西财经大学学报，2018（5）：49–61.

③ 申曙光，张勃. 分级诊疗、基层首诊与基层医疗卫生机构建设［J］. 学海，2016（2）：48–57.

④ 刘国恩，高月霞，许崇伟，等. 医疗机构分级诊疗价格机制研究［J］. 中国卫生经济，2014，33（1）：45–47.

⑤ 房玮. 分级诊疗对公立医院经济运行的影响及对策研究［D］. 青岛：青岛大学，2018.

⑥ ZIMMERMANN C, MEURER M I, NASCIMENTO F D S D, et al. Use of Tools to Improve Referral Process Between Primary and Specialty Care in Oral Medicine ［J］. Oral Surgery, Oral Medicine, Oral Pathology and Oral Radiology, 2014, 117（2）：195.

⑦ YIP W, HSIAO W. Harnessing the Privatisation of China's Fragmented Health–Care Delivery ［J］. The Lancet, 2014, 384（9945）：805–818.

大医疗保险覆盖范围方面取得了显著成效，但在推进分级诊疗的过程中存在医疗资源匮乏和浪费并存，效率低下、服务质量差等问题，居民医疗费用不减反增了。张慧琳等①提出分级诊疗对降低家庭医疗费用的作用有限，比如山东省在实施分级诊疗初期，基层首诊形同虚设，不但不能降低医疗费用，反而还加重了"看病难、看病贵"问题。

（三）其他因素对医疗费用的影响研究

从以往的理论和实证分析结论看，除了上述影响因素之外，引起医疗费用增长的影响因素还有很多。赵曼、吕国营②认为导致医疗费用攀升的影响因素包括体制性因素和非体制性因素两大类，其中体制性因素主要包括道德风险（包括医生道德风险和患者道德风险），非体制性因素则主要包括收入水平、人口老龄化、疾病谱变化与医疗技术进步四大因素。李军山③则认为，影响医疗费用的因素主要包括需求层面与供给层面的因素，其中，需求层面的因素主要包括人口老龄化、经济增长、人均收入、医疗保险以及疾病谱变化等，供给层面的因素则主要包括医疗技术进步、医疗设备与床位配置数量、医生人数、医方信息优势、医方诱导需求、政府与社会卫生投入水平等。

Newhouse④的研究认为，引起美国医疗费用上涨的主要因素包括医疗技术进步、人口老龄化、医生数量、收入、医疗保险和医疗保健相关产业生产率的提高。美国 Dranove 等⑤的研究认为收入、教育水平、年龄、医疗保险、城镇化率、工会成员占工人比重以及规制法律生效年限等均是影响医疗费用

---

① 张慧琳，成昌慧，马效恩. 分级诊疗制度的现状分析及对策思考［J］. 中国医院管理，2015，35（11）：8-9.

② 赵曼，吕国营. 社会医疗保险中的道德风险［M］. 北京：中国劳动社会保障出版社，2007.

③ 李军山. 医疗费用增长控制：理论基础与制度设计［M］. 北京：经济科学出版社，2013.

④ NEWHOUSE J P. Medical Care Costs: How Much Welfare Loss? ［J］. Journal of Economic Perspective，1992（6）：3-21.

⑤ DRANOVE D，SHANLEY M，SIMON C. Is Hospital Competition Wasteful? ［J］. The RAND Journal of Economics，1992，23（2）：247-262.

增长速度的因素。Gerdtham① 对 1987 年 19 个经济合作与发展组织国家医疗卫生支出的影响因素进行了实证检验，结果发现，人均 GDP（表示收入情况）、城镇化率、卫生系统的制度因素（门诊医生的支付方式、政府医疗卫生支出占比、住院费用占总费用比重）均对医疗费用的增长具有显著影响。Wang 等② 认为一个国家的卫生总费用与经济发展水平（GDP 收入）、筹资方式、人口老龄化、城镇化水平以及医院支付方式等多种因素有关，其中 GDP 和人口老龄化是卫生总费用增长的主要原因。于德志③ 认为影响医疗费用增长的因素除包括经济社会发展、技术进步和人口老龄化等客观决定因素之外，我国医疗费用的增长速度在很大程度上还受我国医疗管理体制（如医疗服务、医疗保障、价格管理、药品监管和医院投入等方面的政策）和医院运行体制（独立经营、自负盈亏的医院运行体制导致的医疗服务收费收入和药品差价收入增长以及政府补助收入下降）的影响。综上所述，医疗技术进步、医疗保险、人口老龄化、人均收入（GDP）等是影响医疗费用的其他重要因素。

1. 医疗保险对医疗费用的影响研究

人类在减轻个人医疗费用负担的实践中，越来越清晰地认识到了建立社会医疗保障制度的重要性（WHO，2000）。阿罗（Arrow）早在 1963 年就指出，医疗保险不仅能降低患病带来的经济风险，还能使原本负担不起医疗费用的病人能及时就医④。

早期，许多学者研究了医疗保险对医疗服务利用的影响，既有随机试验，也有自然试验。Newhouse⑤ 基于美国兰德公司 20 世纪 70 年代进行医疗保险

---

① GERDTHAM U G, JÖNSSON B. International Comparisons of Health Care Expenditure-Conversion Factor Instability, Heteroscedasticity, Outliers and Robust Estimators［J］. Journal of Health Economics, 1992, 11（2）: 189-197.

② WANG X, SUN Y, XIN M, et al. How to Improve the Equity of Health Financial Sources? - Simulation and Analysis of Total Health Expenditure of One Chinese Province on System Dynamics［J］. International Journal for Equity in Health, 2015, 14（1）: 73.

③ 于德志. 我国卫生费用增长分析［J］. 中国卫生经济, 2005（3）: 5-7.

④ 刘国恩, 蔡春光, 李林. 中国老人医疗保障与医疗服务需求的实证分析［J］. 经济研究, 2011, 46（3）: 95-107, 118.

⑤ SHEA D G, NEWHOUSE J P. Free for ALL? Lessons from the RAND Health Insurance Experiment［J］. Industrial and Labor Relations Review, 1997（50）: 695.

试验随机试验①的数据，对医疗保险效果进行评估的研究发现，虽然加入医疗保险后，患者的自付费用降低了，但患者的就诊次数会增加，最终医疗费用仍会上升。为此，Newhouse 对免费医疗的做法提出了质疑，认为这会带来医疗费用快速上升。由于随机试验实施难度大，因此有学者以政策变化作为自然试验来分析医疗保险效应，如 Cheng 等②通过比较中国台湾地区实施"国民医疗保险"前后的调查数据分析发现，台湾地区成年人在 1995 年加入"全民医保"之后，门诊率、急诊率与住院率相比"全民医保"以前翻了 1 倍。

医疗保险最主要目的是分担疾病经济风险，有大量国外研究证明了医疗保险的确能缓解人们的疾病经济负担，积极保护了人民健康③。Yip 和 Berman④ 利用 1995 年埃及家庭医疗服务利用和支出调查数据，采用两部模型分析发现，学校医疗保险显著提升了就医概率，显著降低了医疗费用，同时还缩小了贫困与富裕家庭孩子享受医疗服务的差异。Pradhan 和 Prescott⑤ 利用 1995 年印尼家庭调查数据分析了医疗保险补助对降低家庭医疗费用的影响，结果发现，印尼现有的医疗保险制度显著减少了居民受到的灾难性冲击，但并未消除它们，同时，对住院费用的补偿显著降低了家庭灾难性医疗费用支出，但门诊费用的补偿则对穷人更有效，因为富人即使门诊费用再贵也会

---

① 兰德医疗保险试验（Rand Health Insurance Experiment）：该试验开始于 1984 年，历时 8 年，将美国 6 个不同地方（俄亥俄州的戴顿、华盛顿州的西雅图、马萨诸塞州的费奇伯格和富兰克林、南卡罗来纳州的查尔斯顿和乔治城）的家庭随机分配到不同的医疗保险计划（从免费医疗到共付比 95% 的医疗保险），以消除居民的个人选择，准确识别医疗保险和健康状况的因果关系。兰德试验的结果对全球各国医疗政策有着重大的影响。

② CHENG S H, CHIANG T L. The Effect of Universal Health Insurance on Health Care Utilization in Taiwan. Results from a Natural Experiment [J]. JAMA, 1997, 278 (2)：89-93.

③ HIRSCHBERG D. The Anatomy of the Job-Generation Issue and its Impact on Health Insurance Policy [J]. International Journal of Health Services, 2002, 32 (1)：107-123；STUART B, GRUBER-BALDINI A, FAHLMAN C, et al. Medicare Cost Differences Between Nursing Home Patients Admitted with and Without Dementia [J]. The Gerontologist, 2005, 45 (4)：505-515.

④ YIP W, BERMAN P. Targeted Health Insurance in A Low Income Country and Its Impact on Access and Equity in Access：Egypt's School Health Insurance [J]. Health Economics, 2001, 10 (3)：207-220.

⑤ PRADHAN M, PRESCOTT N. Social Sisk Management Options for Medical Care in Indonesia [J]. Health Economics, 2002, 11 (5)：431-446.

及时就医。Xu 等①利用 59 个国家的家庭调查数据，回归分析了灾难性医疗费用的影响因素，发现医疗保险是减轻家庭灾难性医疗负担的一个强有力保障。Jing 等②利用 2006 年和 2008 年山东省和宁夏回族自治区的家庭调查数据的分析发现，参与新型农村合作医疗保险的家庭因病致贫的可能性更小。Nguyen 等③基于越南 706 户家庭的原始调查数据，采用二元和多元回归实证分析了越南医疗保险计划对门诊和住院费用的影响，结果发现，参与医疗保险的人的门诊和住院医疗费用均比未参保人的更低。Barcellos 和 Jacobson④ 估计了医疗保险对医疗支出风险的影响，发现医疗保险使 65 岁人群的现金医疗支出平均下降了 33%，而 5% 的人群则降低更多高达 53%。Kim 和 Lim⑤ 利用韩国的行政数据估计了长期护理保险对医疗支出的影响，发现政府制定长期护理保险的确可以大幅降低医疗费用。

国内的许多研究也证明了医疗保险确实能显著降低医疗费用。何平平⑥利用中国改革开放以来的统计数据，采用单位根检验和回归分析方法的研究发现，我国社会基本医疗保险的开展对我国医疗费用的增长存在负向影响。叶春辉等⑦的研究发现，农村居民在参加了医疗保险之后，生病时的医疗费用会降低21%。陈瑶等⑧发现参保比不参保的城镇居民医疗费用更低，城镇职工医疗保险

① XU K, EVANS D B, KAWABATA K, et al. Household Catastrophic Health Expenditure：A Multicountry Analysis ［J］. The Lancet, 2003, 362（9378）：111-117.

② JING S S, YIN A, SHI L Z, et al. Whether New Cooperative Medical Schemes Reduce the Economic Burden of Chronic Disease in Rural China ［J］. PLOS ONE, 2013, 8（1）：53062.

③ NGUYEN K T, KHUAT O T H, MA S, et al. Impact of Health Insurance on Health Care Treatment and Cost in Vietnam：A Health Capability Approach to Financial Protection ［J］. American Journal of Public Health, 2012, 102（8）：1450-1461.

④ BARCELLOS S H, JACOBSON M. The Effects of Medicare on Medical Expenditure Risk and Financial Strain ［J］. American Economic Journal：Economic Policy, 2015, 7（4）：41-70.

⑤ KIM H B, LIM W. Long-Term Care Insurance, Informal Care, and Medical Expenditures ［J］. Journal of Public Economics, 2015, 125：128-142.

⑥ 何平平. 我国医疗费用增长因素的计量分析 ［J］. 太平洋学报, 2005（11）：25-31.

⑦ 叶春辉, 封进, 王晓润. 收入、受教育水平和医疗消费：基于农户微观数据的分析 ［J］. 中国农村经济, 2008（8）：16-24.

⑧ 陈瑶, 熊先军, 刘国恩, 等. 我国医疗保险对城镇居民直接疾病经济负担影响研究 ［J］. 中国卫生经济, 2009, 28（2）：13-16.

能显著降低 5% 的医疗费用。孙志刚①指出大病保险显著降低了医疗费用负担。朱铭来、史晓晨②的实证研究发现，参加医疗保险能显著降低流动人口灾难性医疗费用支出的发生率，其中城镇医疗保险的降费作用大于新型农村合作医疗保险。朱铭来等③研究发现，基于现行大病保险实践经验提出的三种大病保险补偿方案，均能显著降低我国灾难性医疗支出发生率。李乐乐、俞乔④基于2011—2015 年四川成都的城镇居民医疗保险调查数据发现，医疗保险实际的报销比例对医疗总费用具有负向影响，但名义上的报销比例则会提高医疗总费用。还有研究从老年人医疗费用的角度分析了医疗保险对其的影响。Finkelstein和 Mcknight⑤ 研究发现，老年人加入医疗保险计划之后自费医疗费用大幅降低。刘国恩等⑥同样利用 2005 年中国老年人健康长寿影响因素调查数据，建立医疗服务需求模型实证分析发现，医疗保险对减轻老年家庭医疗费用起到了显著作用，其中，城镇职工医疗保险和公费医疗的作用更显著。曾雁冰等⑦基于2011—2012 年中国老年人健康长寿影响因素调查追踪数据，采用 Kruskal-Wallis检验和多元线性回归模型分析了医疗保险对中国老年人医疗费用的影响，研究发现，参加新型农村合作医疗保险、商业医疗保险以及其他补充医疗保险能显著降低老年人的医疗费用。

　　但有不少学者认为医疗保险并不能显著降低医疗费用，反而可能会起到

① 　孙志刚. 大病保险：减轻群众就医负担的创新之举 [J]. 求是，2014 (2)：47-49.
② 　朱铭来，史晓晨. 医疗保险对流动人口灾难性医疗支出的影响 [J]. 中国人口科学，2016 (6)：47-57，127.
③ 　朱铭来，于新亮，王美娇，等. 中国家庭灾难性医疗支出与大病保险补偿模式评价研究[J]. 经济研究，2017，52 (9)：133-149.
④ 　李乐乐，俞乔. 中国基本医疗保险支付方式改革对医疗费用的影响研究 [J]. 经济社会体制比较，2019 (2)：69-80.
⑤ 　FINKELSTEIN A, MCKNIGHT R. What did Medicare do? The initial impact of Medicare on Mortality and Out of Pocket Medical Spending [J]. Journal of Public Economics, 2008, 92 (7)：1644-1668.
⑥ 　刘国恩，蔡春光，李林. 中国老人医疗保障与医疗服务需求的实证分析 [J]. 经济研究，2011，46 (3)：95-107，118.
⑦ 　曾雁冰，欧龙，杨天娇，等. 医疗保险对中国老年人医疗费用的影响：基于 CLHLS 数据的实证分析 [J]. 中国老年学杂志，2017，37 (3)：710-713.

反作用。Wagstaff 和 Lindelow① 利用中国健康与营养调查三项数据，采用工具变量和固定效应模型分析发现，医疗保险提高了居民灾难性支出的风险。Wagstaff 等②发现中国新型农村合作医疗保险计划并没有减少次均门诊就诊和住院期间的现金医疗费用和现金医疗费用总额，还提高了门诊和住院率。Sun 等③也得到了相似的结论。Callison 和 Nguyen④ 研究发现提高医疗保险补偿比例会提高参保人的医疗服务利用率和医疗费用。胡宏伟等⑤利用 2007—2010 年中国 9 个城市家庭跟踪面板数据，使用固定效应 Tobit 模型实证检验了医疗保险对家庭医疗消费的影响，结果表明，医疗保险使家庭医疗需求得到大量释放，增加了家庭的医疗消费。封进、李珍珍⑥评估了新型农村合作医疗保险中的各种补偿模式的效果，发现仅对住院费用进行补偿不能有效减轻居民的医疗负担和降低灾难性医疗费用支出，只有对门诊费用一起进行补偿才能真正有效地抵御健康经济风险。黄枫、甘犁⑦分析了医疗保险对城镇老年人总医疗费用和家庭自付医疗费用的影响，发现享受医疗保险的老年人的平均医疗费用比没有参加医疗保险的老年人高出两万多元。程令国和张晔⑧利用 2005 年和 2008 年中国老年健康影响因素跟踪调查两期数据对新型农村合作医疗保

① WAGSTAFF A, LINDELOW M. Can Insurance Increase Financial Risk? The Curious Case of Health Insurance in China [J]. Journal of Health Economics, 2008, 27 (4): 990-1005.

② WAGSTAFF A, LINDELOW M, JUN G, et al. Extending Health Insurance to the Rural Population: An Impact Evaluation of China's New Cooperative Medical Scheme [J]. Journal of Health Economics, 2009, 28 (1): 1-19.

③ SUN X Y, JACKSON S, GARMICHAEL G A, et al. Catastrophic Medical Payment and Financial Protection in Rural China: Evidence from the New Cooperative Medical Scheme in Shandong Province [J]. Health Economics, 2009, 18 (1): 103-119.

④ CALLISON K, NGUYEN B T. The Effect of Medicaid Physician Fee Increases on Health Care Access, Utilization, and Expenditures [J]. Health Services Research, 2018, 153 (2): 690-710.

⑤ 胡宏伟, 刘雅岚, 张亚蓉. 医疗保险、贫困与家庭医疗消费: 基于面板固定效应 Tobit 模型的估计 [J]. 山西财经大学学报, 2012, 34 (4): 1-9.

⑥ 封进, 李珍珍. 中国农村医疗保障制度的补偿模式研究 [J]. 经济研究, 2009, 44 (4): 103-115.

⑦ 黄枫, 甘犁. 过度需求还是有效需求? ——城镇老人健康与医疗保险的实证分析 [J]. 经济研究, 2010, 45 (6): 105-119.

⑧ 程令国, 张晔. "新农合": 经济绩效还是健康绩效? [J]. 经济研究, 2012, 47 (1): 120-133.

险的绩效进行了评估，结果发现，新农合显著提高了参保人的健康水平，改善了居民"有病不医"的状况，提高了参保人的医疗服务利用率，新农合虽然降低了参保人的医疗费用自付比例，但并未显著降低参保人的实际医疗费用和大病医疗费用发生率。胡宏伟等①则发现社会医疗保险显著增加了老年人的医疗服务利用和年均医疗消费。柴化敏②利用 2008 年中国健康与养老追踪调查统计数据，实证分析了基本医疗保险对 45 岁以上人口的医疗服务需求和医疗费用的影响，结果发现，医疗保险对个体就医行为和医疗费用均具有显著的促进作用，且农村地区比城市地区更显著。刘明霞、仇春涓③利用 2011—2012 年中国健康与养老追踪调查基线调查数据分析发现，虽然医疗保险显著降低了老年人的自付住院医疗费用比例，但却显著提高了老年人群的住院率和住院医疗支出，且城镇职工医疗保险的促进作用更大。封进等④基于 2012—2014 年中国家庭追踪调查数据的分析发现，选择参加城镇职工医疗保险的人群是医疗费用较高的人群，同时，选择参加城镇职工医疗保险的人群的医疗费用比选择参加城乡居民医疗保险的高 45%。

2. 人口因素（人口老龄化、城镇化水平）对医疗费用的影响研究

自 20 世纪 50 年代开始，许多学者就开始关注人口老龄化与医疗费用增长之间关系的问题⑤。Newhouse⑥是最早关注医疗费用增长问题的学者之一，基于经济合作与发展组织国家的数据分析了人口老龄化与医疗费用之间的关系，结果发现人口老龄化对医疗费用增长率具有显著影响，但人口老龄化对

① 胡宏伟，张小燕，赵英丽. 社会医疗保险对老年人卫生服务利用的影响：基于倾向得分匹配的反事实估计［J］. 中国人口科学，2012（2）：57-66，111-112.

② 柴化敏. 中国城乡居民医疗服务需求与医疗保障的实证分析［J］. 世界经济文汇，2013（5）：107-119.

③ 刘明霞，仇春涓. 医疗保险对老年人群住院行为及负担的绩效评价：基于中国健康与养老追踪调查的实证［J］. 保险研究，2014（9）：58-70.

④ 封进，王贞，宋弘. 中国医疗保险体系中的自选择与医疗费用：基于灵活就业人员参保行为的研究［J］. 金融研究，2018（8）：85-101.

⑤ 俞炳匡. 医疗改革的经济学［M］. 赵银华，译. 北京：中信出版社，2008.

⑥ NEWHOUSE J P. Medical-Care Expenditure：A Cross-National Survey［J］. The Journal of Human Resources，1977，12（1）：115-125；NEWHOUSE J P. Health Economics and Econometrics［J］. The American Economic Review，1987，77（2）：269-274.

医疗费用的贡献率仅为 3.5%。Ellis 等①基于对 267188 名 45 岁及以上的澳大利亚人做的调查研究发现，高龄人群比低龄人群产生的医疗费用更高。

余央央②利用中国 2002—2008 年的省级面板数据重点研究了人口老龄化对城乡医疗费用的影响，研究发现，人口老龄化对人均医疗费用具有显著正向影响且贡献率为 3.9%，与 Newhouse 的研究结论类似。李乐乐、杨燕绥③的研究同样发现，人口老龄化与医疗费用具有显著正相关关系，且人口老龄化的医疗费用弹性为 0.558，贡献率则为 4.9%。阎竣、陈玉萍④基于中国农村的调查研究发现，农村老年人比非老年人的自报患病率高 30%，住院率低 5%，人均住院费用和门诊费用分别低 775 元和 328 元。黄成礼、庞丽华⑤研究发现人口结构变化（人口老龄化）会促进医疗费用上涨，未来人口老龄化程度加深会带来医疗费用快速上涨。封进等⑥利用 1991—2011 年中国营养与健康调查八期数据，实证考察了城乡居民医疗费用的年龄效应，结果发现，城市居民的医疗费用随年龄显著增加，而农村居民的人均医疗费用随年龄增长的趋势不显著。

虽然国内外大量研究证实了人口老龄化对医疗费用的促进作用，但并没有研究指出人口老龄化是如何影响医疗费用的，甚至还有一些研究认为人口

① ELLIS R P, FIEBIG D G, JOHAR M, et al. Explaining Health Care Expenditure Variation: Large-Sample Evidence Using Linked Survey and Health Administrative Data [J]. Health Economics, 2013, 22 (9): 1093-1110.

② 余央央. 老龄化对中国医疗费用的影响：城乡差异的视角 [J]. 世界经济文汇, 2011 (5): 64-79.

③ 李乐乐, 杨燕绥. 人口老龄化对医疗费用的影响研究：基于北京市的实证分析 [J]. 社会保障研究, 2017 (3): 27-39.

④ 阎竣, 陈玉萍. 农村老年人多占用医疗资源了吗？——农村医疗费用年龄分布的政策含义 [J]. 管理世界, 2010 (5): 91-95.

⑤ 黄成礼, 庞丽华. 人口老龄化对医疗资源配置的影响分析 [J]. 人口与发展, 2011, 17 (2): 33-39.

⑥ 封进, 余央央, 楼平易. 医疗需求与中国医疗费用增长：基于城乡老年医疗支出差异的视角 [J]. 中国社会科学, 2015 (3): 85-103, 207.

老龄化与医疗费用并无显著关系 ①(Moïse and Jacobzone, 2003 等)。Huber 等②利用法国 1992 年 3441 个以及 2000 年 5003 个代表性个体样本的研究发现, 由人口老龄化导致的医疗费用上涨程度较小。因此, 有学者开始质疑人口老龄化对医疗费用的正向影响, 并提出另外一种解释: 医疗费用上涨并不是由人口老龄化直接导致的, 而是由于临近死亡前产生的高额医疗费用导致, 因此不能把医疗费用的增长直接归因于人口老龄化。这种观点就是接近死亡效应假说, 用来解释人口老龄化与医疗费用上涨的另一种可能性。Lubitz 和 Riley③ 研究发现死亡人群在 1976—1988 年间的医疗费用增加了近 4 倍, 且同期死亡人群的医疗费用比例增长了 3.4%, 进一步研究发现, 死亡前两个月的医疗费用占到了死亡前一年医疗费用总额的一半以上。Barnato 等④发现患者医疗费用攀升是因为在临终前使用了过多的医疗资源。Zweifel 等⑤认为导致医疗费用快速上涨的原因实际上是临终前发生的高额医疗费用而不是年龄增加或人口老龄化, 即高额医疗费用是接近死亡的效应。这个结论也得到了许多研究的证实⑥。

Salas 和 Raftery⑦ 提出了质疑, 认为临近死亡时间对医疗费用有影响, 而医

① GETZEN T E. Population Aging and the Growth of Health Expenditures [J]. Journal of Gerontology, 1992, 47 (3): 98-104; BARROS P P. The Black Box of Health Care Expenditure Determinants [J]. Health Economics, 1998, 7 (6): 533-544.

② DORMONT B S, GRIGNON M, HUBER H. Health Expenditure Growth: Reassessing the Threat of Ageing [J]. Health Economics, 2006, 15 (9): 947-963.

③ LUBITZ J D, RILEY G F. Trends in Medicare Payments in the Last Year of Life [J]. New England Journal of Medicine, 1993, 328 (15): 1092-1096.

④ BARNATO A E, MCCLELLAN M B, KAGAY C R, et al. Trends in Inpatient Treatment Intensity among Medicare Beneficiaries at End of Life [J]. Health Services Research, 2004, 39 (2): 363-375.

⑤ ZWEIFEL P, FELDER S, MEIERS M. Aging of Population and Health Care Expenditure: A Red Herring? [J]. Health Economics, 1999, 8 (6): 485-496.

⑥ O'NEILL C, GROOM L, AVERY T, et al. Age and Proximity to Death as Predictors of GP Care Costs: Results from a Study of Nursing Home Patients [J]. Health Economics, 2001, 9 (8): 733-738; FELDER S, MEIER M, SCHMITT H. Health Care Expenditure in the Last Months of Life [J]. Journal of Health Economics, 2000, 19 (5): 679-695.

⑦ SALAS C, RAFTERY J P. Econometric Issues in Testing the Age Neutrality of Health Care Expenditure [J]. Health Economics, 2001, 10 (7): 669-671.

疗费用反过来也影响人的剩余寿命，因此，临近死亡效应假说很可能是由于内生性问题得出的错误结论。Stooker 等①研究了荷兰居民死亡前医疗费用的特征，结果发现随着死亡的临近，医疗费用会迅速攀升，但死亡前一年的医疗费用仅占总人群医疗费用总额的 1/10。因此 Stooke 认为，医疗费用的确会随死亡时间临近而增加，但这种影响不是主要的，许多研究都高估了这种临近死亡效应的作用。Spillman 和 Lubitz②利用美国国家死亡率随访调查和国家医疗费用调查数据估算了国家医疗费用总额，发现从 65 岁到死亡的总医疗费用随着寿命增加而大幅增加，同时，在美国，临终前两年急性护理费用（包括医院护理和医师服务费用）随着年龄的增加而减少，而长期护理费用则随着年龄增长而增加。

此外，还有研究指出城镇化水平也是医疗费用的重要影响因素。基于 19 个经济合作与发展组织国家的数据，Leu 和 Schaub③分析发现城镇化与医疗费用的增长密切相关。黄成礼④研究了人口因素对医疗费用的影响，发现老年人群的人均医疗费用不仅比非老年人口高，且增长速度也比非老年人口快；同时，城乡人均医疗费用差异较大，城市人均医疗费用是农村的 2~3 倍，表明城镇化进程本身会导致医疗费用增加。徐长生、张泽栋⑤利用中国 31 个省级行政区 2003—2013 年的数据，采用多元回归分析方法实证检验了城镇化水平、人口老龄化与经济增长对医疗费用的影响，结果发现，城镇化水平、人口老龄化与经济增长均对医疗费用增长具有显著影响，其中，城镇化水平的影响最大，人口老龄化的影响最小。刘西国等⑥通过分析国外医疗费用的相关研究成果，再结合中国 1998—2010 年的省级面板数据的分析发现，城镇化率提高会导致医疗费

① STOOKER T, VAN ACHT J W, VAN BARNEVELD E M, et al. Costs in the Last Year of Life in the Netherlands [J]. Inquiry The Journal of Health Care Orgarization, Provison, and Financing, 2001, 38 (1): 73-80.

② SPILLMAN B C, LUBITZ J. The Effect of Longevity on Spending for Acute and Long-term Care [J]. New England Journal of Medicine, 2000, 342 (19): 1409-1415.

③ LEU R E, SCHAUB T. The Public-Private Mix and International Health Care Costs [J]. The Public and Private Health Services, 1986: 41-43.

④ 黄成礼. 人口因素与卫生费用的关系 [J]. 人口研究, 2004 (3): 24-30.

⑤ 徐长生, 张泽栋. 城镇化、老龄化及经济发展对我国医疗费用影响回归分析 [J]. 中国卫生经济, 2015, 34 (6): 54-55.

⑥ 刘西国, 刘毅, 王健. 医疗费用上涨诱发因素及费用规制的新思考：基于 1998 年—2010 年数据的实证分析 [J]. 经济经纬, 2012 (5): 142-146.

用上涨，且城镇化率每增加 1%，门诊费用和住院费用会分别增加 3.69 元和 137.51 元。

3. 经济因素（GDP、人均收入等）对医疗费用的影响研究

根据一般消费者理论，收入是影响医疗消费的重要因素。当其他因素保持不变时，收入增加，预算线外移，医疗服务最佳消费量增加，医疗费用相应增加[1]。Newhouse[2] 利用 1971 年 13 个经济程度相近的经济合作与发展组织国家的横截面数据，以实际人均 GDP 作为收入的替代变量，并用当年的市场汇率将人均 GDP 和人均医疗支出转换成统一的货币单位，采用一元回归分析方法实证分析了收入对人均医疗支出的影响，结果发现，收入可以解释超过 90% 医疗费用的变化，且医疗费用的收入弹性为 1.51～1.31，表明医疗服务产品是奢侈品，且认为可能的原因是边际医疗服务产品更多的适用于保健，而不是治疗。类似地，后来也有许多学者得出了上述结论。但这引起了国际上许多学者的广泛探讨与批评。学者们认为，Newhouse 使用的货币转换工具为当年的市场汇率，而市场汇率更多的是反映贸易产品之间的相对价格，使用市场汇率进行转换时，实际上并没有转换成可比的实际值。因此，学者们开始探索更合适的转换因子，以求更真实地反映收入与医疗费用的关系。Parkin[3] 用购买力平价作为变量统一货币单位的转换工具，利用 18 个经济合作与发展组织国家 1980 年的数据，分别采用线性回归、对数以及指数函数等方法分析了国民收入对医疗费用的影响，发现收入水平与医疗费用存在密切联系，且医疗费用收入弹性约为 1，表明医疗保健是必需品而非奢侈品。

同时，还有学者认为一元回归可能会因为遗漏重要的解释变量而使结果不准确，因此产生了后来的多元回归和面板数据模型等方法去研究医疗费用增长问题，一系列相关文献也主要围绕医疗费用的收入弹性是大于 1 还是小于 1 进

---

① 李军山. 医疗费用增长控制：理论基础与制度设计 [M]. 北京：经济科学出版社，2013.

② NEWHOUSE J P. Medical-Care Expenditure：A Cross-National Survey [J]. The Journal of Human Resources，1977，12 (1)：115-125.

③ PARKIN D，MCGUIRE A，YULE B. Aggregate Health Expenditure and National Income：Is Health Care A Luxury Good [J]. Journal of Health Economics，1987，6 (2)：109-127；PARKIN D，MCGUIRE A，YULE B. What do International Comparisons of Health Expenditure Really Show [J]. Community Medical，1989，11 (2)：116-123.

行了探讨①。Leu②利用 19 个经济合作与发展组织国家 1974 年的资料，采用多元回归分析方法实证分析得出，收入是影响医疗费用的最重要变量，而城镇化率、人口老龄化、政府医疗卫生支出比重等也是影响医疗费用的重要因素。Gerdtham 和 Jonsson③ 利用 1972—1987 年 22 个经济合作与发展组织国家面板数据的实证研究发现，人均 GDP 是影响医疗费用的重要因素，除此之外，还有人口老龄化、通货膨胀率以及政府卫生支出比重。Hitiris 和 Posnett④ 利用 1960—1987 年 20 个经济合作与发展组织国家的数据重新检验了 Newhouse 的研究结果，证实了 GDP 对医疗费用的决定性作用，其他非收入变量的重要性也得到了证实，但这些因素的直接影响很小。Sen⑤ 明确指出医疗费用的收入弹性可能是由于遗漏变量而得到的错误结论，并利用 1990—1998 年 15 个经济合作与发展组织国家的数据，并同时控制地区效应和时间效应，发现医疗费用收入弹性减少了 50% 以上，医疗费用的收入弹性系数在 0.2 以上、0.5 以下，因此认为医疗服务是缺乏弹性的必需品。还有学者研究发现，收入增加能显著提高老年人口对医疗服务的利用，进而提高医疗费用⑥。

随着越来越多的学者利用计量经济学来研究收入对医疗费用的影响，收入对医疗费用的影响也得到了更多的国际经验和理论研究的证实，大多数研

① MATTEO L D, MATTEO R D. Evidence on the Determinants of Canadian Provincial Government Health Expenditure: 1965-1991 [J]. Journal of Health Economics, 1998, 17 (2): 211-228; ARISTE R, CARR J. New considerations on the Empirical Analysis of Health Expenditures in Canada: 1966-1998 [J]. SSRN Electronic Journal, 2003.

② LEU R. The Public - Private Mix and International Health Care Costs [J]. The Public and Private Health Services, 1986: 41-63.

③ GERDTHAM U G, JÖNSSON B. International Comparisons of Health Care Expenditure - Conversion Factor Instability, Heteroscedasticity, Outliers and Robust Estimators [J]. Journal of Health Economics, 1992, 11 (2): 189-197.

④ HITIRIS T, POSNETT J. The Determinants and Effects of Health Expenditure in Developed Countries [J]. Journal of Health Economics, 1992, 11 (2): 173-181.

⑤ SEN A. Is Health Care a Luxury? New Evidence from OECD Data [J]. International Journal of Health Care Finance and Economics, 2005, 5 (2): 147-164.

⑥ KENKEL D S. The Demand for Preventive Medical Care [J]. Applied Economics, 1994, 26 (4): 313-325.

究认为医疗费用的收入弹性系数在 1. 12~1. 39①，中国的研究也得到了同样的结果②。饶克勤③研究发现高收入人群的医疗费用明显高于低收入人群，认为这是因为高收入人群更追求医疗服务质量以及存在诱导需求所致。叶春辉等④利用 1989—2006 年七期中国健康与营养状况调查数据的分析发现，人均收入对医疗费用具有显著正向影响，且医疗费用支出的收入弹性为 0. 19，因此认为医疗服务属于必需品。

还有少数学者研究了医疗服务价格对医疗费用的影响。20 世纪 70 年代，美国政府为了控制医疗费用上涨的措施就是尝试实施价格管制。袁国栋，顾昕⑤研究发现价格管制可以有效控制人均住院费用，但对总体医疗费用的控制基本不产生影响，作者认为医疗机构可以通过供方诱导需求来抵制价格管制措施压低价格对其收益的负面效果。李亦兵等⑥研究发现，医疗服务价格对人均医疗费用具有长期的正向影响，但医疗服务价格的上涨短期内却会降低人均卫生费用。蔡婉怡⑦从公共产品定价理论的视角出发探讨了我国"看病贵"问题的根源，指出我国"看病贵"问题的根源主要在于政府投入不足、医疗服务价格机制不健全、药品价格管制、医保支付方式不当及医务人员主动利用信息不对称等和政策漏洞变相主导医疗定价权，并提出应通过加大财政投入、健全医疗服务价格机制、实行医疗服务"去行政化"的动态定价、全面实施药品零差率制、利用大数据制定基本药物指导价及转变医保支付方式等

① BROWN P M. Military Medicine's Escalating Costs for Health Care：Are DRGs the Answer? ［J］. Reviewl Federation of American Health Systems, 1987, 20 （5）：58-60；LIU X Z, MI-LES A. Evaluating Payment Mechanisms：How Can We Measure Unnecessary Care? ［J］. Health Policy and Planning, 1999, 14 （4）：409-413.

② 赵曼, 吕国营. 社会医疗保险中的道德风险 ［M］. 北京：中国劳动社会保障出版社, 2007.

③ 饶克勤. 中国城市居民医疗服务利用影响因素的研究：四步模型法的基本理论及其应用 ［J］. 中国卫生统计, 2000 （2）：7-10.

④ 叶春辉, 封进, 王晓润. 收入、受教育水平和医疗消费：基于农户微观数据的分析 ［J］. 中国农村经济, 2008 （8）：16-24.

⑤ 袁国栋, 顾昕. 政府对医疗服务价格的管制：美国经验对我国医改的启示 ［J］. 中国卫生经济, 2014, 33 （12）：109-112.

⑥ 李亦兵, 车名洋, 杨心悦, 等. 医疗服务价格对卫生费用的影响研究：基于 VAR 模型的实证分析 ［J］. 价格理论与实践, 2017 （7）：145-148.

⑦ 蔡婉怡. 我国"看病贵"问题的根源及解决措施研究 ［D］. 南昌：南昌大学, 2018.

对医疗机构及医务人员的利益驱动进行切断。Fukushima 等①利用日本的数据研究发现，在老龄化社会中，骨科与眼科门诊服务增加导致的价格变化对医疗支出增长具有较大影响。Dunn 等②评估了医疗费用上涨的根源，发现价格增长是医疗费用增长的主要驱动因素。刘晶③利用 2011 年的中国健康与营养调查数据，通过建立 Heckman 两分法和 OLS 模型分别实证探讨了影响农村居民门诊医疗费用和住院医疗费用的因素，研究发现，门诊医疗费用和住院医疗费用分别与门诊医疗服务价格和住院医疗服务价格存在显著相关关系。

4. 医疗技术进步对医疗费用的影响研究

医疗领域一直是和科学技术进步联系最密切的领域之一，大量的医疗技术革新如 CT、核磁共振的运用，助推了医疗费用的快速增长，因此，医疗技术进步对医疗费用的影响也一直受到卫生经济学家们的重视。Newhouse④ 的研究认为，医生数量（诱导需求）、人口老龄化、收入水平和医疗保险等因素只能解释美国医疗费用攀升原因的一小部分，而导致美国医疗费用增长的大部分原因要归功于医疗技术进步，医疗技术进步对美国医疗费用的攀升起着决定性作用。Okunade 和 Murthy⑤ 的研究支持了 Newhouse 的推测，发现医疗技术变革是影响美国 1960—1997 年人均实际医疗费用的主要驱动因素，医疗技术进步与医疗费用之间存在显著且稳定的长期关系。

Fuchs⑥ 认为医疗技术进步是通过影响医疗选择进而促使医疗费用攀升，

① FUKUSHIMA K, MIZUOKA S, YAMAMOTO S, et al. Patient Cost Sharing and Medical Expenditures for the Elderly [J]. Journal of Health Economics, 2016, 45: 115-130.

② DUNN A, LIEBMAN E, SHAPIRO A H. Decomposing Medical-Care Expenditure Growth [J]. National Bureau of Economic Research, 2013.

③ 刘晶. 农村居民医疗服务需求及影响因素研究 [D]. 南京: 南京大学, 2018.

④ NEWHOUSE J P. Has the Erosion of the Medical Marketplace Ended? [J]. Journal of Health Politics, Policy and Law, 1988, 13 (2): 263-278; NEWHOUSE J P. Medical Care Costs: How Much Welfare Loss? [J]. Journal of Economic Perspective, 1992, 6 (3): 3-21; NEWHOUSE J P. Free for ALL? Lessons from the RAND Health Insurance Experiment [J]. Industrial and Labor Relations Renew, 1997 (50): 695.

⑤ OKUNADE A A, MURTHY V N. R. Technology as A "Major Driver" of Health Care Costs: A Cointegration Analysis of the Newhouse Conjecture [J]. Journal of Health Economics, 2002, 21 (1): 147-159.

⑥ FUCHS V R. Economics, Values, and Health Care Reform Economics, Values, and Health Care Reform [J]. The American Economic Review, 1996, 86 (1): 1-24.

并指出大多数医疗技术进步有助于延长寿命和提高生命质量，但有些技术进步给患者带来的收益却小于成本，他认为医疗技术进步是导致美国 1995 年以前 30 年中医疗卫生支出占 GDP 比重不断攀升的首要原因。Krugman 和 Well[①]也得出了相似的结论，认为医疗技术进步是导致美国 1960—2004 年医疗卫生支出占 GDP 比重从 5.2% 上涨到 16% 的最重要原因，他还指出，医疗技术进步虽然可以在一定程度上降低药物成本，但医疗技术进步最终会导致医疗费用上涨。Gelijns[②]认为医疗技术进步是导致医疗费用增长的主要原因，并进一步探讨了医疗技术进步引起医疗费用上涨的三种机制（多用现有技术、引入新技术、扩大新技术的使用范围）。

我国学者赵曼、吕国营[③]指出，医疗技术进步显著提高了诊疗水平，尤其是在解决疑难杂症方面更是起了重要作用。医疗技术进步虽然可以在一定程度上降低某些疾病的治疗成本，但也会提高其他疾病的治疗成本，更重要的是，新的医疗技术可以使以前无法医治的疾病得以治愈，这无疑会显著提高医疗费用。这种观点也得到了国内许多学者的支持，认为医疗技术进步是推动医疗费用上涨的最主要动力[④]。王鑫[⑤]利用中国 1980—2010 年统计数据的实证分析发现，医疗技术进步不仅是长期推动我国医疗费用增长的主要影响因素，也是影响医疗费用短期变化的主要因素。宗莉[⑥]在分析医疗技术进步对医疗费用增长的促进作用时指出，由于存在医疗市场失灵与现行政策的漏洞问题，导致我国医疗技术在引进和使用等多个环节中失控，导致医疗费用异常攀升。

但也有经济学家提出疑问，认为医疗技术进步本身不会抬高医疗价格，之所以会使医疗费用攀升是因为相关制度在起作用。同时有学者提出，如果

---

① KRUGMAN P，WELLS R. The Health Care Crisis and What to Do About It ［J］. New York Review of Books，2006：38-43.

② GELIJNS A，ROSENBERG N. The Dynamics of Technological Change in Medicine ［J］. Health Affairs，1994，13（3）：28-46.

③ 赵曼，吕国营. 社会医疗保险中的道德风险 ［M］. 北京：中国劳动社会保障出版社，2007.

④ 吕国营. 罗默法则的政策指向性 ［J］. 财政研究，2009（3）：22-24；张奇林，汪毕芳. 技术进步与医疗卫生费用的增长 ［J］. 社会保障研究，2010（2）：39-42.

⑤ 王鑫. 我国医疗费用增长的因素分析与控制策略 ［D］. 沈阳：辽宁大学，2013.

⑥ 宗莉. 我国医疗技术进步与医疗费用增长研究 ［D］. 西安：西安电子科技大学，2006.

新的医疗技术能产生更为便宜的治疗方法，这时医疗费用将会有所减少。刘甜甜、靳双玉①指出，医疗技术进步是一把双刃剑，成本下降型和成本上升型医疗技术进步作用不同，分别会降低和抬高医疗费用，同时，医疗技术进步还会带来供求变化从而促进医疗费用攀升，因此，适当的医疗技术进步可以对人类健康发挥重要作用，过度追求医疗技术进步则会带来较大的不利影响，不仅会导致医疗费用攀升、加大人们经济负担，对人们的健康收效甚微，还会造成极大浪费医疗资源，因此要适度控制医疗技术的过度进步，尤其是成本上升型的医疗技术进步。

5. 其他因素对医疗费用的影响研究

除了以上因素外，教育水平、疾病谱（疾病因素）等在医疗服务需求中也扮演着重要角色，一般也被认为是影响医疗费用的重要因素。Jochmann 和 Roberto② 利用面板数据，在半参数贝叶斯方法中建立了随机效应模型并实证分析了医疗需求问题，发现教育水平对医疗服务具有显著影响。刘晶③的研究同样表明，居民的门诊医疗费用和住院医疗费用均与受教育水平存在显著相关关系。

赵曼、吕国营④指出，随着我国疾病流行模式和死因构成由传染病为主转为心脑血管疾病、恶性肿瘤和呼吸系统疾病等慢性非传染性疾病为主，我国慢性病负担不容忽视，慢性病的死亡负担已经与一个发达国家齐平。国峰⑤提出，慢性疾病的危害程度大，治疗成本高，而且其损害较为持久，在这样的疾病谱下，消费者对医疗服务的需求会增加，进而提高医疗费用。赵晶⑥利用中国健康与营养调查 2011 年的横截面数据，采用两部模型对门诊费用的影响

① 刘甜甜，靳双玉. 技术进步对医疗费用攀升的影响分析 [J]. 财经政法资讯，2009，25 (5)：42-46.

② JOCHMANN M，ROBERTO，LEÓN-GONZÁLEZR. Estimating the Demand for Health Care with Panel Data：A Semiparametric Bayesian Approach [J]. Journal of Health Economics，2004，13 (10)：1003-1014.

③ 刘晶. 农村居民医疗服务需求及影响因素研究 [D]. 南京：南京大学，2018.

④ 赵曼，吕国营. 社会医疗保险中的道德风险 [M]. 北京：中国劳动社会保障出版社，2007.

⑤ 国峰. 医疗保险中的道德风险 [M]. 上海：上海社会科学院出版社，2010.

⑥ 赵晶. 城乡居民基层卫生服务利用影响因素研究 [D]. 南京：南京大学，2018.

因素进行了实证分析，结果发现，居民慢性病情况和疾病严重程度均显著影响了基层门诊费用。Cawley 和 Meyerhoefer① 使用美国 2000—2010 年医疗费用小组调查数据，采用两阶段工具变量模型分析了体重指数变化对医疗费用的影响，发现成年肥胖使每个肥胖者年均医疗费用提高了 3508 美元，且糖尿病患者的医疗费用显著高于无糖尿病患者，并且医疗费用随体重指数的增加而增加。Zheng 等②研究发现，结直肠癌、乳腺癌和前列腺癌存活者的医疗费用显著高于无癌症病史的人。

闫萍③指出影响医疗费用的因素除了年龄、性别、婚姻状况、受教育程度、职业、人均收入水平、医疗保障制度、健康状况等宏观因素之外，还包括住院时间、住院天数、麻醉方式、检查项目、是否手术、治愈情况等微观因素。范冬冬④对肺炎患者住院费用影响因素分析发现，住院天数是影响住院费用的首要因素。

Dor⑤ 研究发现，医疗机构的距离和看病等待时间等都对医疗服务利用存在影响。常巍等⑥利用楚雄州 3659 户 15309 名农村居民的入户调查数据分析了医疗卫生资源可及性对家庭医疗费用支出的影响，结果发现，到最近医院所需时间和到最近医院距离是影响家庭医疗费用支出的主要因素。姜宏⑦研究发现，恩格尔系数、就诊次数、医院等级对居民自付门诊费用有着正向影响，

① CAWLEY J, MEYERHOEFER C, BIENER A, et al. Savings in Medical Expenditures Associated with Reductions in Body Mass Index Among US Adults with Obesity, by Diabetes Status [J]. Pharmaco Economics, 2015, 33（7）: 707-722.

② ZHENG Z Y, YABROFF K R, GUY G D J, et al. Annual Medical Expenditure and Productivity Loss Among Colorectal, Female Breast, and Prostate Cancer Survivors in the United States [J]. Journal of the National Cancer Institute, 2015, 108（5）: 321-323.

③ 闫萍. 中国老年人医疗费用负担问题研究 [M]. 北京: 首都师范大学出版社, 2013.

④ 范冬冬. 安徽省某三甲医院住院病人 10 年间疾病谱变化趋势及肺炎患者住院费用影响因素分析 [D]. 合肥: 安徽医科大学, 2013.

⑤ DOR A, GERTLER P, VAN DER GAAG J. Non-Price Rationing and the Choice of Medical Care Providers in Rural Cote d'Ivoire [J]. Journal of Health Economics, 1987, 6（4）: 291-304.

⑥ 常巍, 李晓梅, 孟琼, 等. 楚雄州农村居民卫生资源可及性与家庭医疗费用支出的关系 [J]. 昆明医科大学学报, 2017, 38（10）: 36-39.

⑦ 姜宏. 上海市居民卫生服务公平性变化和利用与费用负担的影响因素研究 [D]. 重庆: 第二军医大学, 2014.

性别和到最近医疗点的距离对门诊费用具有显著负向影响。Ozawa① 利用柬埔寨 480 户家庭的抽样数据，使用回归分析方法研究了医疗注射使用率对医疗费用的影响，研究发现，医疗注射使用率与医疗费用显著正相关。

（四）文献述评

梳理国内外文献可知，与医生人力资源配置对医疗费用影响相关的学术成果较多，在很多方面也达成了一定的共识，为本书提供了丰富的理论和实证资料来源。

首先，对于医生人力资源配置的相关研究。国内外学者对医生人力资源配置总体情况和非均衡情况（城乡之间、地区之间或机构之间的按人口、地理面积、经济水平等分布的公平性）进行了大量的理论和实证测算，实证测算方法包括比值法、基尼系数、洛伦茨曲线、泰尔指数、阿特金森指数、集中指数、变异系数、TOPSIS 法、集聚度等。我国医生人力资源配置总量不断增加，优质医生短缺以及医生人力资源尤其是优质医生配置不均衡现象存在也基本达成共识。其次，对医生人力资源配置与医疗费用关系的相关研究文献进行综述发现，国内外大量文献更多的还是集中在人口老龄化、经济增长、收入水平、医疗保险和医疗技术进步等视角，关于医生人力资源配置对医疗费用影响的直接研究较少，大多将其作为控制变量进行分析，因此，这也为我们研究医疗费用提供了一种新视角。然而我国医生人力资源配置是否显著影响医疗费用，这还需要通过实证研究来检验。最后，近年来，学术界对医生人力资源数量供给、优质医生配置、医生人力资源非均衡配置程度以及医疗费用上涨的情况高度关注，但对它们之间的关系研究甚少。虽然早期有少量文献将医生供给数量作为供方诱导需求的替代变量对医疗费用的影响进行了研究，但这些研究多为文字性定性分析和描述性统计分析，大多数仅限于一种直觉判断，缺乏较有说服力的理论与实证分析。同时，几乎没有文献研究医生人力资源质量或医生人力资源配置失衡对医疗费用的影响。此外，也几乎没有学者对医生人力资源配置总量、配置质量以及配置失衡影响医疗费用的路径进行详细分析。因此，这也为我们提供了一种研究思路，去探讨医

---

① OZAWA S, YEMEKE T T, TAWAH A F, et al. Out-of-Pocket Household Expenditures on Medical Injections in Cambodia [J]. Pharmaco Economics-Open, 2018, 12 (4)：415-421.

生人力资源配置对医疗费用的影响。

　　所以，本书将以医生人力资源配置为研究视角，从医生人力资源配置数量、配置质量以及配置失衡三个维度，构建医生人力资源配置影响医疗费用的理论分析框架，从理论上分析医生人力资源配置影响医疗费用的传导机制，然后利用统计数据实证检验医生人力资源配置对医疗费用的影响效应与作用机制。

三、研究思路、内容与方法

（一）研究思路

　　本书旨在综合运用社会保障学和卫生经济学等学科的基本理论与研究方法，利用《中国卫生和计划生育统计年鉴》《中国统计年鉴》《新中国六十年统计资料汇编》及各省统计年鉴等年鉴统计数据，以医生人力资源配置为研究视角，从医生人力资源配置数量、配置质量和配置失衡三个维度，开展医生人力资源配置对医疗费用影响效应和影响机理的研究。试图解答三个核心问题：首先是医生人力资源配置会通过怎样的传导机制去影响医疗费用？其理论机制是怎样的？其次是我国医生人力资源配置对医疗费用产生了怎样的影响效应？方向以及大小如何？最后是我国医生人力资源配置通过何种具体路径对医疗费用产生的影响？这属于问题导向型研究。

　　首先，从客观事实特征、文献综述出发梳理医生人力资源配置与医疗费用的关系，构建医生人力资源配置对医疗费用影响的理论分析框架，厘清医生人力资源配置对医疗费用的可能影响以及作用机制。其次，立足我国医生人力资源配置与医疗费用的历史与现状，利用公开统计数据，分别从医生人力资源配置数量、配置质量和配置失衡三个维度，实证检验医生人力资源配置对医疗费用的影响效应。再次，从医生人力资源配置数量、配置质量和配置失衡三个维度，进一步对医生人力资源配置影响医疗费用的作用机制进行实证检验。最后，进一步探讨我国医疗保险对医生人力资源配置影响医疗费用的调节作用，以求探析我国医疗保险对控制供方医疗费用所发挥的作用。然后再根据研究结论提出有针对性的政策建议。

　　本研究的技术路线图如下所示：

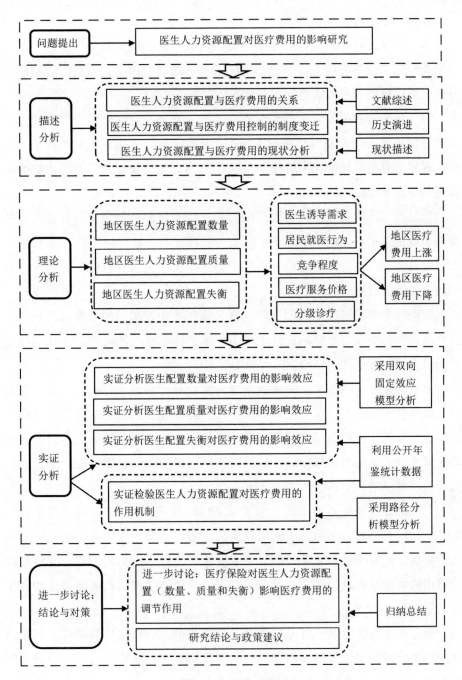

图 0-1 技术路线图

（二）研究内容

第一部分是导论。主要阐述了本书的研究背景和研究意义，综述了国内外相关研究文献并进行简要述评，提出了本书的研究思路、研究内容和研究方法，最后提出本书可能的创新点与不足之处。

第二部分是相关概念的界定与理论基础。首先，对医生人力资源配置和医疗费用的相关概念和内涵进行了阐述。其次，介绍了信息不对称理论、委托代理理论等相关理论，为后续开展医生人力资源配置对医疗费用影响的研究提供理论基础。

第三部分是构建医生人力资源配置对医疗费用影响的理论分析框架。根据相关理论基础，构建一个关于医生人力资源配置总量（包括数量和质量）、配置失衡影响医疗费用的理论分析框架，探寻医生人力资源配置影响医疗费用的可能传导机制。

第四部分是我国医生人力资源配置与医疗费用控制的制度变迁分析。主要介绍我国医生人力资源配置及医疗卫生服务体系在不同时期的变化，以及我国过去控制需求侧和供给侧医疗费用的制度演变。

第五部分是我国医生人力资源配置和医疗费用的现状分析。对我国各省份、城乡以及东、中、西部地区的医生人力资源配置数量、配置质量进行描述性统计分析，再对我国各省间、城乡之间、地区之间的医生人力资源非均衡配置进行了定量测算与分解，最后对我国医疗费用的总体情况和居民人均医疗费用情况进行了描述性统计分析。

第六部分是医生人力资源配置对医疗费用的影响效应分析。利用我国2005—2017 年省级面板数据，采用双向固定效应模型，分别从医生人力资源配置数量、配置质量和配置失衡三个维度实证检验了医生人力资源配置对医疗费用的影响效应以及地区差异，同时进行了稳健性检验和可能存在的内生性问题讨论。

第七部分为医生人力资源配置对医疗费用的影响作用机制检验。基于前文的理论分析框架，采用结构方程的路径分析模型，继续从医生人力资源配置数量、配置质量和配置失衡三个维度，实证检验了医生人力资源配置对医疗费用的影响机制。

第八部分是进一步讨论、研究结论与政策建议。基于医疗保险的控费手段，进一步讨论了医疗保险对医生人力资源配置影响医疗费用的调节作用，探寻医疗保险是否真正能有效降低医疗供方给医疗费用带来的促进作用。最后对本书的研究结论进行总结，并提出相关政策建议。

（三）研究方法

1. 文献调查法

本书通过查阅相关文献对国内外已有研究和相关理论进行梳理，同时对国内外相关政策文件进行搜集与分析，把握国内外医生人力资源配置对医疗费用影响的相关研究成果和最新研究动态，为本书奠定研究基础。

2. 定性分析与定量分析相结合的方法

定量分析和定性分析相结合是现代经济学分析的重要方法，本书充分运用了定性分析和定量分析相结合的方法。本书首先对医生人力资源配置的相关概念、内涵以及与本研究相关的理论等进行了定性分析，接着采取了归纳和演绎相结合的定性分析方法对我国医生人力资源配置和医疗费用的现状进行了描述，同时辅以大量的数据进行定量分析和测算。

3. 理论分析与实证分析相结合的方法

本书借鉴使用了卫生经济学、社会保障学以及博弈论等多个学科相关理论，构建了医生人力资源配置对医疗费用影响的理论分析框架，从理论上分析了医生人力资源配置对医疗费用可能产生的影响以及作用机理。然后利用年鉴公开统计数据，分别采用双向固定效应模型和结构方程路径分析模型，实证检验了医生人力资源配置对医疗费用的影响效应和影响机制（作用路径）。

4. 动态分析与静态分析相结合的方法

本书在对我国医生人力资源配置现状以及医疗费用情况进行分析时，采用的是动态与静态分析相结合的方法，既有对同一时期医生人力资源配置和医疗费用情况的静态分析，也有对不同时期历史演进的动态分析。

5. 比较研究法

本书对我国医生人力资源配置进行了横向比较和纵向比较。通过横向比较了解我国城乡之间、地区之间以及各省份之间的医生人力资源配置差距，同时通过纵向比较把握我国医生人力资源随时间推移的动态发展趋势。

四、创新与不足

（一）创新之处

1. 研究视角有所创新

本书以医生人力资源配置为研究视角，探讨了其对医疗费用的影响，在一定程度上丰富了已有研究，为医疗费用问题的研究拓展了研究视角，也为医疗费用控制开辟了新思路。

2. 研究内容有所创新

本书从医生人力资源配置数量、配置质量以及配置失衡三个维度，通过理论分析和实证检验相结合的方式，研究了医生人力资源配置对医疗费用的影响机理和影响效应。还进一步分析了医疗保险对医生人力资源配置给医疗费用带来的作用产生的影响，检验了我国医疗保险对供方医疗费用控制的效果。这些在以往的研究中鲜有涉及，为我国从供方视角探索医疗费用控制提供了理论借鉴。

（二）不足之处

1. 研究层面有待拓展

一是由于数据的可获得性受限，因此本书仅从宏观层面，利用年鉴公开统计数据实证检验了医生人力资源配置对医疗费用的影响效应和作用机制，缺乏微观层面或个案层面的深入研究。

二是本书的研究仅考虑了省级层面，未来如有数据支撑，可以开展对市级层面或县级层面的深入研究。

2. 研究内容有待深入

一是由于各省内部的地级市或县级市的医生人力资源配置数据无法完整获得，因此本书在研究医生人力资源配置失衡对医疗费用的影响时，仅以城乡为例进行了实证分析，缺乏地区之间医生配置失衡对医疗费用影响的实证研究。

二是医生人力资源配置对医疗费用的影响中，由于数据受限，实证研究未对医生供给对医疗费用抬高作用的合理或不合理部分进行区分，即未能分清哪些医疗费用是合理上涨，哪些医疗费用是不合理上涨。这是本书的难点部分，也是未来有待深入研究的部分。

第一章

概念界定与理论基础

第一节 概念界定

一、医生人力资源与医生人力资源配置

（一）医生人力资源

根据世界卫生组织划分，医疗卫生资源主要由卫生人力、卫生机构、卫生设备、物资供应以及卫生知识组成。从功能上分，医疗卫生资源分为包括医疗服务机构、医院床位、医生数量、大型医疗设备等在内的医疗资源和包括疾病控制、妇幼保健部门的设备、人力以及卫生教育等在内的公共卫生资源，这种划分方法将医疗资源和公共卫生资源区分开来。1997年《中共中央、国务院关于卫生改革与发展的决定》和1999年《国家发展计划委员会、财政部、卫生部关于开展区域卫生规划工作的指导意见》中提到，医疗卫生资源的要素包括医疗卫生机构、床位、人员、设备和经费，但并未对医疗卫生资源的概念作明确界定。

胡善联[1]、程晓明[2]、韩莉[3]等人对医疗卫生资源都作了明确的界定，认为医疗卫生资源从广义上讲，是人类开展医疗保健活动所使用的社会资源，

---

① 胡善联. 卫生经济学［M］. 上海：复旦大学出版社，2003.

② 程晓明. 卫生经济学［M］. 北京：人民卫生出版社，2007.

③ 韩莉. 我国医疗卫生资源配置研究［M］. 北京：中国社会科学出版社，2011.

从狭义上讲，是指社会在提供医疗卫生服务的过程中占用或消耗的各种生产要素的总称。医疗卫生资源包括人力资源、物力资源、财力资源、技术资源和信息资源。其中，医疗卫生人力资源是指在一定时间和一定区域范围内存在于医疗卫生行业内部的具有一定专业技能的各类医疗卫生工作者（劳动者）数量和质量的总和，包括医生、护士、卫技人员的数量和学历、职称构成等①。

世界卫生组织在 2006 年世界卫生报告（*Working together for health*）中对全球医疗卫生人力资源定义作了界定，认为医疗卫生人力资源是在全球范围内从事保护和提高人民群众健康的医疗卫生工作者的总和。医疗卫生人力资源体现了医疗卫生领域劳动者的智力、知识、经验、技能和体质等。作为医疗卫生资源的重要组成部门，医疗卫生人力资源是医疗卫生资源的第一要素，在医疗卫生事业发展和医疗卫生服务的提供过程中具有非常重要的作用。

医生人力资源是医疗卫生机构各种医疗活动的主体，是医疗资源的核心部分。科学合理地配置医生人力资源队伍既是满足医疗卫生机构自身可持续发展需求的重要工作，也是深化医改背景下的必然要求，对我国卫生事业发展、提高全民医疗服务水平起着关键作用。一名合格的医生，必须经过教育、培训等各方面投资后才能拥有特定知识技能。医生的学习年限较长，各国对医生职业的准入门槛也做了相应设定，比如美国只有获得研究生学历者才可以做医生，日本的医学生需要接受为时 6 年的本科教育，并且毕业后还要继续接受培训，才能成为一名全科医生。根据《中华人民共和国执业医师法》，我国的医生（包括执业医师和助理医师）也必须注册取得执业证书，否则不得从事医师执业活动。

医生人力资源作为最重要的医疗资源，均衡配置医疗资源首先应该均衡配置医生人力资源②。为保证相同病情的患者能获得同样及时以及同质的医疗服务，医生人力资源配置不仅要考虑地理因素，还需与人口分布相一致，并

---

① 程晓明. 卫生经济学 [M]. 北京：人民卫生出版社，2012.
② 吕国营. 罗默法则的政策指向性 [J]. 财政研究，2009（3）：22-24.

且不同区域之间医生人力资源的质量也应该保持一致。① 因此，本书所研究的医生人力资源，是指在一定时间和一定区域范围内，存在于医疗行业内部的，从事医疗活动主体工作并按照《中华人民共和国执业医师法》规定取得了医师执业资格证的医生，包括执业医师和执业助理医师，是医疗资源的核心部分。医生人力资源数量主要指总量和基于人口密度的人均量，质量则主要指医生的学历、经验和职称等情况。

（二）医生人力资源配置

医生人力资源是医疗机构为人们提供医疗服务的基础，是开展医疗服务活动的基本要素。也就是说，没有医生人力资源配置，就无法生产出医疗服务，从而人们也无法获得所需医疗服务。但是，这也并不意味所有的医生人力资源都能生产出人们所需的或优质的医疗服务，只有对医生人力资源进行合理、均衡的配置，才能为公众提供所需的以及优质的医疗服务。医生人力资源均衡配置对于实现居民健康公平，解决"看病难""看病贵"问题具有重要作用。

医生人力资源配置是指医生人力资源在医疗行业之间或不同部门之间分配及流动，包括"初配置"和"再配置"，即医生人力资源的增量分配和存量调整②。医生人力资源配置不仅包括对医疗卫生部门或单位进行医生人力资源增量分配，还要对已配置的医生人力资源进行转移和重新配置以提高其效率或效益③。胡善联④指出医生人力资源配置是一个国家或政府将医生人力资源公平且高效地分配到不同的医疗领域、不同区域、不同部门或不同项目以及不同人群中去。医生人力资源配置不是对医生进行简单的分配，需考虑医生总量和质量是否满足人民群众的医疗服务需要、配置结构是否合理。张楠等⑤、罗鸣令⑥、

---

① 胡宏伟. 教育水平、医疗保险与健康风险：为什么医改的目标应是健康保障［J］. 山西财经大学学报，2011，33（8）：1-10.
② 王凤. 卫生资源配置理论研究［J］. 中国卫生经济，1990（10）：4-6.
③ 王凤. 卫生资源配置理论研究［J］. 中国卫生经济，1990（10）：4-6.
④ 胡善联. 卫生经济学［M］. 上海：复旦大学出版社，2003.
⑤ 张楠，孙晓杰，李成，等. 基于泰尔指数的我国卫生资源配置公平性分析［J］. 中国卫生事业管理，2014，31（2）：88-91.
⑥ 罗鸣令，储德银. 基本公共医疗卫生服务均等化的约束条件与公共财政支出［J］. 当代经济管理，2009，31（8）：44-48.

孟庆平①、王波②等人认为医生人力资源均衡配置就是在不损失效率的前提下，尽可能让所有人都能机会均等地获得所需质量均等的医生人力资源或医疗服务，不会因为他们的性别、年龄、民族、社会地位、收入状态、所处的地域或户籍不同而发生改变等。代英姿③从福利经济学的角度阐述了医生人力资源配置的理想状态，认为医生人力资源均衡配置应该是要保证社会上每一个成员无论支付能力如何，所处时间地点如何，都能平等地获得所需医疗卫生服务。

郭赞、金兆怀④认为医生人力资源均衡配置就是无论是省、市级、基层、社区还是乡镇医疗卫生机构，都应具有同等重要的地位以及均等的机会获得相应的医生人力资源，有关部门应该按照他们各自具备的服务功能、承担的职责以及供给能力为他们配置相应的医生人力资源，充分发挥他们各自的优势，实现资源之间的自由、快捷流动，提高医生人力资源配置效率，不能过分重视城市、发达地区的或大型医疗卫生机构而忽视农村、欠发达的或中小型的医疗卫生机构。程晓明⑤对此作了比较全面的界定，指出医生人力资源配置的目的是最大限度地满足消费者的需要，是在一定时空范围内，区域内全部医生人力资源在总量、结构与分布上，与居民的健康需要和医疗服务需求相适应。医生人力资源均衡配置包含两层含义：第一，是区域医生人力资源总供给与总需求达到一定限度的动态平衡；第二，达到以最少的投入，获得最好的医疗服务产出和最高的健康收益的状态。

基于此，本书认为，医生人力资源配置是指医生人力资源在各医疗卫生行业或部门之间的分配与流动，包括增量配置和存量配置两条基本路径。医生人力资源增量配置是指对新投入的医生人力资源在医疗卫生部门或单位间

① 孟庆平，汪崇金. 实现医疗资源配置均等化之财政政策探讨 [J]. 现代财经（天津财经大学学报），2011, 31 (5): 25-28, 86.
② 王波，杨林. 共享发展理念下医疗卫生资源有效供给：基于城乡比较 [J]. 东岳论丛，2017, 38 (9): 158-166.
③ 代英姿. 城市医疗资源的配置：非均衡与校正 [J]. 城市发展研究，2010, 17 (9): 108-112.
④ 郭赞，金兆怀. 统筹城乡卫生资源的路径探析 [J]. 经济问题探索，2011 (9): 78-82.
⑤ 程晓明. 卫生经济学 [M]. 北京：人民卫生出版社，2013.

进行分配，比如当年计划引进多少医生，引进什么学历和职称的医生等。医生人力资源存量配置是指对医生人力资源的存量进行调整、重新分配，通过优化城乡之间、地区之间或者层级之间的医生人力资源配置结构，从而达到医生人力资源均衡配置的目的。一般情况下，应先考虑存量调整，再考虑增量配置。因此，医生人力资源均衡配置即为通过医生人力资源的增量配置与存量调整，使区域内全部医生人力资源在总量、质量、结构与分布上，与居民的健康需要和医疗服务需求达到相适应的组合状态。为此，本书所研究的医生人力资源配置对医疗费用的影响，更多的是研究我国医生人力资源配置的结果对医疗费用的影响。

二、医疗费用

开展医疗费用的相关研究，是卫生经济学研究的核心问题，它可以为制定科学的医疗卫生发展规划与政策提供信息和依据，促使医疗卫生决策者筹集、配置和利用好卫生经费，使稀缺的医疗卫生资源产生最大的效率和效果。人们通常用卫生总费用来描述一个国家或一个地区宏观层面的医疗费用支出情况，而人均医疗费用或个人疾病经济负担则通常被用来衡量微观层面的个人医疗费用支出情况。

（一）宏观层面的医疗费用（卫生总费用）

通常情况下，人们会用卫生总费用来说明一个国家或一个地区宏观层面的医疗费用情况。卫生总费用是全社会为开展医疗卫生服务活动所筹集的货币总额，它反映了在一定经济条件下，政府、社会和居民个人对医疗卫生的重视程度和费用负担水平。关于卫生总费用的定义，国际上有不同看法，分为广义和狭义两大类。对于广义的卫生总费用，有人主张一切为促进健康的活动所筹集和消耗的资源都应该视为卫生总费用，不仅包括对健康有直接影响的医疗卫生服务活动费用，而且还包括与健康有关的其他活动费用。而狭义的卫生总费用，其核算范围应该以医疗卫生服务活动为中心，凡是直接为医疗卫生服务和与医疗卫生服务相关的其他服务活动提供的资金才能视作卫生总费用。

我国在卫生总费用包含两层意思：一是卫生总费用的经济界定，是指在医疗卫生服务过程中消耗掉的、而不是实际占用的经济资源，如医院的库存资金、药品、材料等。不能把医疗卫生服务占用的经济资源同医疗卫生服务消耗的经济资源混为一谈，卫生总费用只是医疗卫生资源的一部分，这是卫生费用的经济界限。二是卫生总费用医学界定，是指在为人们提供医疗卫生服务过程中消耗掉的经济资源。这种资源消耗，必须通过医疗卫生机构或医务人员开展的医疗卫生服务实现，没有经过医疗卫生服务活动消耗的资源，不能计入卫生总费用，如救济与食品项目等①。

我国卫生总费用的筹资来源主要包括政府卫生支出、社会卫生支出和个人卫生支出。政府卫生支出是指各级政府用于医疗卫生服务、医疗保障补助、卫生和医疗保障行政管理、人口与计划生育事务性支出等各项事业的经费。社会卫生支出是指政府支出外的社会各界对卫生事业的资金投入，包括社会医疗保障支出、商业健康保险费、社会办医支出、社会捐赠援助以及行政事业性收费收入等。个人卫生支出是指城乡居民在接受各类医疗卫生服务时的现金支付，包括享受各类医疗保险制度时居民就医自负费用，分为城镇居民、农村居民个人现金卫生支出，反映城乡居民医疗卫生费用的负担程度。政府卫生支出占卫生总费用的比重反映了政府各部门对医疗卫生工作的重视程度和投入力度，体现了政府在医疗卫生领域中的重要作用。社会卫生支出占卫生总费用比重则是衡量社会各界对医疗卫生服务贡献程度的重要指标，反映多渠道筹集卫生资金的作用程度。个人卫生支出占卫生总费用比重是衡量城乡居民个人对医疗卫生服务费用负担程度的评价指标，各地区不同人群对医疗保健费用的自付率反映了不同地区不同人群享受医疗卫生服务的公平程度②。

在医疗费用的宏观层面指标中，还经常使用人均卫生费用、卫生总费用占 GDP 比重、卫生总费用增长率等。其中，人均卫生费用消除了人口因素对卫生总费用的影响，一般用当年价格和可比价格两项指标来表示；卫生总费用占 GDP 比重，通常用来反映一个国家在一定时期内对医疗卫生事业的重视程度与资金投入力度；卫生总费用增长率则通常用来衡量一个国家或地区卫

---

① 周绿林．卫生经济及政策分析 [M]．南京：东南大学出版社，2004：97．
② 资料来源：2018 年中国卫生健康统计年鉴。

生总费用的增减变化趋势以及发展程度。

（二）微观层面的医疗费用（个人疾病经济负担）

疾病、伤残以及死亡都会给社会和个人带来巨大的经济负担。1993年，世界银行发展报告中首次提出全球疾病负担（简称GDB）的概念，把疾病的负担研究范围从社区扩大到全球，研究世界各国的疾病负担，并进行比较性研究，用于帮助发展中国家和中等收入国家确定控制疾病的优先重点项目及基本服务。此后，疾病经济负担成了卫生经济学研究领域的一个热门课题，疾病经济负担也被用来衡量微观或个人层面的医疗费用情况。

疾病经济负担是指由于治疗疾病、伤残（失能）或死亡给患者或家庭带来的经济损失。疾病经济负担包括直接经济负担、间接经济负担和无形经济负担。直接疾病经济负担是指家庭和社会在防治疾病过程中直接消耗的各种经济资源，不仅包括与疾病防治直接有关的医疗费用，如医药费、门诊费、检查治疗费、住院费、预防费用等，还包括患者和陪护人的交通费、营养费、住宿费以及康复保健用品等一些非处方开支。间接疾病经济负担是指因病、伤残、死亡给社会间接带来的经济损失，比如因病、伤残损失的工作时间，陪护人员和亲友损失的工作时间，因病、伤残降低了工作能力而引起的经济损失，过早死亡损失的工作时间等。无形疾病经济负担则是指因疾病、伤残、过早死亡给单位、家庭、亲友造成的心理上、精神上、生活上等各方面的压力和负担，使生活质量下降，工作效率降低而带来的经济损失，很难计量且无法用货币来表示。

由于间接疾病经济负担和无形疾病经济负担无法准确测量，因此，在实际应用当中，大多数学者用直接疾病经济负担作为微观个人层面医疗费用的衡量指标。个人直接疾病经济负担的数据来源主要包括两类：一是从医疗卫生机构收集的医疗保健现金消费支出（简称医疗保健支出）或人均医疗保健现金消费支出；二是通过抽样调查获得的人均医疗费用，包括住院费用、门诊费用、总医疗费用、个人自付费用等。

本书研究医生人力资源配置对医疗费用的影响时，主要研究医生人力资源配置对微观个人层面医疗费用的影响，即主要研究医生人力资源配置对居民人均医疗费用的影响。因此，医疗费用也使用微观层面的人均医疗费用指标，主要使用从医疗卫生机构收集的居民人均医疗保健现金消费支出进行实际应用。

第二节 理论基础

一、信息不对称理论

信息不对称（asymmetric information）① 的概念首先是由诺贝尔奖获得者乔治·阿克尔洛夫（George Akerlof）在 1970 年他的一篇经典论文《柠檬市场：质量不确定性和市场机制》中对旧车市场分析时引入的，由此，信息不对称问题开始备受关注。在阿克洛夫的文章中，他认为旧车市场上，买卖双方对旧车质量的掌握程度是不对称的，即卖家知道自家车子的准确质量，而潜在购买者却无法确定每一台旧车的准确质量，只对所有旧车的质量分布有一个大概的了解，因此这些潜在购买者会按照旧车的平均质量定价，这时会导致那些真实价值高出这个市场价格的高质量旧车所有者倾向于退出市场，剩下一些实际价值低于这个市场价格的低质量旧车留在市场交易，形成了一个高质量车辆被低质量车辆驱逐出市场的现象。由此得到柠檬法则，即劣质品驱逐优质品，直至交易量为零，市场消失。

阿克洛夫对旧车市场信息不对称的研究看似与医疗卫生服务没有关系，但他的这个经典研究为研究医疗卫生服务市场中的知识比如逆向选择和道德风险等问题提供了许多理论借鉴，因为医疗服务市场由于医疗服务产品的异质性、不可逆性、强专业性等存在着信息不对称问题，甚至医疗服务市场的信息不对称问题表现更为突出和严重。早在 1963 年，美国经济学家、诺贝尔经济学奖得主 Kenneth J. Arrow 指出，患者在购买医疗服务的时候存在着风险性和不确定性，是因为患者在医疗市场中极度缺乏信息，医患之间存在严重

---

① 非对称信息是相对于对称信息而言的，是指交易双方各自拥有他人不知道的与交易有关的私人信息。信息不对称则是指经济主体之间因为掌握的信息量不同而导致信息的不对称性和不均衡性。一般来说，在交易过程中，如果一方拥有另一方所不知道的某些信息，我们就说，存在着信息不对称问题。

的信息不对称情况①。

通常情况下，与医生相比，患者对医生的状况、可能的治疗方法、预期的诊疗结果以及其他医生的收费价格等情况的了解是不充分的，因而，信息不对称可能会引发医疗服务市场的道德风险问题。比如，医生比患者要更加了解治疗方案的疗效和不良反应，医生可能会隐瞒不良后果或夸大疗效，患者会听从医生建议进而高估自己的边际收益，这时，信息不对称可能会导致医疗服务价格上涨和实际消费量增大，进而导致医疗费用上涨。如图 1-1 所示，当患者对医生的所有信息了解充分时，即医生与患者信息对称时，医疗服务价格为 P_1，医疗服务消费数量为 Q_1，$OP_1E_1Q_1$ 的面积即为医患之间信息对称时的医疗费用；当医生与患者之间信息不对称时，可能会引起医疗服务价格和医疗服务消费数量分别提高到 P_2 和 Q_2，这时的医疗费用上涨到了 $OP_2E_2Q_2$ 的面积。

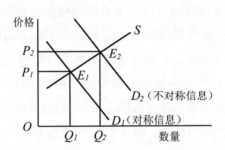

图 1-1 信息不对称时的医疗服务价格与数量变化

除了医疗服务市场，阿克洛夫关于旧车市场信息不对称的研究也是医疗保险问题的一个映射，可以借助这个案例研究医疗保险市场的柠檬法则。信息不对称也经常出现在医疗保险市场，因为潜在的被保险人掌握他们下一期医疗费用支出的信息比保险公司多，因此，信息不对称可能会引发医疗保险市场的逆向选择问题。比如，医疗风险中的不确定性，使得保险公司拒绝向愿意参保的高健康风险人群承保。由于一个潜在被保险人精准地了解他（她）的未来医疗费用支出，但保险公司却只知道所有被保险人医疗费用支出的整

---

① ARROW K J. Uncertainty and the Welfare Economics of Medical Care［J］. The American Economic Review, 1963, 53（5）: 941-973.

体分布，因此，保险公司会根据被保险人的平均医疗费用支出情况设定保险费水平。这时，那些自认健康状况良好、患病的概率低的潜在参保人，因为需要缴纳的保费与其健康状况相比过高或超出其预期医疗费用，进而购买保费较低的险种甚至直接放弃参保而选择自我保险。剩下的那些愿意购买医疗保险的人，则大多是预期医疗费用支出高于保险费的、具有重大患病风险或身体健康状况欠佳的人，而不是那些保险机构想要的、健康状况较好的人。因此，这又形成了医疗保险市场健康高风险者倾向于驱逐健康低风险者，进而使一个本来可以对某些健康风险进行保险的有效能的医疗保险市场消失。逆向选择问题已经在补充医疗保险市场和个人医疗保险市场被证实①。Cardon和Hendel②的研究发现，有医疗保险的单身雇员比没有医疗保险的单身雇员要多花掉50%的医疗费用，这一差距很大程度上是由于逆向选择的存在所致。

信息不对称问题，在所有物品与劳务市场中都或多或少地存在，只是程度各有不同。在医疗服务领域，信息不对称问题似乎格外引人注目，也确实给医疗卫生资源配置和医疗费用控制造成了许多困难。Stiglitz③将医疗市场与一般商品市场进行比较后认为，医疗服务市场存在信息高度不对称，从而可能导致医疗市场失灵，当市场机制不能发挥作用时，可能会产生"非市场"机制（比如医疗服务市场会出现非价格竞争），政府必须介入管理和监督。

从信息不对称产生的时间看，发生在交易之前的信息不对称又称为"事前不对称"，一般是逆向选择；发生在交易之后的信息不对称称为"事后不对称"，一般为道德风险。从信息不对称的内容来看，信息不对称可能是指某些

① WOLFE J R, GODDEERIS J H. Adverse Selection, Moral Hazard, and Wealth Effects in the Medigap Insurance Market [J]. Journal of Health Economics, 1991, 10 (4): 433 - 459; BROWNE M J, DOERPINGHAUS H I. Information Asymmetries and Adverse Selection in the Market for Individual Medical Expense Insurance [J]. Journal of Risk and Insurance, 1993, 60 (2): 300-312.

② CARDON J H, HENDEL I. Asymmetric Information in Health Insurance: Evidence from the National Medical Expenditure Survey [J]. RAND Journal of Economics, 2001, 32 (3): 408-427.

③ ROTHSCHILD M, STIGLITZ J E. Equilibrium in Competitive Insurance Markets: An Essay on the Economics of Imperfect Information [J]. Quarterly Journal of Economics, 1978: 257, 259-280.

参与人行动的不对称，又称为"隐藏行动"；也可能是某些参与者知识的不对称，又称为"隐藏信息"。

隐藏信息会导致逆向选择，即在达成交易前，由于交易双方有意隐瞒有关风险的信息以取得与所承担风险不相称的收益，拥有信息优势的一方会诱导另一方签订对后者不利的合同。医疗服务市场的逆向选择主要表现为：医生的服务质量良莠不齐，但患者可能缺乏有关医生的质量信息，只能根据经验，按照平均质量确定自己的支付意愿，这时，高质量的医疗服务由于成本高，得不偿失，自愿退出市场，剩下来的则都是低质量的医疗服务。患者经过一段时间的实践和理性判断，就会发现这一点，从而进一步降低自己对整个医疗市场平均服务质量的判断，并降低自己的支付意愿或减少医疗消费。如此实践或推理，最终导致了医疗市场只会提供质量最差的服务。但实际情况也不会那么差。在医疗市场，医生会主动发信号（信号传递），将自己和别人区分，证明自己的价值，比如医生会通过读不同医学院校不同级别的文凭、在不同医院当实习医生的经历、加盟不同的医院，向患者发出不同医疗服务质量的信号。

隐藏行动可能会导致道德风险。医疗市场的道德风险主要体现为医生道德风险和患者道德风险。在医患双方关系中，医生具有双重身份，医生既是医疗服务的提供者，又是患者的代理人，患者先选择医生，再由医生代替患者选择治疗方案，因此，患者的医疗消费是通过医生实现的，其医疗服务消费的质量和数量最终由医生决定。所以，在信息不对称的条件下，医疗领域的医生道德风险问题较为突出。医生道德风险表现为：作为医疗服务的提供者，医生（代理人）利用其拥有的信息优势，做出有利于其自身利益的行为，医生会为患者提供数量大、质量高、价格昂贵的医疗服务或增加患者医疗消费量以增加其收入，采用先进设备进行检查以降低医疗风险，从而出现"开大处方、过度检查"等现象。患者的道德风险则主要表现为：参保人购买了医疗保险以后，意味着医疗服务的价格大大降低，参保人获得医疗服务和药品的边际成本因为投保了医疗保险而大大降低，在免费（或减费）的医疗条件下，投保人会因缺乏自我约束动力而去消费更多的医疗服务和药品资源，形成对医疗消费（包括就诊、治疗、住院等医疗服务消费和由此引发的药品、仪器检查等派生性消费）的过度需求，比如公费医疗者无病、小病跑医院，小病住医院，小病、重病长住院，最终导致医疗费用快速攀升。

二、委托代理理论

委托代理理论起源于 20 世纪 30 年代的"伯利·米恩斯命题"①。美国经济学家伯利（Berle）和米恩斯（Means）在研究企业所有权和经营权分离的命题时，提出了委托代理理论。只要一方自愿委托另一方从事某种行为并签订合同，即形成委托代理关系，其中，委托人是授权人，代理人则是获得授权者。

在医疗服务市场，医生与患者之间也存在委托代理关系。只要患者将诊疗决策权委托给医生时，就形成了一种委托代理关系。在医生与患者的关系中，患者作为委托人，将治疗决策权委托给医生，因此医生既是代理人，也成为了医疗服务提供者。患者之所以会委托医生作诊疗决策，是因为患者对大多数合理的诊疗决策不完全知情，要解决这种缺陷最好的办法就是找一个知情的代理人帮其作决策。因此，医生要成为一名理想的代理人，其所作的诊疗决策应该是与拥有完全信息时的患者为自己作出的决策相同，一旦发生任何冲突，理想的代理人医生应更多的是考虑患者的利益而非自己的。但这在现实中很难实现，当医生与患者利益产生分歧时，很难确保医生的行为会符合患者的最大利益，甚至很难通过制度安排或契约来消除这种利益冲突。

Dranove 和 White② 提出，有没有这样一种契约，能让医生从治愈患者疾病当中获得利益或补偿？这将会使医生（代理人）和患者（委托人）双方的利益共同实现。然而，德兰诺夫和怀特研究发现，医患之间信息不对称使得这种契约不会存在。为了减少付费，患者总是有掩饰其身体改善程度的经济动机；同时，医生为了提高收费，也有夸大患者健康程度改善的动机。因此，

①　伯利·米恩斯因为洞悉企业所有者兼具经营者的做法存在极大的弊端，于是在 1932 年《现代企业与私人财产》一书中提出了所有权与经营权分离的命题，提出了委托代理理论，并倡导所有权和经营权分离，企业所有者保留剩余索取权，而将经营权让渡。伯利·米恩斯命题成了委托代理关系的理论背景，并成了现代公司治理的逻辑起点。

②　DRANOVE D, WHITE W D. Agency and the Organization of Health Care Delivery [J]. Inquiry, 1987, 24 (4)：405–415.

在患者健康状况改善的过程中，信息不对称问题阻碍了医生的收费，因而难以达到医生和患者利益的共同实现。

委托—代理关系模型可以用数学模型来刻画。委托代理关系模型包含三个基本变量：一是代理人的产出，即代理人为委托人服务时所产生的贡献，用 Y 表示；二是代理人在服务过程中所选择的行动，用 A 表示；三是代理人在服务过程中，代理人与委托人都无法控制的外部影响因素，即不以人的主观意志为转移的客观性事件，用 N 表示。假设代理人的生产函数为：

$$Y = A + N \tag{1-1}$$

其中，N 服从正态分布，其数学期望值 $E(N) = 0$，方差为 σ^2。σ^2 的值越大，说明客观因素对代理人服务过程的影响就越大。假设代理人的薪资报酬是其行动的线性函数，表示为：

$$W(Y) = S + BY \tag{1-2}$$

上式中，S 代表代理人的固定工资，B 表示代理人所获得的浮动工资率。代理人在签订合同后，会选择行动且付出努力以获得相应的薪资报酬，但其付出的努力是有成本的，即代理人的成本，记为 $C = C(A)$。这个成本函数是绝对递增的，即代理人付出的努力越多，代理成本就越大。因此，代理人的实际收益函数为：

$$U_1 = W - C(A) \tag{1-3}$$

在代理人付出努力的同时，委托人得到的收益为代理人的产出 Y，但委托人同时需要支付代理相应的薪资报酬 W，即 W 为委托人为获得收益 Y 而支付的成本，因此，委托人的收益函数为：

$$U_2 = Y - W \tag{1-4}$$

假设委托人是风险中性的，他对待风险的态度是既不喜欢也不厌恶，即 $E(U(X)) = U(E(X))$，其中 X 代表随机的收入变量，U 代表效用函数。对于风险中性的委托人来说，他追求自身期望收益的最大化，委托人的期望收益为：

$$E(U_2) = E(Y - W) = E(Y) - E(W) \tag{1-5}$$

同样假定代理人也是风险中性的。如果代理人不努力或者偷懒，那么 $A = 0$，那么 $C(0) = 0$，从而代理人的产出 $E(Y) = E(A + N) = E(0 + N) =$

E $(N) = 0$。根据代理人的收益函数式 (1-3)，代理人的期望收益为：

$$E (U_1) = E (W - C (A)) = E (W) - E (C (A)) \qquad (1-6)$$

在上式中，C 的值由 A 决定，代理人付出多大的努力就会产生多大的成本，对于代理人的行动而言，这个成本是确定的，其期望值即为成本 $C (A)$ 本身。但是薪资报酬是由 $Y (Y=A+N)$ 确定的，其中 N 是不确定的外部因素。

因此，在委托代理模型中，代理人追求的是付出最少的努力获得最大的薪资报酬，而委托人追求的是自身利益最大化。代理人如何采取行动以保证自身利益最大化的同时，委托人能获得最大利润，以及委托人采取哪些策略以激励代理人选择对委托人最为有利的行动，是委托代理理论主要研究的问题①。

在医疗服务市场，由于医患之间存在信息不对称，医生作为代理人，为了追求付出最少的努力获得最大的薪资报酬，从而在与患者形成委托代理关系后，医生可能会通过隐藏信息或隐藏行动以实现其自身效用最大化，但同时也会损害委托人的效用，即产生道德风险行为。比如，医生为了付出最少的努力获得最大的薪资报酬，医生会减少接收诊疗人次，而通过诱导每位患者医疗需求（如大开处方、过度检查等）提高医疗费用来实现其收益。同时，医生也可能会利用自己的信息优势做出有利于自己而不利于患者的逆向选择行为。比如，低水平医生知道自己的医疗水平，而患者不知情并且以较高的费用追求高水平医疗服务时，低水平医生会利用信息不对称与患者达成委托代理关系，最后低水平医生为患者提供了低于付费价值的医疗服务，实现以较少的努力获得较大的薪资报酬的目标。

Dranove 和 White（1987）进一步应用委托代理理论解释了医疗服务提供者的其他特征时指出，医生与患者如果建立长期关系（或长期合同），则可以不断地为患者提供信息，这些信息可以防止医生背离作为代理人的责任，同时还会鼓励医生在无法提供某项医疗服务时将患者转诊到其他医疗服务提供者，使医生做出有利于患者的行为，使患者可以长期信赖此医生。舍曼·富兰德（Sherman Folland）等在德兰诺夫和怀特的论证外进一步指出，医生与

---

① 陈建斌，郭彦丽. 信息经济学 [M]. 北京：清华大学出版社，2010：78-84.

患者的持续性关系（长期关系）可以降低患者向医生传递其病史、现状和偏好的成本。如果医生与患者的关系转为短期契约关系，医生将很可能会背离代理人的责任，通过其他方法获得利益，这将破坏医生与患者长期合同关系的优势。

第二章

医生人力资源配置与医疗费用：理论分析

　　无论是医生人力资源配置数量的增加、质量的提升（优质医生增多），还是医生人力资源配置的失衡，可能都不是直接作用于医疗费用，而是通过影响其他因素进而对医疗费用产生影响。医生人力资源配置数量增加、配置质量提高或配置失衡究竟会对医疗费用产生怎样的影响？可能会通过哪些中介路径产生影响？为此，本章通过构建医生人力资源配置影响医疗费用的理论分析框架，从配置数量、配置质量、配置失衡三个维度，从理论上分析其对医疗费用的影响机制，探讨医生人力资源配置会通过何种传导机制对医疗费用产生影响。需要说明的是，本章通过分析医生人力资源配置对微观个体行为的影响，再由微观个体行为的变化进而影响到宏观层面医疗费用的变化，是一个从宏观层面到微观层面再到宏观层面的分析过程。

第一节　医生人力资源配置总量影响医疗费用的机制分析

一、医生诱导需求的传导机制

（一）医生配置数量增加—医生诱导需求—医疗费用

　　传统经济学理论认为，供给增加会导致价格下降。因此，根据传统经济学理论，当其他条件不变时，在医疗服务市场中，医疗服务的供给增加将会导致服务价格下降，医生收费减少从而会降低医疗费用。然而，许多经验研究发现，如果某一个地区的医生数量增长，那么无论是居民的医疗需求量，还是医疗服务价格，都将随之上涨。这种发现显然与传统经济学的理论观点相悖。

而后，国外学者在长期经验观察的基础上总结出了一条规律：医疗供给创造医疗需求，也称供给诱导需求①。这条规律被称为是"医疗领域的萨伊定律"（Say's Law），长期以来一直为医学界所接受。医生诱导需求最早可以追溯到罗默和谢恩等人的研究②（Roemer，1961），他们发现，医院床位的增加会增加患者住院天数，床位供给增加导致床位利用率提高，即增加一张病床就得有人住，这种现象被称为"罗默效应"。许多经济学家对这个经验规律进行推广，发现医生数量增加或医疗设备增加，也会创造医疗需求。在20世纪70年代，美国斯坦福大学 Tuchs 教授和加拿大 Evans 教授首先提出了诱导需求理论。诱导需求理论认为，医疗服务市场因为存在需求被动和供方垄断的特殊性，医生能左右患者选择，对医疗服务利用量具有决定性作用。因此，在患者缺乏医学知识和医生追求自身利益的情况下，医生这一代理人兼服务提供者，会创造额外的医疗需求，即供方诱导需求。

也就是说，当一个地区医生数量增加时，医生不会愿意看到医疗服务供给增加导致医疗服务价格下降进而使其收入减少，为了维护自身利益，医生会利用其拥有的信息优势诱导患者增加医疗需求，通过增加患者的医疗需求阻止医疗服务价格的下降，甚至还会抬高医疗服务价格。因此出现某一地区医生数量增加，医疗服务数量也随之增加的现象③。

支持诱导需求理论的学者们认为，医生有动力、有能力、有机会诱导患者需求。为了达到目标收入或实现利润最大化，医生有动力去诱导患者增加医疗需求；医疗市场的信息不对称，医生拥有先天的信息优势，使医生具有诱导需求的能力；在医疗领域，医生既是代理人又是服务提供者，医生在为患者选择治疗方案的同时，还要考虑自身作为服务提供者的切身利益，因此，委托代理关系、医生的双重身份使医生有了诱导患者需求的机会。随着研究

---

① 供给诱导需求是指医疗服务提供者，特别是医生，对患者主动的影响引起的需求变化。医生诱导需求主要表现为开大处方、过度检验、诱导住院和诱导手术等。

② SHAIN M，ROMER M I. Hospital Costs Relate to the Supply of Beds ［J］. Modern Hospital，1959，92（4）：71-73.

③ 周绿林. 卫生经济及政策分析 ［M］. 南京：东南大学出版社，2004.

的不断深入，学者们也提出了不同的解释假说和理论模型。

1. 供给和需求模型

McGuire① 认为，医生为了个人利益，会劝说患者进行更多的医疗消费，使得患者的医疗需求曲线发生右移，于是便产生了诱导需求。图 2-1 是医疗服务的需求与供给曲线。D_0 和 S_0 分别表示初始状态的需求曲线与供给曲线，交点 E_0 表示初始的均衡状态，P_0 和 Q_0 分别是初始均衡状态下医疗服务的均衡价格与数量，初始均衡状态下医生的医疗收入为 $OP_0E_0Q_0$ 的面积。按照传统的经济学理论，在居民医疗需求不变的情况下，当一个地区的医生数量增加时，供给曲线将从 S_0 向右移动到 S_1，形成新的均衡，均衡点变为 E_1，这时的均衡价格将下降为 P_1，均衡数量也增加至 Q_1，此时医生的医疗收入变为 $OP_1E_1Q_1$ 的面积。医疗服务需求缺乏弹性，其需求曲线是陡峭的，导致 $OP_1E_1Q_1$ 的面积大于 $OP_0E_0Q_0$ 的面积，即医生数量增加，医疗服务供给增加，医生收入会减少。因此，作为理性经济人的医生，不会选择在这时候提供更多的医疗服务而获得更少的医疗收入，而是会产生诱导患者增加需求的动机。此时，医生会利用信息优势诱导患者增加医疗需求，从而使医疗服务需求曲线从 D_0 向右移动到 D_1，这时又形成了新的均衡，均衡点再变为 E_2，医疗服务的均衡价格提高至 P_2，均衡数量也增至 Q_2，这时医疗收入就变为了 $OP_2E_2Q_2$。医生诱导需求不仅阻止了因医生数量增加、医疗服务供给增加导致的医疗服务价格下降，反而会通过增加医疗需求抬高医疗服务价格，从而增加医疗服务供给，进而增加医疗收入。由医疗服务需求与供给曲线可知，一个地区医生数量增加，会使医生产生诱导需求行为，从而会导致这个地区医疗服务价格和医疗服务数量的双重增长，进而共同促进医疗费用的上涨。

---

① MCGUIRE T G. Physician Agency ［J］ Handbook of Health Economics, 2000, 1（A）: 461-536.

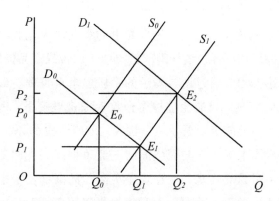

图 2-1　医疗服务需求与供给曲线

2. 目标收入假说

目标收入假说[1]认为，医生存在既定的目标收入，当医生收入水平低于目标收入水平时，医生就会期望获取和储存收入，会利用自身的信息优势来诱导患者增加医疗需求，或通过市场力量直接提高医疗服务价格[2]。Rizzo 和 Blumenthal[3]、Rizzo 和 Zeckhauser[4] 的研究也证实，当医生的目标收入发生变化时，那些不满意现有收入水平的医生，会为患者选择价格更高和提供数量更多的医疗服务。因此，根据目标收入假说，当某一个地区的医生数量增加时，医生之间竞争加大，单个医生平均接收的就诊人次会减少，医生的平均收入会随之下降，当医生收入与目标收入存在差距时，医生为了达到目标收入便会利用其信息优势诱导需求。

---

① 目标收入假说：该模型假设医疗服务提供者会选择特定的收入水平，他（她）们通过调节服务的提供量或者费用来达到预期收入水平。

② FELDSTEIN M S. The Rising Price of Physicians' Services ［J］. The Review of Economics and Statistics, 1970 (52)：121-133；EVANS R G. Supplier-Induced Demand：Some Empirical Evidence and Implications ［M］. London：Macmillan, 1974：162-173.

③ RIZZO J A, BLUMENTHAL J A. Is the Target Income Hypothesis an Economic Heresy? ［J］. Medical Care Research and Review, 1996, 53 (3)：67-293.

④ RIZZO J A, ZECKHAUSER R J. Reference Incomes, Loss Aversion, and Physician Behavior ［J］. Review of Economics and Statistics, 2003, 85 (4)：909-922.

3. 利润最大化假说

Stano① 基于厂商理论，提出了诱导需求的利润最大化假说。利润最大化假说认为，医生像厂商一样，诱导需求是类似于广告或产品促销的一种手段，医生利用自己的影响力、通过诱导需求的手段追求自身利益最大化。利润最大化者的收入效应为零，只能通过挣得净收入来获得效用，因此，追求利润最大化的医生认为只要能带来更多的净收入，就应该去诱导需求。Stano 的分析认为，医生诱导需求的程度与医生面对的竞争程度高度相关，医生在垄断市场里容易产生大量诱导需求，而在竞争更激烈的高度竞争市场里，医生可能会减少诱导需求。然而，我国的医疗市场更趋于垄断竞争市场，因此，根据利润最大化假说，我国医生配置数量增加，医生为了追求更多的净收入，会不断诱导需求。

无论是按照供给和需求模型、目标收入假说，还是利润最大化假说，都说明随着医生配置数量增加，医生很可能会产生诱导需求行为。随着医生人力资源配置数量的不断增加，医生利用代理人身份，随心所欲地乱开大处方和检查单的现象也随处可见。为此，人们也发表了不同的观点，一种观点认为，医生诱导需求的根源是第三方付费的医疗保险制度。这种制度下患者自付费用降低，对医疗价格不敏感，患者医疗服务价格弹性降低，这时医患双方利益一致，因此医生会趋向于提供数量更多、质量更高且价格更昂贵的医疗服务，这样不仅会增加医生收入，还会增进患者的效用。第二种观点认为，医生诱导需求的根本原因在于医疗市场信息不对称。由于医患双方的信息不对称，医生作为代理人为了维持或提高收入水平，可能利用患者对医疗信息和医疗知识的缺乏而诱导需求。第三种观点认为，医院把医生收入与其医疗收入挂钩，是导致医生诱导需求的主要原因。为了增加自身收入，医生有动力去诱导需求，无论对方是公费医疗患者还是自费患者②。

无论是何种原因导致的医生诱导需求，唯一不变的是，医生只要诱导需

---

① STANO M. A Clarification of Theories and Evidence on Supplier - Induced Demand for Physicians Services [J]. Journal of Human Resources, 1987, 22 (4): 611–620.

② 吕国营. 个人声誉、集体声誉与医生道德风险 [J]. 理论月刊, 2004 (3): 126–128; 赵曼, 吕国营. 社会医疗保险中的道德风险 [M]. 北京: 中国劳动社会保障出版社, 2007.

求，都会带来医疗费用上涨。干春晖等①研究发现，医患信息不对称是导致医生诱导需求的根源，医生在医疗知识方面的信息优势使患者依赖于医生的判断和治疗方案，使得医生有机会诱导患者需求尤其是根本不需要的医疗需求，从而导致患者医疗费用的不断上涨。高春亮等②认为医生会充分利用信息不对称和医疗过程的不确定性，诱导更多医疗需求，增加病患或医疗体系的医疗费用。医生诱导需求被许多学者认为是导致我国"看病贵"问题不断凸显、医疗费用持续增长的主要诱因③（刘广彬，2010；肖素芬，2014）④。因此，一个地区的医生人力资源配置数量增加，很大程度上会诱发该地区的医生做出诱导需求行为，从而增加该地区患者对医疗服务的消费，进而促进这个地区医疗费用上涨。在我国当前的医疗卫生体制中，由于缺乏对医生行为的激励机制与监督、约束机制，使得医生诱导需求成了当下我国医疗费用居高不下的主要原因。

（二）优质医生数量增加（医生质量提升）—医生诱导需求—医疗费用

相比普通医生，患者对拥有高水平技术的优质医生的信任度更高，更容易也更愿意接受优质医生作为代理人为其选择的诊疗方案，因此高水平医生实施诱导需求的难度更低，也更容易诱导需求成功。同时，相比普通医生，高水平、高素质医生的目标收入或理想收入会相对更高，因此高水平的医生会更有动力去诱导需求。因此，一个地区的优质医生数量增加或医生质量提升，同样会引发医生诱导需求现象，甚至诱导需求现象会更突出，因而医疗费用也会随之上涨。我国就存在这样一个现象：等级越高的医院，患者的次均医疗费用会越高；一个地区高水平医生越多，该地区的人均医疗费用也相对越高。造成这种现象的原因，除了高水平医生的诊疗费用相对更高之外，还有很大一部分原因是诱导需求所致。

---

① 干春晖，周习，郑若谷. 不完美信息、供给者诱导需求与医疗服务质量 [J]. 财经研究，2007（8）：97-107.

② 高春亮，毛丰付，余晖. 激励机制、财政负担与中国医疗保障制度演变：基于建国后医疗制度相关文件的解读 [J]. 管理世界，2009（4）：66-74.

③ 黎东生，许少英. 从卫生经济学的角度分析看病贵的根源 [J]. 卫生软科学，2008（2）：153-155.

④ 盛力文. 浅析"看病贵"原因之供方诱导需求 [J]. 时代金融，2013（24）：319.

二、居民就医行为的传导机制

（一）医生配置数量增加—居民就医行为—医疗费用

虽然许多研究证实了医生数量与患者医疗需求存在正相关关系，也证实了医生诱导需求的存在。但同样有学者提出，患者新增加的医疗需求并不完全是由医生诱导需求产生，还有可能是由于医疗服务可得性（Availability）提高导致的居民就医行为改变，使大量从前未被满足的医疗需求得到释放，或者是刺激居民医疗消费增加，因而导致居民对医疗服务的利用量增加①。

Grytten 等②按医疗资源丰富程度将区域分为医疗资源贫乏区域和医疗资源富足区域，用以探讨在不同医疗资源区域诱导需求和可得性效应之间的关系，研究发现，在医疗资源贫乏区域，居民的医疗需求并未得到完全满足，因此，居民的医疗需求会随着医疗供给的增加而增加，作者将这种医疗需求归结为医疗需求释放，也称可得性效应；而在医疗资源富足区域，居民的医疗需求也会随着医疗供给的增加而增加，这时候则需要进一步确定这种需求增加是正常的医疗需求释放还是医生诱导需求所致。作者在实验室通过试验发现了医生诱导需求的存在。医疗需求释放的现象在我国过去十几年内显现，我国城乡居民收入水平快速增长，加上在这期间我国又实现了医保全覆盖，保障水平也在不断提高，导致我国过去因为医疗卫生事业发展缓慢抑制的医疗需求得到全面释放，因而也导致了我国医疗费用出现了十年高速增长态势。

由医生数量增加带来的医疗服务可得性效应还表现在以下三个方面：一是随着一个地区医生配置数量的增加，为患者提供了更多的就医选择，使得患者在医疗机构享有了自主权和主动权，从而刺激居民对医疗服务的需求和消费；二是随着一个地区医生配置数量的增加，患者的就医便利程度提高，就诊的往返时间和等候时间缩短，患者面临的时间成本、交通费用、误工损失、陪护费用等在内的总费用水平降低，会促进居民对医疗服务的利用增加；

---

① 杨志武，宁满秀. 我国新型农村合作医疗制度政策效果研究综述 [J]. 华东经济管理，2012，26（1）：135-138.

② GRYTTEN J，CARLSEN F，SØRENSEN R. Supplier Inducement in a Public Health Care System [J]. Journal of Health Economics，1995，14（2）：207-229.

三是随着地区医生数量的增加，地区内每个医生服务的患者相对减少，使得医生用于诊治每位患者的平均时间增加，医生的诊疗更加精细，从而提高了每次诊疗的服务质量和水平，从而提高了患者的就诊满意度，增加了民众对医疗服务的消费。

无论是医疗需求的释放，还是可得性效应在其他方面导致的居民就医行为的改变，最终结果都导致了医疗消费的增加，进而抬高了医疗费用。由此可见，一个地区医生配置数量的增加，显著提高了当地居民医疗服务可得性的同时，会带来居民就医行为的改变，刺激居民医疗消费，从而促进该地区医疗费用的上涨。

（二）优质医生数量增加（医生质量提升）—居民就医行为—医疗费用

如果一个地区的高水平优质医生配置增多，或者一个地区医生质量提升，同样会因可得性效应而使居民就医行为发生改变。首先，一个地区如果缺乏好医生、好技术，便会抑制该地区的医疗消费，甚至出现有病不治现象，因此，当这个地区优质医生增多时，则会因为疾病治愈的概率提高而促使之前被抑制的医疗需求得到释放，增加居民对医疗服务的利用。其次，一个地区优质医生增多时，该地区的居民不用再长途跋涉到大城市或大医院就医，有了更多的优质医疗服务的选择，并且也会提高对本地医生的就诊满意度，这些都会增加居民的医疗消费。

因此，当一个地区优质医生增多时，必然会导致该地区居民对当地医疗服务利用的增加，医疗费用也会随之增加。有时，优质医生增多可能会比普通医生增加带来的可得性效应更大。这就是为什么我国会存在那么多居民无论是大病还是小病都愿意前往大医院找高水平医生就诊的现象，也能说明为什么等级越高的医院，人均医疗费用会越高。

三、竞争的传导机制

（一）医生配置数量增加—竞争—医疗费用

从传统经济学的供求理论来看，医生数量的增加，伴随着医疗服务供给数量的增加，进而会加剧医疗竞争程度，从而使得医疗服务的价格下降，医疗费也就能得到有效控制。在竞争性医疗市场，随着医生数量的增多，医生面对同行的竞争压力也随之增加，这时的医生只有进行生产性努力，不断降低成本，提高医疗服务质量，才能占领并扩大市场份额。同时，还会有医生通过价格竞争，降低医疗服务价格以吸引更多的就诊人数。如果某些医生实施过度医疗或诱导需求等分配性努力，使患者医疗费用上涨，则会导致患者下次选择其他医生就诊，这些医生将无人可医，最终会被淘汰出局。

因此，完全竞争模型为我们描述了一个理想的世界：在完全竞争医疗市场里，医生会根据患者的疾病类型、轻重缓急、治疗时间，向病人收取不同的费用；诊疗水平不高、就诊环境差的医生，会将病人让给药到病除和就诊方便的名医圣手；医生如果不能改进其医疗服务质量或降低价格，收费高于其竞争对手，最终将会被迫离开这个行业，而留下来的一定是提供质量更高且更廉价医疗服务的医生；医生为了生存和发展，会认真对待病人的愿望和偏好，一切以病人为中心；有医疗服务需求的人只要能够支付相应的费用，就可以自由地选择最合适的医生；医生为了自己的声誉，还可能免费为一些支付不起医疗费用的患者提供医疗服务。总之，在完全竞争医疗市场里，医生实现了"在成本尽可能少的情况下，最大限度地满足个人的医疗服务需求"。因此看起来，市场经济的价格机制，为医生人力资源配置的效率问题提供了一种可能的解决方案[①]。因而，在高度竞争性医疗市场中，随着医生数量的增加，医生之间的竞争加剧，医生会通过降低价格和提高医疗服务质量来获取市场份额，这时候的患者会获得质优且价廉的医疗服务，进而医疗费用也会控制在一个相对较低的状态。

然而就目前来看，这种理想状态在全球范围内的医疗市场领域很难实现。因为在高度竞争市场中，存在多个卖方，且都追求利润最大化，交易物品或劳务都是同质的，卖方拥有充分信息，知道每位卖家产品的价格与质量。而医疗市场是一个特殊的市场，不同于一般的商品市场，是不完全竞争的市场。医疗机构和医生都是有限数量的，不以营利为目的，医患双方信息不对称（患者信息缺乏），且医生提供的医疗服务质量存在差异。因此，当患者没有拥有完全的信息，并且医疗服务是异质的情况下，患者就很难判断以较低的

---

① 田文华，刘保海. 卫生经济分析 [M]. 上海：复旦大学出版社，2008：26.

价格交易到底是发生了一笔不错的买卖还是消费了一项低质量的医疗服务。

一些经济学家认为，之所以在医疗市场难以实现完全竞争市场的这种结果，原因在于人们出于各种各样的动机和理由，人为地对医疗服务市场施加了许多限制，医疗价格制定者也不愿意真正放手让价格机制充分发挥作用。而更多的人则认为，与一般物品或劳务相比，医疗服务的交易具有更多的特殊性：需求的不确定性、医疗服务的异质性、医生与病人之间的信息不对称、垄断性、外部性以及公众对"公平"的不同理解和追求。不对称信息、垄断和外部性将会导致市场失灵，可能需要通过价格机制之外的手段来校正市场偏差，而需求的不确定性、医疗服务产品的异质性以及个人财务收入约束，使得价格机制在医疗市场很难真正运行。

我国的实际情况也说明了这一点。在改革开放以前，我国绝大多数医院是公立的，国家对医院和医生实行严格计划经济手段，医生的收入与服务量无关，医院和医生都没有收入激励，因此那时的医疗服务价格处于比较平稳状态。改革开放以后，我国医院进行了市场化改革，卫生部门对公立医院让利放权，改变了过去统收统支的管理机制，对公立医院又缺乏合理的监督机制和竞争市场机制，于是医疗卫生领域出现了"一放就乱"的现象，我国公立医院在利润率管制下成本虚高现象不断凸显。事实上，2002 年，在我国医疗卫生机构床位数中，私营的仅占 1.4%，国有占比高达 86.8%；医院床位数中，私营的也仅占 1.7%，国有占比也高达 93.3%。到 2017 年，在医疗卫生机构和医院床位数中，私营的分别占 12.6% 和 15.8%，国有的仍分别高达75.2% 和 74.3%。2002 年，私营医疗卫生机构的执业（助理）医师数仅占全国执业（助理）医师数的 6.9%，到 2017 年也仅提高到 17.4%，其中，国有机构的执业（助理）医师也仅从 79.3% 下降到 67.4%[①]。由此可见，从过去到现在，我国公立医疗卫生机构和公立医院一直在我国医疗体系中占据着主导地位，非公立医疗机构（民营医疗机构）在医疗卫生领域发展缓慢、规模偏小，医疗服务数量也在整个医疗服务市场中占比较低，造成我国公立医院之间缺乏真正的市场竞争，几乎都依靠成本加成定价，竞争性市场假设对中

---

① 数据来源：2003—2018 年中国卫生和计划生育统计年鉴（2018 年更名为中国卫生健康统计年鉴）。

国目前的医疗服务完全不适用，市场定价机制在我国医疗市场严重失灵。

　　缺乏价格竞争的医疗市场，趋于垄断竞争的医疗市场，不仅弱化了我国医疗机构外部的竞争压力，还使得医疗保险机构无法规制医疗机构和医生的行为。在同一地区内，尤其是小地区，只有一家或少数几家医疗机构，医保机构会丧失定点医疗机构的选择权，难以实施对公办医疗机构和医生行为的监督，医保控费也难以实现。同时，我国医疗市场在区域空间上缺乏横向竞争，但纵向各级医疗机构之间又竞争过度，越级诊疗常态化，导致医疗费用快速上涨。

　　此外，由于医患双方的信息不对称，患者没有自由选择医生和医疗机构的能力，导致医疗机构不通过降低医疗价格来提高竞争力，而是竞相购买高精尖医疗设备来提高竞争力，俗称"医疗军备竞赛"，而这带来的成本则被医疗供方转嫁给消费者，又进一步抬高了医疗费用。卫生经济学家的研究认为，医院之间或医生之间存在竞争，但医疗保险的覆盖使得医生和患者不再关注医疗价格，而是随着医疗供方增多，竞争加大，医疗供方会在医疗服务质量和医疗硬件设施方面展开竞争，而不是进行价格竞争，即所谓的"医疗设备竞赛"。[1] 麦克劳克林[2]的研究发现，医疗服务的提供者面对竞争，会以费用增长去提高实际产品差异为特征的成本增长的医疗设备竞赛，而不是进行古典成本控制的价格竞争。

　　因此，近年来，我国为了解决"看病贵"问题，不断出台鼓励社会资本进入医疗领域、放开非公立医疗机构医疗服务价格、鼓励社会办医的各种政策措施，以期通过非公立医疗机构的加速发展促进我国医疗市场的竞争，促进实施市场化定价机制，充分发挥价格杠杆作用。许多学者也提出对我国医疗市场引入竞争机制，重建竞争性医疗服务市场，增加患者对医生的自主选择性，破除医疗服务领域行政垄断的体制性障碍，取消价格管制、促进医疗服务市场良性竞争，促使医生不断提高医疗服务质量、改善服务态度、降低

---

①　富兰德，古德曼，斯坦诺. 卫生经济学 [M]. 6 版. 王健，李顺平，孟庆跃，等译. 北京：中国人民大学出版社，2011.

②　MCLAUGHLIN C G. Market Responses to HMOs：Price Competition or Rivalry? [J]. Inquiry，1988（25）：207-218.

服务成本和降低医疗服务价格，以此控制我国医疗费用的不合理增长，切实解决"看病贵"问题①。

由此可见，在高度竞争型医疗市场，随着医生数量的增加，医疗市场竞争程度增大，医生想要获得诊疗人数，就不得不提高自己的医疗服务质量与服务效率、降低运行成本以及规范自己的行为，或通过价格竞争降低价格以获取竞争优势，这些均有助于抑制医疗费用的不合理增长。我国台湾地区是一个典型的案例。台湾地区的医疗市场属于竞争性市场，2013 年，台湾地区公立医疗机构个数仅占总数的 2.4%，床位数占比仅为 28.7%；而私立医疗机构个数占总数比重高达 97.6%，床位数占比也高达 71.3%。2013 年，台湾地区人均期望寿命近 80 岁，婴儿死亡率在 4‰以下，而医疗保健支出则仅占GDP 的 6%左右②。

然而，在趋于垄断竞争的医疗市场中，随着医生数量增加，医生之间竞争程度加大，医生之间不会通过价格竞争来获取市场份额，而是会通过提高医疗服务质量和购买高精尖医疗设备（进行医疗军备竞赛）等向公众发送优质医疗服务的信号，以吸引更多的就诊人数，而这些措施带来的成本则会被医疗供方转嫁到消费者身上，进而会导致医疗价格上涨或医疗费用上升。

（二）优质医生数量增加（医生质量提升）—竞争—医疗费用

以上情形对于优质医生数量增加或医生质量提升同样适用。一个地区的高水平医生增多，这个地区的高水平医生面临的竞争会加剧，同样地，优质医生的竞争加剧并不会降低价格而使医疗费用下降，反而也可能会引起医疗费用上涨。因为在不是完全竞争的医疗市场中，在存在信息不对称和医疗服务异质性的情况下，这些高水平医生同样会通过提高质量等非价格竞争形式来获得竞争力，进而将增加的成本转嫁给医疗消费者，从而抬高医疗费用。我国也普遍存在这样的现象，一个地区如果拥有较多的高等级医院和高水平医生，这个地区所拥有的大型高精尖医疗设备也会越多，医生的医疗服务质

---

① 朱恒鹏．还医生以体面：医疗服务走向市场定价 [J]．财贸经济，2010（3）：123-129；朱俊生．破除医保引导医疗资源配置的体制性障碍 [J]．中国医疗保险，2017（2）：12-15.

② 李银才．竞争性市场与医疗体系供给侧结构性改革 [J]．中国卫生经济，2018，37（8）：22-25.

量也会不断提升，该地区的医疗费用也会不断攀升。2017 年，三甲医院占医院比重最高的上海（8.8%）和北京（8.4%），以及占比最低的贵州（2.3%）和西藏（2.0%），城市人均医疗保健支出分别为 2839.9 元、2629.8 元、1050.1 元和 585.3 元，农村地区则分别为 1707.1 元、1347 元、527.8 元和152.6 元，医院门诊病人次均医药费分别为 361.0 元、516.8 元、232.3 元和168.5 元①。这也初步印证了优质医生数量或医生质量与医疗费用是呈现一种正相关关系。

四、医疗服务价格的传导机制

（一）医生配置数量增加—医疗服务价格—医疗费用

随着医生数量的增加，患者对医生水平的鉴别越来越困难。当某一地区医生数量较少时，该地区的人们可能对每位医生的医疗水平和收费价格都很了解。但当这个地区的医生数量越来越多时，患者对医生信息的搜寻成本越来越高，于是会导致人们对当地医生的医疗水平、收费价格等信息的了解越来越少，也越来越难以准确鉴别每位医生的相关信息。

医生数量的增加提高了患者的搜寻成本，使患者了解的医疗信息更加缺乏，从而会导致患者对医疗价格的敏感程度下降，医生面临的医疗需求价格弹性减小，因而医生的定价能力也随之提升。所以，一个地区的医生配置数量增加，会让公众对医生的相关信息了解更不充分，对医疗服务价格更不敏感，医疗需求价格弹性会降低，医生的定价能力提升，医疗服务价格将会随之提升，因此可能会导致居民医疗费用上涨。

（二）优质医生数量增加（医生质量提升）—医疗服务价格—医疗费用

当同一个地区高水平的优质医生不断增多时，公众对优质医疗服务的价格敏感程度会更低，公众对优质医疗服务的需求价格弹性也更小。公众将不会花费时间和精力去搜寻优质医生的相关信息，因为对于公众而言，优质医生的医疗服务质量都是优质的，无论选择哪一位医生就诊对于消费者而言都是无差别的。因此，相比普通医生，公众对优质医生的价格敏感程度更低，

---

① 数据来源：2018 年的中国卫生健康统计年鉴。

由此使得优质医生的定价能力更高，医疗价格也会相对较高。这就是当下为什么那么多人愿意不计成本找高水平医生、专家会诊的原因。尤其是医疗保险的介入，使得公众对优质医生的定价更不敏感。此外，相比普通医生，高水平医生开出的各项检验或处方更容易被患者接受，反过来也为优质医生过度检验和过度用药提供了便捷。因此，越高等级、越大规模的医院，即使医生的医疗服务价格再高，次均医疗费用再多，看病的就诊人次依旧不减。因此，随着一个地区优质医生的增多或医生服务质量的提升，会导致这个地区的居民的医疗需求价格弹性降低，对医疗价格不敏感，医疗价格也随之提高，医疗费用也会不断上涨。

不过，也不排除医疗服务价格上涨或过高会对居民医疗消费形成"挤出效应"，即随着医疗服务价格上涨，居民的医疗消费随之减少，甚至出现有病不治或放弃治疗的情况，进而可能出现居民医疗费用下降的情形。但随着我国居民收入水平不断提高，公众对优质医疗服务需求增强，加上医疗保险的保障力度不断提升，人们的医疗费用支付能力越来越强，居民对医疗服务尤其是优质医疗服务的需求价格弹性不断降低，居民对医疗价格越来越不敏感，由此导致医疗价格上涨对居民医疗消费的"挤出效应"也越来越弱，甚至可能会出现居民对医疗服务价格无弹性的现象。

第二节　医生人力资源配置失衡影响医疗费用的机制分析

一、分级诊疗的传导机制

目前我国正在不断推进分级诊疗制度的建设。近年来，随着我国经济的不断发展和医疗保障体系的不断完善，无论是大医院还是小医院，医务人员的业务水平和医疗机构的医疗设施设备均得到了较大改善。据调查显示，我国当下医改要解决的"看病贵"问题仍较突出。

以前我国的"看病贵"问题，主要是因为我国医保覆盖水平低，大部分人尤其是农村居民没有医保，一些老百姓看不起病。经过 10 年的医药卫生体制改革,我国基本医疗保险体系已经基本形成。但是老百姓的医疗经济负担并没有明显降低,比如,原来全自费100元能看好一个病,现在虽然可以报销50%,但看病费用涨至200~300元,老百姓要负担的费用没有下降反而还提高了。这是由于医疗体系和医保的改革没跟上,医疗费用控制没有做好,导致医疗费用增长厉害。在某种意义上,医保进一步推动了医疗费用的增长。而"看病难"问题,有很大一部分原因是由医生结构失衡所致,大医院人满为患,基层医院门庭冷落,资源闲置严重。过去5年,这种情况也没有发生根本性转变,而单纯地增加医疗资源总量,只会让资源配置结构失衡问题更突出。在缺乏有效分级诊疗制度的情况下,政府增加投入和医保扩面所释放的医疗需求,主要由大医院承担,进一步加剧了大医院人满为患的问题,也进一步加剧了"看病贵"问题。

十八届三中全会后,医改进一步强调分级诊疗,就是要解决新的"看病贵、看病难"问题,并以尽可能低的社会成本实现老百姓健康。分级诊疗不仅是建立三级网络问题,还应该把急慢分治纳入其中,疾病在急性期可以在大医院接受治疗,到了康复护理阶段就转到其他类型医疗机构。人民网曾指出,如果没有分级诊疗,我国的"看病贵、看病难"问题可能永远解决不了。通过分级诊疗,让大医院的普通门诊患者转到基层医院,让压床的病人转到康复、护理医院,就可以腾出医生的精力和床位收治疑难危重病人,满足更多有需要的人。按照病情的轻重缓急选择合适的医院进行治疗,看病费用也会更合理。因为,去大医院看病花钱会更多,在基层医院费用相对较低,分级诊疗可以比较有效地控制费用;从急慢分治的角度说,如果能更好地预防和康复护理,费用也会低很多;分级诊疗还有利于提高医疗服务的质量和效率。一到大医院看病,很容易直接被安排各种检查。其实有些病并不需要去大医院,基层医生的观察指导就很有效了,这样能节省不少医疗费用①。

虽然我国在积极推进分级诊疗制度建设,并在各种会议上强调推行分级诊疗,解决患者难分流的问题。但因民众对我国当下基层医疗机构的服务水平不满意,导致我国分级诊疗推进受到了许多人的抵触,大部分患者仍然不

---

①　陈秋霖.没有分级诊疗 看病难看病贵永远解决不了[EB/OL].人民网,2014-12-12.

愿意去基层医疗机构就诊，前往城市或大医院排队看病的习惯仍不断强化。造成这种局面的根本原因在于：一是在医疗资源贫乏地区，农村或基层缺少医生，医疗服务供给能力有限，患者不得不前往城市或大医院就诊；二是在医疗资源充足地区，优质医生大多都集聚在了福利待遇好、发展空间大、社会地位高的大城市和高级别医院执业，而农村和基层医疗机构由于医生收入水平低、福利待遇差、发展空间小、社会地位低，分到的受过高等教育、标准化培训、接受了严格专业考核的优质医生却凤毛麟角，导致基层医疗服务水平低下，难以"取信于民"，使得患者尤其是非小病患者不得不舍近求远前往大城市或大医院就诊。朱恒鹏①指出，高水平医生集聚高级别医院的资源配置方式，自然形成了基层医生水平低的社会信念，其日益根深蒂固并形成恶性循环，患者也越来越不信任社区医生。这是我们无法形成分级诊疗体系的根本原因。由此看来，我国分级诊疗无法实现、合理就医格局无法形成的本质还在于"医生荒"，即医生人力资源配置失衡导致的农村和基层医疗机构医生匮乏，尤其是优质医生人力资源配置严重失衡导致的农村和基层优质医生稀缺，从而导致就医流向结构性失衡，进而导致医疗费用上涨。

据统计，自新医改以来，我国优质医疗资源显著增加，2009—2017 年，我国三级医院由 1233 家增至 2340 家，其中三甲医院由 765 家增至 1360 家，相当于我国每年增加 138 家三级医院和 74 家三甲医院。优质医生人力资源也显著增加，大学本科及以上学历的执业（助理）医师占比由 2009 年的 42.4% 提高到 2017 年的 53%；高级职称（包括副高和正高）执业（助理）医师占比也由 15.9% 提高到 17.6%②。然而从优质医疗资源分布来看，优质医疗资源配置结构并未发生根本改变。以北京市为例，由于学科门类、专家排名在全国处于领先地位，2009—2017 年，北京每千万人口三甲医院数量始终保持在最高水平（2009 年为 19.9，2017 年为 25.3）③，因此无法避免全国患者涌入北京市强势医院的强势学科。据国家卫生计生委（现国家卫生健康委员会，

---

① 朱恒鹏. 分级诊疗难形成根源在医疗不在医保 [J]. 中国医疗保险，2017（5）：20-22.
② 数据来源于 2010—2018 年的中国卫生和计划生育统计年鉴（2018 年更名为中国卫生健康统计年鉴）。
③ 数据来源于 2010—2018 年的中国卫生和计划生育统计年鉴（2018 年更名为中国卫生健康统计年鉴）。

简称"卫健委")研究统计和抽样测算，2013 年，北京市内三级医院外来就诊患者达 3036 万人次，外来就医流动人口日均 70 万左右，占门诊量的 1/3，已成为"全国看病中心"。2014 年，我国省会城市三甲医院数量占比为 50%，如果将四大直辖市纳入计算，三甲医院数量占比将超过 55%，这说明，我国 299 个地级以上的城市中，11%的城市占据了 55%的三甲医院①。我国高素质高水平医生大多在三甲医院执业，由此可见，我国优质医生人力资源配置失衡情况仍较严重。我国大多数患者就医都是冲着高水平医生去的，哪里有优质医生，患者就愿意去哪里就诊，如果我国高水平医生普遍存在，患者在哪里就医都可以，也愿意留在基层医疗机构看病。因此，高水平医生人力资源均衡配置有助于分级诊疗的实现。

由此可见，一个地区分级诊疗无法实现、合理就医格局无法形成是导致该地区"看病贵"、医疗费用不断上涨的主要原因，而这个地区的医生人力资源尤其是优质医生配置失衡则是导致该地区分级诊疗制度无法建成的根本原因。因此，分级诊疗是医生人力资源（优质医生）配置失衡影响医疗费用的一条重要路径，医生人力资源配置越失衡，分级诊疗格局越难形成，医疗费用上涨就会越快。

二、居民就医行为的传导机制

通常情况下，大多数居民只有在患病或身体不适时才会选择医疗消费，因此，对于医生人力资源充足的地区，居民不会因为医生充足而特意增加医疗服务消费，但当优质医生增加时，则可能会刺激居民消费。而对于医生人力资源相对匮乏的地区，居民则可能会因为没有医生或没有高水平医生坐诊，而出现患病（尤其是常见病和多发病）之后不及时就诊或放弃治疗的现象。牛建林、齐亚强②的研究证实了医疗资源配置失衡对居民医疗服务利用率存在显著影响，研究发现，在医疗资源相对匮乏的山区和高原地区，居民对门诊服务的利用率显著低于医疗资源相对充足的平原、盆地和丘陵地区，但是这

---

① 何方. 优质医疗资源配置与"看病难"[J]. 中国卫生产业，2018，15（29）：16-18.
② 牛建林，齐亚强. 中国医疗保险的地区差异及其对就医行为的影响[J]. 社会学评论，2016，4（6）：43-58.

些地区的居民对住院服务的利用情况则不存在显著差异。可能的解释是，常见病和多发病患者大多选择的是门诊服务，如果医生人力资源相对匮乏，这些患者选择放弃就医的可能性较大，但如果是大病或重病患者，即使处在医生人力资源匮乏地区，也会有很多患者会选择到医生尤其是优质医生富足的地区就医。

据《第四次国家卫生服务调查分析报告》显示，2008年，在离最近医疗机构的距离方面，我国离最近医疗机构距离在1千米以内的家庭仅占65.6%，其中，城市家庭占比为83.5%，而农村家庭占58%，四类农村地区家庭更是仅占37.4%。2008年，我国还有4.5%的家庭距离最近医疗机构在5千米以上，其中大、中城市为0.3%，小城市为0.8%；而农村则有6.3%，其中经济不发达的边远四类农村地区距离最近医疗机构在5千米以上的家庭竟高达22.9%。同时，在距离最近医疗机构的时间方面，我国只有69.9%家庭能在10分钟之内赶到最近的医疗机构，其中城市家庭占80.2%，农村家庭只占65.6%，四类农村仅占40.9%，比小城市还要少33.5%。2008年，我国还有4.2%的家庭到最近医疗机构需要30分钟以上，偏远的山区与高原地区的家庭占比更是高达18.5%。也就是说，我国还有相当一部分居民需要长途跋涉才能到达最近医疗点就诊，而这些地区的最近医疗点的医生水平还不一定高，这些都大大增加了居民有病不医的可能性。在2008年，我国城镇居民人均医疗保健支出为786.2元，而农村居民的则仅为246.0元，城乡相差3.2倍①。

随着我国医疗卫生体制改革的推进，医疗资源配置总量不断增加，结构不断优化，我国居民的就医可及性也有所提升。据2013年《第五次国家卫生服务调查分析报告》显示，我国距离最近医疗机构在1千米以内的家庭占比有所减少，占比为63.9%，其中城市家庭占比71%，农村家庭56.7%，东、中、西部城市和农村地区差距较大，同样是西部地区的城市家庭则比农村家庭占比要高近20%。距离最近医疗机构在5千米以上的家庭占比则有所降低，占比为3.4%，其中，城市占比1.8%，农村家庭5%，西部农村地区则还有9%的家庭距离最近医疗机构在5千米以上。同样的，距离最近医疗机构的时

---

① 数据来源：2009年中国卫生统计年鉴。

间方面，20 分钟以上的家庭比 2008 年显著减少，2013 年为 8.1%，城市为 5.3%，农村为 10.9%，西部地区农村仍高达 19.4%。据统计数据显示，2013 年，东、西部地区居民的平均就诊次数分别为 6.6 次和 4.7 次①；同时，在人均医疗保健现金消费支出方面，东部城镇的为 1226.4 元，东部农村为 837.7 元，西部城镇为 1029.3 元，西部农村为 527.2 元②。由此也可以看出，医疗资源配置失衡也会带来居民就医行为的差异，居民对医疗服务利用的差异进而也带来了医疗费用的差异。

长期以来，我国医生人力资源尤其是优质医生配置不均衡，使得我国绝大部分医生人力资源尤其是优质医生聚集在经济较发达的城市地区，而经济欠发达的边远地区医生人力资源相对匮乏，优质医生更是尤为稀缺。在 21 世纪初，我国有超过 50% 的城市居民、超过 80% 的农村居民有病不医，现在这一数据虽然显著降低，但是我国居民有病不医的现象仍比比皆是，尤其是在"看病难"问题严重的边远地区。③ 医生人力资源配置越不均衡，越容易导致资源匮乏的边远地区居民减少医疗消费甚至有病不医，虽然这可能在一定程度上降低居民医疗费用，但这也意味着居民的医疗需求并没有得到满足和释放。除此之外，区域之间医生人力资源尤其是优质医生的配置失衡，使得许多农村或西部偏远地区居民的医疗需求尤其是高质量的医疗需求得不到满足。

因此，随着区域之间医生人力资源尤其是优质医生配置失衡程度的加大，可能会对医生尤其是优质医生匮乏地区的居民形成"挤出效应"，减少他们的医疗消费，从而降低医疗费用。但是随着我国交通便利程度、医疗保障水平以及人们生活水平的不断提高，会相应削弱这种"挤出效应"，使得许多偏远地区居民即使医生或优质医生匮乏，也可能会选择异地就医，到城市大医院寻求高水平医生诊治。

三、医生诱导需求的传导机制

我国医生人力资源配置不均衡，不仅表现为横向的城乡之间、地区之间

---

① 数据来源：2014 年中国卫生和计划生育卫生统计年鉴。
② 数据来源：根据 2014 年中国统计年鉴中的数据进行整理得出。
③ 秦江梅，林春梅，张艳春，等. 新中国 70 年初级卫生保健回顾与展望 [J]. 中国卫生政策研究，2019，12（11）：6-9.

的不均衡，还表现为纵向的不同层级医疗机构之间，比如基层医疗卫生机构与医院之间、大医院和小医院之间的不均衡。我国的医生尤其是优质医生大多都集中在大医院执业，使得我国基层医疗卫生机构和小医院的医生素质与医疗服务水平都相对偏低。

与西方守门人制度不同，我国分级诊疗格局没有形成，基层首诊制度没有落实，医生与患者之间大多为单次博弈关系，即一次性随机配对的短期关系，为医生诱导需求提供了契机，加上我国缺乏良好的对医生行为的激励机制与监督约束机制，为医生诱导需求埋下了隐患。虽然新医改后基层医疗卫生机构实施了收支两条线的制度，使得基层医生诱导需求的动机变弱，但随着医药卫生体制改革的深化，许多省份都相继取消了基层医疗卫生机构收支两条线制度，对基层医生实行核定任务、绩效工资制度。绩效考核制度的实施，增加了因为诊疗水平偏低而门可罗雀的基层医疗卫生机构的医生的诱导需求的动机。

因此，医生人力资源尤其是优质医生配置失衡，使得基层医疗卫生机构和小医院的医生尤其是优质医生匮乏，导致诊疗水平普遍偏低，患者也不愿意前往就诊，为了提高自身绩效，获得更好的个人收益，基层医生和小医院医生可能会产生诱导需求行为，从而抬高医疗费用。

第三章

我国医生人力资源配置与医疗费用控制的历史演进

第一节　我国医生人力资源配置的历史变迁

　　计划和市场是资源配置的两种基本手段，新中国成立以来，我国经济体制也经历了从计划经济到市场经济的转变。经济体制等基本经济制度的改革也在很大程度上制约了我国医疗卫生体系的发展演变，导致我国医疗卫生资源配置的历史演进在不同经济体制变革的时间维度里，经历了不同的发展阶段。因此，下文分别从计划经济时期、经济转型时期和市场经济时期来探寻我国医生人力资源与其他医疗卫生资源配置的历史演进。

一、计划经济时期的医生人力资源配置（1949—1978 年）

　　新中国成立之初，我国政府正处在一穷二白、百废待兴的时刻，于是借鉴"苏联经验"，实行了中央集权的计划经济体制。计划经济体制又称指令型经济体制，在这种体制模式下，国家按照集中性、指令性、计划性的模式来配置国民经济资源，资源统一调拨，价格统一调配，是一种统收统购的资源分配方式，我国财政也按照"高度集中、统收统支"的财政管理体制运行。我国在计划经济时期，对医疗卫生资源的配置整体上也以财政的统一计划调配为主，医疗价格由国家统一规定，医疗保障也是一种完全的福利形式，由国家唱主角。

　　新中国成立以前，我国人民长期受到帝国主义、封建主义以及官僚资本主义的压迫，人民群众的健康得不到保障。新中国成立以后，政府在进行经济建设的同时还高度重视人民群众的健康问题。因此，在 1950 年 8 月 7 日至 19 日，我国召开了第一届全国卫生工作会议，提出了"面向工农兵""预防为主""团结中西医"三大方针；1952 年，又在第二届全国卫生工作会议上提出了"卫生工作与人民群众运动相结合"的方针。于是，"面向工农兵""预防为主""团结中西医""与群众运动相结合"成了新中国卫生工作的四大方针，解决了新中国成立初期我国卫生工作的方向、方针与方法等问题。

同时，第一届全国卫生工作会议通过了《关于健全发展全国卫生基层组织的决定》（以下简称《决定》），《决定》要求大力发展公立医疗卫生机构，同时会议报告还指出，允许私人开业行医，并提出要在三五年内健全和发展全国卫生基层组织。第一届全国卫生工作会议通过并于 1951 年 4 月 4 日公布的《关于调整医药卫生事业中公私关系的决定》（以下简称《决定》）指出，鼓励、指导、扶持并动员开业医务人员组织联合医院或联合诊所，使其成为公立医疗卫生机构的助手。自此，在计划经济早期，我国形成了大力发展以公立医疗卫生机构为主、联合诊所为辅的医疗服务运行机制和供给体制。这个时期，我国医疗卫生资源配置模式不仅体现了公有制的主体性，还突出了卫生资源配置的公平性，比如这期间医疗卫生机构建设的重点在缺医少药的基层和预防保健工作上。同时，还突出了福利性质，比如实行公费医疗政策；公立医院公职人员实行包工资、包经费、建设费、训练费等；以及 1950 年 12 月 7 日卫生部（现卫健委）公布的《关于医院诊所免征商业税的规定》中规定的免征公立医院诊所的工商业税等。

1958 年，随着我国人民公社的开办、"大跃进"口号的提出，我国经济发展的途径转变为超高速发展、向重工业倾斜、在所有制结构上推行一大二公，使我国农、轻、重的平衡，财政、信贷和物资之间的平衡相应被破坏。与此同时，我国卫生经济政策也发生了一系列变化，1957 年以后，我国医疗卫生机构运行机制经历了波折与反复。在 1959 年 12 月由卫生部（现卫健委）党组提出并由中央转批的《关于人民公社卫生工作的几个问题的意见》和《公社化农村卫生工作的几个问题和意见（草稿）》提出将各种所有制形式的医疗卫生机构随着公社化而"化"入公社所有，将原来"独立经营、自负盈亏"的联合诊所、乡卫生所变成了人民公社的附属物，使原来的公有制为主体、多种经济成分相结合的卫生体制变为了单一的公有制的卫生体制。同时，卫生部（现卫健委）在1958年下发了《卫生工作规划四十二条》之后提出"鼠疫要求一年之内消灭，疟疾三年之内全国基本消灭，黑热病两年之内全国基本消灭，钩虫病三年之内全国基本消灭，血吸虫病五年之内基本消灭"这一系列脱离实际的高指标，这种超越经济实力的铺摊子、定指标的宏观卫生经济政策的失误，使我国卫生体制与政策发生了第一次波折。

1960年，随着我国开始纠正经济工作中的"左"倾错误，卫生部（现卫健委）也随之在1962年5月和8月分别下发了《农村联合医疗机构和开业医生暂行管理办法（草案）》和《关于调整农村基层卫生组织问题的意见（草案）》，提出从医疗卫生机构的所有制形式、补偿形式、发展规则以及医疗卫生机构内部的分配制度等方面进行政策调整，以纠正"大跃进"时期卫生工作出现的失误。1966年"文化大革命"的爆发，导致了我国医疗卫生机构运行不讲效率，片面强调国家大包大揽，私人诊所几乎绝迹。同时，城市医疗卫生服务系统在"文化大革命"期间也遭受了严重破坏，医疗资源严重短缺，"看病难、住院难和手术难"问题突出。

二、经济转型期的医生人力资源配置（1978—1992年）

1978年的十一届三中全会，邓小平提出了改革开放，标志着我国进入了从计划经济体制向市场经济体制的转轨时期。在经济转型时期，我国突破了将计划经济与市场经济对立的传统观念，中间经历了从"计划经济为主、市场经济为辅"，再到"计划经济与市场经济并存""社会主义有计划的商品经济"等阶段，到1992年正式进入市场经济时期。在这14年里，我国逐渐淡化了计划经济体制资源配置方式对医疗卫生资源配置的影响，开始转向建设现代市场经济体制，让市场机制在资源配置中起到主导作用。

改革开放以后，我国社会经济实现了快速发展，医疗卫生事业也得到了进一步发展，同时，收入水平的提高使得人们对医疗卫生服务的需求也迅速增加。为了缓解医疗供求矛盾，尤其是解决城市医院三难（看病难、住院难、手术难）问题，卫生相关部门相继出台了一系列扩大医疗卫生服务供给的政策。

1979 年，卫生部（现卫健委）等三部委联合出台了《关于加强医院经济管理试点工作的通知》。随后卫生部（现卫健委）又开展"五定一奖"（即定任务、定床位、定编制、定业务技术指标、定经济补助，完成任务奖励），并且开始尝试对医院"定额补助、经济核算、考核奖惩"并进行试点。1984 年8 月，《关于卫生工作改革若干政策问题的报告》指出，"必须进行改革，放宽政策，简政放权，多方集资，开拓发展卫生事业的路子，把卫生工作搞好"。1985 年，我国正式启动了医疗改革工作，医改的核心思路是放权让利，扩大医院自主权。

由于当时我国正处于百废待兴时期，还无法将医疗卫生放在首要位置考虑，因此，医疗改革的手段就是"给政策不给钱"。比如，鼓励个体医务人员参与医疗卫生服务供给；鼓励企业开办的医疗卫生机构向社会开放；鼓励医疗卫生机构之间进行联合协作；医疗卫生机构下放一定自主权；调整医疗收费标准和结构等。在扩大供给的改革政策作用下，我国形成了多渠道、多层次筹集医疗卫生资源的格局。

20 世纪 80 年代的医疗卫生改革，加上政府和社会对医疗卫生的投入加大，很大程度促进了我国医疗卫生事业的发展，不仅提高了医疗卫生机构的服务供给能力，还明显扩大了城市医疗卫生资源的规模和人才队伍，改善了医疗卫生设备质量，有效解决了城市看病难、住院难以及手术难的问题。在经济转型时期，不仅我国医疗卫生机构的效率和总量在不断提高，我国居民的健康水平也得到了显著提高，人均寿命和婴儿死亡率均达到了中上等收入国家的水平。与此同时，我国农村县、乡、村三级医疗网络却趋于瘫痪。20世纪 80 年代以后，大批专业医疗卫生人员从农村返回城市，乡镇卫生院的人才大量流失。同时，分税制改革后，乡镇财政陷入危机，对乡镇卫生院的财政补助逐渐减少，这样更难留住人才，医疗设备也不及时更新，无法满足人们的医疗卫生服务需求，由此导致病人越来越少，病人少则收入少，收入少则导致服务水平下降，服务水平下降再导致病人更少，乡镇卫生院由此陷入了恶性循环，面临着严重的生存危机。而且，由于村卫生员发不了工资，村卫生室也陷入了瘫痪状态。

三、市场经济时期的医生人力资源配置（1992 年至今）

1992 年初，邓小平南方谈话彻底打破了"计划经济是社会主义的基本经济特征"和"市场经济等于资本主义"的传统观念，中共十四大以此为基调提出了"我国经济体制改革的目标是建立社会主义市场经济体制"，从政治上彻底解决了"计划经济还是市场经济"以及"以计划经济为主还是以市场经济为主"等改革目标的争论，明确肯定了市场在资源配置中的基础性作用。自此，我国进入了市场经济时期。

1994 年开始，国务院开始改革包干体制，实行分税制管理体制。分税制改革提高了财政收入和政府的宏观调控能力，也强化了地方政府的预算约束。但是由于制度设计粗糙，导致财权与事权不相匹配，财力分配权责在收入方重心上移，而支出方重心下移，形成县乡基层财政普遍困难。基层财政困难直接导致政府对医疗卫生投入不足，这又促使医疗卫生机构运行机制进行改革。

由于我国 20 世纪 80 年代医疗卫生资源短缺问题得到了初步解决，医疗卫生服务供需矛盾也趋向于平衡，因此，20 世纪 90 年代初期，我国医疗卫生改革的重点主要是如何适应市场经济、优化医疗卫生资源配置、重构医疗卫生服务体系等。于是，我国进行了一系列探索。医疗产权制度在 20 世纪 90 年代开始进行改革，吸引了大量的社会资本进入医疗卫生行业。随着 20 世纪 90 年代后期国有企业改革进入"产权化"阶段，医疗体制的产权基础再一次被动摇，不仅诞生了以"分担"为特征的基本医疗保险制度，同时，"抓大放小""有所为有所不为""向改革要资金""国退民进"等国有企业产权改革思想也被套用到了医疗卫生体制改革上面。2000 年，国务院办公厅批转的《关于城镇医药卫生体制改革的指导意见》，标志着我国医疗卫生机构进入了分类改革与医疗产权改革的阶段。

根据 2000 年的《关于城镇医疗机构分类管理的实施意见》，将医疗卫生机构按照经营目的、服务任务和执行不同的财政、税收、价格政策和财务会计制度分为非营利性医疗卫生机构和营利性医疗卫生机构两类，就此进行分类管理。截至 2001 年，医疗机构的分类工作顺利完成，到 2002 年底，绝大多数原来属于事业单位的医院已经重新注册为非营利性医院，到 2003 年，仍保留事业单位身份的医院甚少。医疗卫生机构的分类改革并没有产生实质性的变化，由于出台的医疗机构分类管理注册制度缺乏审慎，因此，执行的结果也不理想，导致了投资者回报管理不当、工商登记注册问题、营利性医疗机构税负过重以及非营利性医疗机构垄断等一系列问题，还带动了医疗费用的快速上涨，加剧了"看病贵"问题。虽然分类改革为公立医疗机构的法人化和民营化开辟了道路，但公立医疗卫生机构的转型还有很长一段路要走。

2000 年，经济领域的产权改革也影响到了医疗卫生领域。按照《关于城镇医疗机构分类管理的实施意见》的有关规定，我国公立医院产权改革的号角被吹响，国内掀起了一股变卖公立医院的热潮，这次产权改革行动导致了我国医疗机构过度市场化。直到 2003 年传染性非典型肺炎危机事件的发生，给我国卫生部门敲响了警钟，我国才开始反思公共卫生体系存在的漏洞。同时，也开始探索"看病难、看病贵"的根源，进而检讨整个卫生事业。2005年，我国国务院发展研究中心《中国医疗卫生体制改革》课题组研究报告对我国医改进行了总结，认为"我国医改基本不成功"。同年卫生部部长高强《发展医疗卫生事业，为构建社会主义和谐社会做贡献》专题报告中也称此前的医改问题颇多，不算成功。此后，学术界和政府部门展开了医疗卫生资源配置究竟是"政府主导"还是"市场主导"的大讨论。

2009 年，国务院发布《中共中央国务院关于深化医药卫生体制改革的意见》，我国又开启了新一轮的医疗体制改革（称为"新医改"）。新医改提出，要为全民提供基本医疗卫生服务，到 2011 年实现基本医疗保障制度全覆盖，居民的医疗服务可及性也进一步提高，医疗费用负担进一步减轻，缓解我国"看病贵、看病难"问题。新医改提出的五项重点改革中，其中两项就是"健全基层医疗卫生服务体系"以及"促进基本公共卫生服务均等化"。新医改方案将改革重点突出基层面向农村惠及群众，体现了公平性和公益性。同时，新医改方案还明确了政府职能对人民健康的作用，提出要加大对医疗服务的投入。此外，还强调了政府与市场的共同作用，鼓励社会资金进入，形成多元化办医格局，并促进医疗市场良性竞争。

但是，2009 年，政府对基层医疗机构的改革方案中的"收支两条线，打破医疗机构收入与医疗服务提供的关系"以及"建立基本医药目录，行政手段干预药物价格，保障居民使用价格低廉的廉价药"这两个制度大大扼杀了城乡基层医疗机构人员的积极性，由此，降低了基层医疗机构对患者的吸引力，更多患者趋向于大城市的三级公立医院，进一步巩固了公立医院的垄断地位，同时，尤其农村基层医疗机构的办医积极性逐步降低，城乡医疗资源配置不均等进一步加剧，大城市"看病难""看病贵"问题依旧突出。

第二节　我国医疗费用控制的制度变迁

按照控制对象的不同，可将医疗费用不合理增长的控制，分为需求侧（患者）医疗费用的控制和供给侧（医生、医院）医疗费用的控制。需求侧医疗费用的控制手段主要有医疗费用分担机制，其中起付线、报销比例（共付率）、封顶线是三种基本方式；供给侧医疗费用的主要控制工具则是医疗费用支付方式（医疗保险付费方式）。由于医方具有信息的绝对优势，医生手握处方权，同时医疗服务的数量和质量最终也由医生决定，因此也决定了医疗费用的高低。国际上对医疗费用控制的重心也由需求侧变为供给侧，以达到抑制医方信息优势，减轻信息不对称，消除医方诱导需求，进而控制医疗费用的目的。因此，本节从需求侧和供给侧两方面介绍我国医疗费用控制的制度变迁，重点介绍医疗费用的分担机制和医疗费用的支付方式的变迁与发展。

一、需求侧医疗费用的控制

随着医疗保险制度的推进与普及，形成了医疗费用由第三方（医疗保险机构）支付的机制，患者只需为接受的医疗服务支付少量医疗费用甚至完全免费。医疗保险的这种费用分担机制，一方面，因患病就医后有医保付费，疾病风险的经济损失降低，加上医疗保险机构又很难监控参保人的行动或者因监控成本过高得不偿失而放弃监控，因此参保人可能不会再过于关注自身健康甚至会参加一些危害健康的活动，从而提高了患病风险，导致医疗费用的不合理增长。另一方面，医疗保险的这种费用分担使得人们可以享受免费医疗或低价医疗，由此会刺激人们比自费时消费更多的医疗服务，导致医疗资源的浪费，进而也引起医疗费用的过快上涨。为此，如何设计医疗费用的分担机制，即如何合理设计起付线①、共付率②以及封顶线③的标准，以达到既能减轻患者的医疗费用负担，又能提高人们的费用意识和需求弹性，减少需方道德风险，抑制不合理的医疗需求，成为各国控制需求侧医疗费用不合理增长主要考虑的问题。随着我国医疗保险制度的不断演进，我国医疗费用分担机制也在不断改变，起付线、共付率以及封顶线这"三条线"也跟着不断变化。

（一）计划经济时期的医疗费用分担机制

1. 计划经济时期的城镇医疗费用分担机制

新中国成立之初，政府高度重视人民群众的医疗保障问题，社会发展的重要目标之一就是提高民众健康水平。我国长期以来的城乡二元经济结构，使我国形成了城乡差异的医疗保障制度。1951 年，政务院公布《中华人民共和国劳动保险条例》，标志着我国劳保医疗制度建立。1952 年发布的《关于全国各级人民政府、党派、团体及所属事业单位的国家工作人员实行公费医疗预防措施的指示》，建立了公费医疗制度。公费医疗与劳保医疗制度是我国城镇地区传统的两种基本医疗保险制度，随着我国财政经济状况的好转，城镇医疗保障制度也得到了相应的巩固和发展，在医疗保障的覆盖范围、医疗费用的提取比例、医疗费用开支范围和开支渠道等方面都做了相应的调整。公费医疗是由国家财政预算拨款的，覆盖范围包括国家和机关事业单位的工作者、高校学生、复员军人、二等乙级以上革命伤残军人和离退休人员，实行免费的项目包括诊疗费、检查费、手术费、医药费、住院费、接生费、计划生育手术费、因公负伤住院膳食费、外地就医路费、特殊贡献者住院膳食费和假肢费，挂号费和其他费用则由参保病人自付。劳保医疗资金来源则是

---

① 起付线：是指医疗保险参保人到保险公司报销前，自己先支付一笔统一标准的费用，医疗费用低于起付线则由参保人自付，超过起付线才由保险公司按照一定比例承担。

② 共付率：又称报销比例，是指医疗保险机构补偿参保人医疗费占参保病人所花医疗费用的比例。

③ 封顶线：即医保报销的最高限额，是参保病人在报销医疗费用时实行的最高数额，医疗费用在最高数额以内由医疗保险机构支付，限额以外的由患者自付。

企业职工福利基金，覆盖范围包括企业职工及其直系亲属和离退休人员，免费项目与公费医疗制度相同，家属可以享受半费医疗，挂号费、家属住院费、外地就医路费则自付。

"文化大革命"使得城镇的医疗保险制度管理体制崩溃，保险功能丧失，"文化大革命"后才得以恢复并逐渐定型成熟。截至1978年，享受公费医疗和劳保医疗的人数分别高达1.14亿人和2300万人，占城镇职工和离退休人员的75%以上，我国用于这两种医疗保险制度的专项经费也高达28.3亿元。①然而，公费医疗制度与劳保医疗制度，由于患者医疗费用的自付比例太低，甚至没有起付线，因此医疗费用的控制效果不明显。

2. 计划经济时期的农村医疗费用分担机制

农村合作医疗制度是我国最早的农村医疗保险制度。陕甘宁边区在20世纪40年代，以民办公助的形式发展起来的"医药合作社"，是一种集资医疗和互助共济的保障形式，虽不是正统社会医疗保险制度，但它是我国农村医疗保险制度的萌芽和雏形，为合作医疗制度的建立奠定了良好基础。新中国成立以后，随着农民公社运动的发展，我国农村正式出现了合作医疗保险制度。1955年初，我国第一个医疗保健站在当时的山西省高平县（今高平市）米山乡正式建立，采取由公社人员出"保费"、再由公社补助的"民社结合"形式，建立了合作医疗制度，起到了让农民"无病早防、有病早治、省工省钱、方便可靠"的作用。这是历史上有名的"合医、合防、不合药"的农村合作医疗制度。1955年初，卫生部（现卫健委）将米山乡的经验推广到全国部分地区。1958年的"人民公社化"运动使农村合作医疗制度得到了较快发展。1959年11月，全国农村卫生工作会议正式肯定了农村合作医疗制度，农村合作医疗制度自此在全国农村逐步推广。1965年9月，中共中央批转卫生部（现卫健委）党委《关于把卫生工作重点放到农村的报告》，强调要加强农村基层医疗保健工作，全面普及农村合作医疗制度。"文化大革命"爆发后更是实现了合作医疗的"一片红"。

农村合作医疗是依托集体公社或大队这一农业经济组织建立的农民集体

---

① 李培林，张翼. 新中国社会建设70年［M］. 北京：中国社会科学出版社，2020.

福利事业。合作医疗的资金来源主要包括农民缴费（年收入的 0.5%~2%）、集体缴费（集体收入的一定比例，占融资总额的 50% 左右）、政府补贴①。不同地区、不同公社（大队）的农村合作医疗的报销范围和报销比例，因其经济状况和农民缴费的不同而有所不同，其中，经济状况相对较好的公社（大队）的保障力度要大于经济状况相对较差的公社（大队），有的公社规定报销出诊费、检查费和手术费等，公社人员只需缴纳药品费，而有的公社则规定转诊到异地就诊产生的医疗费用也由公社医院承担②。合作医疗制度在 20 世纪 60 年代发展迅速，1958 年仅有 10% 的村庄被合作医疗覆盖，1968 年则提高到了 80%，截至 1976 年，合作医疗已覆盖了全国 90% 的农民，解决了中国大部分农民基本看病问题。③ 据世界银行报道，当时中国的合作医疗，将医疗费用控制得很好，仅用了 20% 卫生总费用，却解决了 80% 的农村人口的基本医疗问题。

（二）经济转型时期的医疗费用分担机制

1. 经济转型时期的城镇医疗费用分担机制

在经济转型时期，我国推进了传统城镇医疗保险制度的改革，主要探索更优化的公费医疗经费管理体制与社会统筹职工大病、离退休人员医疗费用的有效形式和方法。

经济转型期间，传统城镇医疗保险制度改革经历了两个阶段：第一个阶段（1978—1984 年）的改革主要针对需方实行一些费用控制措施。这个时期的公费医疗和劳保医疗参与人数逐年增加，由于向他们提供几乎完全免费的医疗服务，加上医疗机构与民众缺乏医疗费用意识，导致道德风险严重，不合理医疗消费增加，职工医疗费用快速增长。因此，这个时候不得不对消费者采取费用分担措施。这时，我国城镇医疗保险制度开始由公费制向部分自费制过渡。第二阶段（1985—1992 年）医疗保险制度改革的重点是将医疗费用控制的重心由需求侧转向供给侧，并加强对医疗卫生机构的约束。这个时

---

① 朱玲 . 政府与农村基本医疗保健保障制度选择 [J]. 中国社会科学，2000（4）：89-99，206.

② 李银才 . 对计划经济时期我国农村合作医疗制度性质和作用的再认识 [J]. 理论导刊，2013（12）：52-54.

③ 伍凤兰 . 制度变迁视角下的农村合作医疗 [J]. 求是学刊，2015，42（1）：49-57.

期我国医疗卫生机构的规模快速扩张，财政的经费投入逐渐减少，医疗卫生机构为了增收，不断增加收费服务项目，过度提供服务甚至是提供不必要的服务，导致"看病贵"问题突出。这时，除了继续加强需方的费用意识之外，我国费用控制的重心转移到了供方，采取了改革支付方式、制定公费医疗用药报销目录、加强公费医疗和劳保医疗的管理等措施。同时，在地方政府的主导下，我国还探索了两种具有社会化程度的医保费用统筹机制：一种是推进离退休人员医疗费用社会统筹机制，解决企业离退休人员医疗费用不均的问题；另一种则是职工大病的医疗费用社会统筹机制，即由各地区或各行业的企业缴纳保险费，形成统筹基金，对患大病并产生大量医疗费用的参保人给予医疗费用补偿。这些措施提高了医疗保险的社会化程度，增强了企业之间的互助共济和疾病风险的分担能力，对控制医疗费用过快上涨、缓解我国财政医疗卫生经费紧张和企业医疗费用负担过重起到了较大的作用。

中央政府在 1988 年正式介入对医疗保险制度的改革，国务院批准成立国家医疗保险制度改革研讨小组，并提出医疗费用由国家、企业和个人三方共同承担的改革思路，并设计了试点方案，从此医疗保险制度改革长期处在试点阶段。1989 年 3 月，中央政府选择在丹东、四平、株洲、黄石四个城市进行改革试点，并在深圳和海南进行综合试点。遗憾的是，医疗保险制度改革的试点并未成功，经济转型时期医疗保险制度的改革，使我国传统城镇医疗保险制度的基础产生了动摇。

2. 经济转型时期的农村医疗费用分担机制

计划经济时期发展繁荣起来的农村合作医疗，带有较浓的政治运动色彩，在合作医疗基金的筹集与管理以及权责划分等关键环节方面都不规范，导致农村合作医疗的基础比较脆弱。20 世纪 80 年代，随着农村经济体制改革，"人民公社"被取消，以农村合作社为依托的农村合作医疗开始衰退。同时，"队为基础，三级所有"的核算体系被家庭承包经营责任制所替代，直接打破了原来的合作医疗筹资机制，使传统农村合作医疗丧失了存在基础。加上经济转型时期的县乡财政普遍危机化，无法为农村合作医疗提供有效的财政供给，使其彻底失去了维持下去的经济基础和财政扶持，从而纷纷衰退、瘫痪和解体。据调查，在1980—1985年短短5年时间内，我国实行合作医疗的行政村从90%下降到5%，1989年仅剩4.8%；而农村居民参保人数在1985年仅剩9.6%，自费医疗则占81%。① 这个时候，农村合作医疗制度面临解体，自费医疗再次成为农村主导的医疗保险形式。

（三）市场经济时期的医疗费用分担机制

1. 市场经济时期的城镇医疗费用分担机制

1993年，中共十四届三中全会发表的《关于建立社会主义市场经济体制若干问题的决定》（以下简称《决定》），标志着我国新型医疗保险制度的诞生。1994年，国家体改委、卫生部（现卫健委）、财政部和劳动部等有关部门在《决定》的基础上制定并下发了《关于城镇职工医疗保障制度的试点意见》，明确且具体地规定了市场经济体制下我国职工医疗保险资金的筹集制度、个人账户和社会统筹医保基金的运行机制、医患双方的费用约束机制等，并于1994年12月在九江市和镇江市开设试点，1996年4月，又扩大了57座试点城市。1997年，我国开始设计构建全国统一的城镇医疗保障制度的改革方案。1998年12月，在国务院召开的全国城镇职工医疗保险制度改革的工作会议中，颁布了《关于建立城镇职工基本医疗保险制度的决定》，宣布从1999年开始取消传统城镇医疗保障制度——公费医疗制度与劳保医疗制度，建立了个人账户和社会统筹相结合的社会医疗保险制度框架，标志我国城镇医疗保险制度由完全公费的现收现付制转变为统账结合的部分积累制。

2003年的第三次国家卫生服务调查数据显示，病人自费医疗比例由1993年的27.3%提高到了1998年的44.1%，1998年之后进行的医疗保障体制创新改革也没有扭转这一局面，1998—2003年间，我国社会医疗保险新增覆盖面仅为29.7%，这表明，我国自费医疗人数不但没有减少，反而有所增加。据2003年《统计年鉴》，看病时没有医疗保险的居民占65%，其中农村居民占比高达79%，较低的医疗保险覆盖率和较高的医疗费用导致这次医疗卫生体制改革加剧了"看病贵"的现象。因此，进一步扩大社会医疗保险覆盖面，实现医疗保险的"广覆盖"，依然是未来医疗保险制度改革的重心。

---

① 顾涛，石俊仕，郑文贵，等. 农村医疗保险制度相关问题分析及政策建议 [J]. 中国卫生经济，1998（4）：42-43.

2009 年，新医改的第一项重点任务就是加快推进基本医疗保险制度的建设，提出在三年之内实现超过 90% 的城镇职工、城镇居民基本医疗保险的覆盖率。

2010 年，我国对城镇居民基本医疗保险的补助标准提高到每人每年 120 元，并适当提高个人缴费标准，提高报销比例和封顶线。据统计，2010 年，我国城镇参保人数高达 43206 万人，比 2009 年增加了 3059 万人，参合率为 64.85%，其中，城镇职工基本医疗保险的参保人数超过 2.37 亿人，城镇居民基本医疗保险的参保人数约为 1.95 亿人[①]。

2016 年 1 月 12 日，国务院发布《关于整合城乡居民基本医疗保险制度的意见》，进一步深化医药卫生体制改革，提出将城镇居民基本医疗保险与新型农村合作医疗保险两项制度进行整合，建立统一的城乡居民基本医疗保险制度，在覆盖范围、筹资政策、保障待遇、医保目录、定点管理和基金管理方面都实行城乡统一。据调查显示，截至 2017 年末，我国基本医疗保险的参保人数增加到 11.8 亿人，占总人口的 84.7%，其中，城镇职工基本医疗保险的参保人数为 3 亿人，城乡居民基本医疗保险的参保人数则高达 8.8 亿人[②]。

2. 市场经济时期的农村医疗费用分担机制

经济转型时期，我国农村合作医疗制度基本陷入了瘫痪和解体状态。于是，我国的农村合作医疗在进入市场经济时期以后又开始着手恢复与重建。此后，我国农村合作医疗经历了两个重大阶段，第一个阶段就是 1991—2002 年，即我国农村合作医疗制度的恢复阶段，第二个阶段则是自 2003 年至今，我国新型农村合作医疗保险制度的创建与发展阶段。

1991 年，国务院颁布的《关于改革和加强农村医疗卫生工作的请示》提出，"稳步推行合作医疗保健制度，为实现人人享有卫生保健提供社会保障"。1993 年，中共中央在《关于建立社会主义市场经济体制若干问题的决定》中强调，要进一步完善我国农村合作医疗制度。1994 年，开始在全国 7 个省份的 14 个县（市）进行试点。1997 年，中共中央、国务院在《关于卫生改革与发展的决定》中再次肯定了农村合作医疗制度的重要作用，提出要积极稳

---

① 数据来源：2010 年国民经济和社会发展统计公报。
② 数据来源：2017 年国民经济和社会发展统计公报。

妥地发展和完善农村合作医疗制度，并提出在 2000 年，争取在大部分农村地区建立起多种形式的新型农村合作医疗制度。为贯彻这个决定，1997 年 5 月，国务院批转了《关于发展和完善农村合作医疗的若干意见》，进一步推动了合作医疗制度在农村的发展。据统计，我国农村合作医疗的覆盖率，在 1989 年—1997 年间，提高了 5.2%。但仍存在较大的地区差异，其中，上海等经济发达地区的覆盖率超过了 20%，而贫困地区的覆盖率则在 3% 以下，合作医疗在贫困地区基本没有发展，甚至根本没有恢复。我国自费医疗的农村仍占 90% 左右，没有建成初级医疗保险体系的县高达 2000 多个①。这一阶段，恢复或重建合作医疗所取得的效果并不明显。这个阶段，大多数试点地区的农村合作医疗报销比例也根据医疗服务类别的不同而不同，报销比例在 20% ~ 70% 不等，有的只报销就诊费和手术费，不报销药费。不同的试点地区也设置了不同的封顶线，比如有的地区规定一年医疗费用不能超过 500 元，有的则规定每次医疗费用不超过 200 元等②。

　　2002 年，中共中央、国务院《关于进一步加强农村卫生工作的决定》中提出，我国要在 2010 年建成与社会主义市场经济体制相适应的农村合作医疗制度，并提出开始建立以大病统筹为主的"新型"合作医疗制度和医疗救助制度，我国新型农村合作医疗制度就这样诞生了，这标志着我国农村合作医疗制度的再度兴起与发展。2003 年，国务院办公厅转发了《关于建立新型农村合作医疗制度的意见》，提出从 2003 年开始，在全国选择一些省市县进行试点，到 2010 年，新农合制度基本覆盖整个农村地区。新型农村合作医疗制度一开始的筹资标准是，参合农民每人缴纳 10 元，中央与地方财政分别以 20 元的标准进行补助。据统计，截至 2004 年末，全国有 310 个县市参加新型农村合作医疗，近 7000 万农民参保，参合率达到了 70% 左右③。虽然新型合作医疗试点取得了不错的成绩，但覆盖率依然很低，广大农村地区缺医少药、因病致贫、因病返贫的现象仍有发生。

---

① 封进. 健康需求与医疗保障制度建设：对中国农村的研究 [M]. 上海：格致出版社，上海三联书店，上海人民出版社，2009.

② 封进. 健康需求与医疗保障制度建设：对中国农村的研究 [M]. 上海：格致出版社，上海三联书店，上海人民出版社，2009.

③ 数据来源：国家统计局 2004 年中国农村贫困状况监测公报。

这一阶段，总体上，新农合对医疗费用的报销比例在 30% 左右，西部地区报销比例较高，门诊费用的报销比例比住院高。据调查，2004 年，我国总体门诊医疗费用的实际报销比例为 34.8%，东、中、西部地区分别为 32.6%、35.6%、50.7%；2006 年，我国总体住院医疗费用的实际报销比例为 27.8%，东、中、西部地区分别为 26.1%、29.5%、31.1%①。

2009 年的新医改提出，到 2011 年，我国基本医疗保险制度全面覆盖城乡居民。2011 年，各级财政对新农合和城镇居民医保的补助标准均从上一年每人每年 120 元提高到 200 元，住院费用支付比例也达到了 70% 左右。2012 年起，各级财政对新农合的补助标准又从 200 元提高到 240 元，新增的部分，西部地区的 80%、中部地区的 60%，由中央财政补助，对东部地区则按一定比例进行补助。自 2013 年起，各级财政对新农合的补助标准又每人每年提高了 40 元，政策范围内的住院费用的报销比例也提高到了 75% 左右。2014 年 4月 25 日，财政部、国家卫生计生委（现国家卫生健康委员会）、人力资源社会保障部发布的通知中提到，2014 年，各级财政对新农合和城镇居民医保的补助标准又在 2013 年的基础上提高到每人每年 320 元。随着新型农村合作医疗的补助标准不断提高，我国新型农村合作医疗的参合率也不断上涨。据统计，2010 年，我国开展了新型农村合作医疗工作的县市近 2700 个，新农合的参合率超过 96%，截至 2015 年底，全国参加新型农村合作医疗人口数达 6.7亿人，参合率为 98.8%②。

2016 年，新一轮的医疗卫生体制改革，将城居保与新农合整合为统一的城乡居民基本医疗保险制度，我国各级财政对新农合的人均补助标准也从2016 年的 420 元提高到了 2017 年的 450 元，新型农村合作医疗参合率也由2015 年的 98.8% 提高到 2016 年的 99.36%③，基本实现了农村医疗保障制度的全覆盖。地区不同，新农合的报销比例也有一定差异，医院级别不同，报销比例也不同，村卫生室门诊报销比例为 60%，镇卫生院报销比例为 40%，

---

① 封进. 健康需求与医疗保障制度建设：对中国农村的研究 [M]. 上海：格致出版社，上海三联书店，上海人民出版社，2009；胡善联，左延莉. 中国农村新型合作医疗制度的建立：成绩和挑战 [J]. 卫生经济研究，2007（11）：3-6.

② 数据来源：国家卫计委统计公报。

③ 数据来源：2017 年中国卫生与计划生育统计年鉴。

三级医院报销比例为20%；起付线也在300~1500元不等；镇级合作医疗门诊报销限额5000元每年。住院费用报销比例则在30%（三级医院）~60%（乡镇卫生院）不等，手术费的起付线为1000元。大病报销比例也在55%~80%不等，一级医疗机构住院费用不设起付线。农村五保户、低保户、特别贫困户以及残疾人等，报销比例最高可达85%①。

随着我国经济体制的不断变化，我国的医疗卫生机构的运行机制与医疗保障制度也在不断变化，从市场经济时期的"大包大揽"到经济转型时期的"过度市场化"，再到市场经济下的"政府与市场结合"，虽然解决了医疗卫生领域的诸多问题，但也引发了许多矛盾。计划经济时期，医疗卫生资源配置由政府主导，国家垄断与管制，政府和国企是医疗卫生服务的直接供给者，虽然属于公益性质，但缺医少药的现象严重，医疗保障制度全公费的性质，也导致了城镇居民不合理就医、道德风险严重。经济转型时期，财政投入不足，基层医疗卫生机构难以为继，导致大量公立医院和乡镇卫生院大量被拍卖变为私有化的过度市场化现象发生，这时医疗保障制度的全公费也变为由患者自行负担，导致了医疗卫生资源严重不足、医疗费用上涨过快的问题。市场经济时期，由政府和市场共同主导医疗卫生资源配置，主要发挥市场配置资源的决定性作用，因此，医疗卫生机构运行不可避免地出现了过度市场化现象，加上公立医院的垄断，不仅导致"看病难、看病贵"问题突出，还导致以药养医、政府市场双重失灵现象。不过，在市场经济时期前期，取消了传统的城镇医疗保障制度，建立了"统账结合"的社会医疗保险制度，城镇医疗保障制度变为了城镇居民医疗保险制度和城镇职工医疗保险制度；而传统的农村合作医疗经过恢复和发展，形成了新型农村合作医疗制度；随着医药卫生体制改革的深化，城乡居民基本医疗保险制度的整合，卫生费用不断提高，居民的医疗保障水平也不断提高，逐步实现了医疗保险的全覆盖。但不可否认，我国基本医疗保险的保障水平仍普遍较低，医疗保险需求满足程度还只是最基本的水平。同时，由于城乡二元社会结构和区域发展差异，我国城乡财政医疗卫生投入差异较大，城乡医疗卫生资源配置也出现了极不

---

① 数据来源：2017年中国卫生与计划生育统计年鉴。

平衡的现象，医疗保险待遇也存在较大差异，因此对需方医疗保险费用控制的程度也存在差异。

二、供给侧医疗费用的控制

由于医疗服务市场供给诱导需求现象严重，因此，只考虑从需求侧通过医疗费用分担机制来控制医疗费用还远远不够。近年来，许多国家逐步将医疗费用控制的政策重心由需求侧转为供给侧，通过改变医疗服务供方的医疗费用与成本意识的方式来达到降低医疗费用的目的。由于许多国家筹措资金的主要途径都是医疗保险，使得参保的患者与医生之间不发生直接的财务关系，参保人治病产生的医疗费用由第三方（医疗保险机构）支付，因此，"第三方"付费的医疗费用支付方式（又称医疗保险支付方式①），就成了影响医疗费用与成本的最直接因素。一种好的医保支付方式不仅能抑制医方信息优势，消除医方诱导需求，抑制因此导致的医疗费用不合理增长，还能激励和促使定点医疗机构的效率提高，进而把医疗费用的增长控制在合理范围内。由此，中国也开展了一系列医保支付方式的改革探索。

通过医疗保险支付方式控制医疗供方（尤其是医生）不合理的医疗行为成了国际上抑制医疗费用不合理增长的主要手段。我国的医疗费用支付方式采用过按服务项目付费为主，或以总额预付、按人头付费、单病种付费等多种支付方式相结合的支付方式。从国内外的改革经验来看，没有一种支付方式可以"包打天下"，各种支付方式都存在优缺点。因此，未来我国将会采用多种支付方式组合的医疗保险支付方式②。

（一）中国医疗保险支付方式改革的两个阶段

中国基本医保支付方式主要经历了以下两个阶段：

第一阶段主要是1998—2010年，按服务项目付费为主的混合式支付方式阶段。从2002年开始，全国各地开始了总额控制、定额预付制、单病种付费等支付方式的改革。例如，2002年，上海市实行了医保基金预算与总额控制

---

① 医疗费用支付方式，即医疗保险支付方式，是指由第三方即医疗保险机构代表患者统一向医院（医生）支付。

② 李绍华，柴云. 医疗保险支付方式 [M]. 北京：科学出版社，2016：9-12.

相结合的办法；2004 年，江苏省淮安市采取总额控制下的按病种分类的支付方式，同年，山东省济宁市也开始采用定额结算为主的支付方式。自 2007 年起，我国对不同医院按照层级和承担的医疗工作量情况实行不同的支付方式，实行"大病据实，单病种结算，质量考核、项目审核、年终决算相结合"的复合支付方式。自 2008 年起，广东省东莞市开始对实行收支两条线管理的社区卫生服务机构，实施按人头付费的预付制，而上海则实行了严格的总额预算制度。在这一时期内，单病种付费由于病种合理分类分组受限而陷入困境，中国城镇基本医保支付方式则主要以"据实结算"即"按服务项目付费"为主。这一阶段，新农合制度也开展了支付方式改革，所获评价也较好。自 2005 年开始，部分地区的新农合医疗机构在支付方式改革实践中按照单病种付费（仍属于按服务项目付费），为每一个单纯的疾病病种（没有并发症）设定了一个封顶线，利用卫生行政部门合管办的行政力量进行监管。这种支付方式的好处在于，医院收取的医疗费用一般会低于同一病种按项目的收费，有利于降低患者医疗费用和减少医疗资源浪费。

第二阶段是 2011 年至今，主要实施了以总额预算为主的预付制方式。2011 年，人社部颁布的《关于进一步推进医疗保险付费方式改革的意见》提出，推进医保付费方式改革的任务目标是：在加强总额控制，探索总额预付制的基础上，结合门诊统筹开展探索按人头付费，结合住院门诊大病保障探索按病种付费。2017 年，为了更好地规范医疗服务行为、控制医疗费用不合理增长，国务院办公厅发布了《关于进一步深化基本医疗保险支付方式改革的指导意见》，提出自 2017 年起，全面推行以按病种付费为主的多元复合式医保支付方式，国家开展按疾病诊断相关分组（DRGs）付费试点，各地选择一定数量的病种按照病种付费，鼓励全国各地完善按人头、按床日等多种付费方式。

（二）我国城乡医保支付方式的改革历程

1. 城镇医保支付方式的改革历程

2011 年 5 月，人社部颁布《关于进一步推进医疗保险付费方式改革的意见》，要求全国各地积极探索医疗保险支付方式改革，以达到规范医疗服务行为、控制医疗费用增长的目的。2012 年 3 月，国务院发布《关于印发"十二五"期间深化医药卫生体制改革规划暨实施方案的通知》，提出要进一步改革和完善我国医疗保险支付制度。2017 年 6 月，国务院办公厅印发了《关于进一步深化基本医疗保险支付方式改革的指导意见》，提出自 2017 年起，全面推行按病种付费为主的多元复合式医疗保险支付方式，到 2020 年全面覆盖所有医疗机构和医疗服务。镇江市是我国城市开展医疗保险支付方式改革的"两江"试点之一，自 1994 年起，镇江市就开始了社会医疗保险体制改革，并经历了"按服务单元付费（1995—1996 年）""总量控制、定额结算（1997—1998 年）""统筹基金费用总额控制、个人账户费用按实支付（1999—2000 年）""总额预算、弹性结算和部分疾病按病种付费相结合的复合式结算方式（2001—2007 年）""多种付费方式结合的复合式支付方式（2008 年至今）"几个重要阶段。前三个阶段是按照后付制的支付方式，后两个阶段是预付制的支付方式。镇江市的医疗保险支付方式方式改革是我国城市医疗保险支付方式改革的典型代表，中国城市医疗保险支付方式改革也大多经历了上述几个阶段。

2. 新农合支付方式的改革历程

我国新农合支付方式的改革历程主要包括两个阶段。第一阶段是 2006—2010 年，云南省禄丰县（今禄丰市）开展了新农合支付方式改革探索。在禄丰县（今禄丰市）推行新农合支付方式改革的过程中，实行了门诊费用总额预付制度和住院费用床日付费制度。禄丰县（今禄丰市）新农合管理机构以人口为基数，经过测算，对医疗机构实行医疗费用"总额包干，超支自付，结余自留"的制度。禄丰县（今禄丰市）的改革经验成效显著，截至 2009 年，乡镇卫生院的门诊次均费用和住院次均费用远低于全国乡镇医疗机构平均水平，每张处方的药品数量和种类显著降低，多种药品的"大处方"情况基本消失，抗生素和激素类药物的使用率也远低于全国水平。第二阶段则是在 2010 年后，禄丰县（今禄丰市）的改革经验向全国推广。这一阶段，我国新农合支付方式的改革主要集中在门诊总额预付和住院单病种付费方面。在乡、村两级实施门诊统筹基金总额控制的支付方式，按照人头或门诊人次定额包干，将医疗费用预付给定点医疗机构，定点机构再为一定范围的新农合参合人口提供医疗服务。在县、乡两级实施住院单病种付费的支付方式，针对治疗方案稳定、诊断明确、疾病界限清晰的部分病种，按照当地同级别医疗机构以往各病种的平均医疗费用和新农合基金的承受能力，确定支付定额。

（三）我国医疗费用支付方式的改革趋势

随着我国城乡二元经济结构在城镇化发展过程中的差距缩小，城市与农村的三级医疗网都将侧重初级卫生保健发展，基本医疗保险制度逐步融合，医疗保险支付方式的发展也在不断成熟和稳定，医疗保险支付方式改革主要呈现以下趋势：支付方式由单一向混合式发展；支付方式改革需要疾病分类标准，并结合临床路径；门诊费用主要采用按人头付费方式，住院费用主要采用"按照总量预算结合病种付费"方式。通过以上医疗费用支付方式的不断优化与变革，供给面带来的医疗费用将会得到更好的控制。

第四章

我国医生人力资源配置与医疗费用的现状分析

第一节 我国医生人力资源配置现状分析

一、我国医生人力资源配置数量

（一）我国医生总体配置数量

随着我国社会经济的不断发展，我国在医疗卫生领域的投入逐年增加，医疗人才队伍的建设取得了显著的成效，无论是医生总量还是人均配置数量，都在逐年增长，为健康中国建设提供了强大动力和坚实基础。据表4-1的数据显示，在2017年底，全国执业（助理）医师总数达339万人，比2013年的279.48万人增加了21.3%，年均增长率达6.6%；每千人口执业（助理）医师数达到2.44人，比2013年每千人口2.06人增加了0.38人，年均增长率达5.8%。

尽管我国医生人力资源总量逐年增长，但消费者对医疗服务的需求也在逐步提升，医生人力资源总量的增长并没有很好地与居民医疗服务的需求相匹配。从需求侧来看，2017年，我国医疗卫生机构诊疗人次数约82亿，比2010年增加了近24亿人次；同时，居民在2017年的平均就诊次数为5.9次，而这在2010年仅为4.4次①。而我国每千人口执业（助理）医师数却增长缓

---

① 数据来源：《中国卫生和计划生育统计年鉴2011》和《中国卫生健康统计年鉴2018》。

慢，显然有些供不应求。2017 年 1 月 10 日，国务院发布的《"十三五"卫生与健康规划》提出我国医疗卫生服务体系发展目标，到 2020 年，我国健康服务体系持续完善，医疗卫生服务能力大幅提升，每千人口执业（助理）医师数大于 2.5 人。如果按照我国 2020 年有 14 亿人口估算，我国总共需要约 350 万名执业（助理）医师，而我国现在则还存在 11 万名执业（助理）医师的缺口。

此外，我国全科医生①和各类执业（助理）医师的配置数量都在逐年增加。截至 2017 年底，我国全科医生、临床医师、中医医师、口腔医师和公共卫生医师配置数量分别达 25.27 万、256.1 万、52.7 万、18.8 万和 11.4 万人，比 2012 年分别增长了 130.15%、26.56%、43.09%、61.79% 和 5.46%。同时，2017 年底，我国全科医生、临床医师、中医医师、口腔医师和公共卫生医师每千人口配置数量分别为 0.18 人、1.84 人、0.38 人、0.14 人和 0.08 人，除了每千人口公共卫生医师数没有太大变化之外，全科医生、临床医师、中医医师、口腔医师每千人口配置数量则分别增长了 125%、26.41%、43.42% 和 67.48%②。

2011 年，国务院发布的《关于建立全科医生制度指导意见》提出，到 2020 年要实现每万人口拥有的合格全科医生数达到 2~3 名；2017 年的《"十三五"卫生与健康规划》也提出，到 2020 年我国每万人口全科医生要大于 2 人。因此，如果按照我国 2020 年有 14 亿人口估算，我国总共需要约 28 万至 42 万名全科医生，而我国现在则还有 3 万至 17 万名全科医生的缺口。此外，《中医药发展战略规划纲要（2016—2030）》中提出，到 2020 年，我国每万人口卫生机构中医执业（助理）医师数要达到 4 人，我国现在与这一目标也存在一定差距，同样按 14 亿人口估算，到 2020 年我国需要配置 56 万名中医医师，我国现在存在近 4 万人的缺口。因此，我国还需加强执业（助理）医师以及全科医生、中医医师等的配置。

---

① 全科医生是指注册为全科医学专业或取得全科医生培训合格证的执业（助理）医师。

② 数据来源：《中国卫生健康统计年鉴 2018》。

表 4-1 我国医生配置数量的总体情况（2012—2017 年）

年份	执业（助理）医师		全科医生		临床		中医		口腔		公共卫生	
	总计（万人）	每千人口数（人）	总计（万人）	每千人口数（人）	总计（万人）	每千人口数（人）	总计（万人）	每千人口数（人）	总计（万人）	每千人口数（人）	总计（万人）	每千人口数（人）
2012	261.61	1.94	10.98	0.08	202.34	1.46	36.83	0.26	11.62	0.08	10.81	0.08
2013	279.48	2.04	14.55	0.11	215.41	1.55	39.83	0.29	12.95	0.09	11.29	0.08
2014	289.25	2.12	17.26	0.13	222.16	1.60	41.86	0.30	14.05	0.10	11.19	0.08
2015	303.91	2.22	18.86	0.14	232.21	1.67	45.22	0.33	15.36	0.11	11.12	0.08
2016	319.10	2.31	20.91	0.15	243.05	1.75	48.16	0.35	16.72	0.12	11.17	0.08
2017	339.00	2.44	25.27	0.18	256.10	1.84	52.70	0.38	18.80	0.14	11.40	0.08

注：数据来源于 2013—2018《中国卫生健康统计年鉴》。

（二）各省份医生配置数量

在医生人力资源总量配置相对不足的状况下，我国医生人力资源配置不均衡问题则进一步加剧了医疗矛盾的产生。这种不均衡，表现在省份、城乡以及地区等多个层面。据表 4-2 显示，从省级行政单位划分的视角来看，2013—2017 年间，我国 31 个省份的执业（助理）医师总量和每千人口执业（助理）医师数量均在逐年增加。在这四年间，执业（助理）医师总量最多的山东、广东、河南三省分别增加了 3.28 万人、4.77 万人和 3.97 万人，增速分别为 14.15%、22.68% 和 21.98%；每千人口执业（助理）医师数量最多的北京、浙江、上海三省则分别增加了 0.7 人、0.64 人和 0.41 人，增速分别为 19.18%、25.40% 和 17.08%。

同时，各省份之间也存在明显差距。从执业（助理）医师总量方面来看，东部发达地区省份的医生总量远高于西部欠发达地区省份，比如，2017 年，执业（助理）医师总量超过 20 万的省份有山东（26.46 万人）、广东（25.80 万人）、河南（22.03 万人）、江苏（21.71 万人）四省；而总量少于 2 万的省份有宁夏（1.82 万人）、青海（1.55 万人）和西藏（0.76 万人）三省，医生总量最多的山东是最少的西藏的 34.82 倍。同时，每千人口执业（助理）医师配置数量差距也较大，东部地区远高于中、西部地区，其中，2017 年，每千人口执业（助理）医师配置数最多的省份分别为北京（4.35 人）、浙江

（3.16人）、上海（2.81人），而最少的省份云南（1.96人）、安徽（1.93人）和江西（1.81人），千人医生数最多的北京是最少的江西的2.4倍。

表4-2　我国各省份医生配置数量情况（2013—2017年）

地区	总量（万人）						每千人口数（人）					
	2013	2014	2015	2016	2017	排序	2013	2014	2015	2016	2017	排序
总计	279.48	289.25	303.91	319.10	339.00	—	2.06	2.12	2.22	2.31	2.44	—
北京	7.71	7.99	8.52	8.94	9.44	13	3.65	3.72	3.93	4.11	4.35	1
天津	3.21	3.33	3.59	3.78	4.11	27	2.18	2.20	2.32	2.42	2.64	8
河北	15.01	15.77	16.69	17.71	19.19	6	2.05	2.14	2.25	2.37	2.55	12
山西	8.82	8.98	9.02	9.17	9.43	14	2.43	2.46	2.46	2.49	2.55	13
内蒙古	6.21	6.22	6.42	6.64	7.03	22	2.48	2.48	2.56	2.63	2.78	4
辽宁	10.33	10.16	10.46	10.98	11.57	11	2.35	2.31	2.39	2.51	2.65	7
吉林	6.20	6.32	6.72	6.97	7.06	21	2.25	2.30	2.44	2.55	2.60	10
黑龙江	8.05	8.14	8.27	8.44	8.85	17	2.10	2.12	2.17	2.22	2.34	19
上海	5.79	6.12	6.30	6.54	6.79	24	2.40	2.52	2.61	2.70	2.81	3
江苏	16.96	17.86	18.92	20.46	21.71	4	2.14	2.24	2.37	2.56	2.70	5
浙江	13.83	14.57	15.81	16.82	17.87	7	2.52	2.65	2.85	3.01	3.16	2
安徽	9.86	10.37	10.78	11.27	12.08	10	1.64	1.71	1.75	1.82	1.93	30
福建	7.26	7.53	7.80	7.97	8.40	18	1.92	1.98	2.03	2.06	2.15	25
江西	7.03	7.46	7.68	7.92	8.36	19	1.55	1.64	1.68	1.72	1.81	31
山东	23.18	23.09	23.71	24.49	26.46	1	2.38	2.36	2.41	2.46	2.64	9
河南	18.06	18.93	19.86	20.67	22.03	3	1.92	2.01	2.10	2.17	2.30	21
湖北	11.72	12.61	13.60	14.17	14.73	9	2.00	2.17	2.32	2.41	2.50	16
湖南	12.72	13.34	15.08	16.06	17.30	8	1.90	1.98	2.22	2.35	2.52	15
广东	21.03	21.68	22.85	24.32	25.80	2	1.98	2.02	2.11	2.21	2.31	20
广西	8.33	8.65	9.16	9.67	10.11	12	1.77	1.82	1.91	2.00	2.07	28
海南	1.67	1.76	1.90	1.99	2.08	28	1.87	1.95	2.09	2.17	2.24	23
重庆	5.51	5.81	6.10	6.47	6.85	23	1.86	1.94	2.02	2.12	2.23	24
四川	17.39	17.95	18.15	18.54	19.49	5	2.14	2.21	2.21	2.24	2.35	18

地区	总量（万人）						每千人口数（人）					
	2013	2014	2015	2016	2017	排序	2013	2014	2015	2016	2017	排序
贵州	5.60	5.78	6.34	6.90	7.55	20	1.60	1.65	1.80	1.94	2.11	27
云南	7.49	7.54	7.96	8.59	9.39	15	1.60	1.60	1.68	1.80	1.96	29
西藏	0.52	0.56	0.62	0.65	0.76	31	1.66	1.76	1.92	1.98	2.26	22
陕西	7.44	7.65	7.95	8.57	9.32	16	1.98	2.03	2.10	2.25	2.43	17
甘肃	4.49	4.77	4.96	5.28	5.61	26	1.74	1.84	1.91	2.02	2.14	26
青海	1.32	1.30	1.38	1.37	1.55	30	2.29	2.22	2.35	2.31	2.59	11
宁夏	1.43	1.50	1.59	1.71	1.82	29	2.19	2.27	2.37	2.53	2.67	6
新疆	5.30	5.48	5.73	6.03	6.23	25	2.34	2.38	2.43	2.51	2.55	14

注：数据来源于2014—2018年《中国卫生健康统计年鉴》。

（三）我国城乡医生配置数量

据表4-3显示，2010—2017年，无论是城市地区，还是农村地区，执业（助理）医师配置总量和每千人口配置数量均在不断增加。其中，城市和农村①执业（助理）医师总量分别从2010年的115.21万、126.12万增加到2017年的177.81万、161.19万，分别增长了54.34%和27.81%；城市和农村每千人口执业（助理）医师数分别从2.97人、1.32人增长到2017年的3.97人、1.68人，分别增长了33.67%和27.27%。城乡医生数量虽然在逐年增加，但城乡之间医生配置数量仍存在显著差距，且这些差距有继续拉大的趋势。其中，执业（助理）医师总数的城乡比值由2010年的0.91提高到2017年的1.1，每千人口执业（助理）医师数的城乡比值也由2010年的2.25提高到2017年的2.36。

根据《全国医疗卫生服务体系规划纲要（2015—2020年）》和《"十三五"卫生与健康规划》提出的"到2020年每千人口执业（助理）医师数达到2.5人"的目标，我国城市地区的配置水平基本已超标，但是农村地区的配置水平差距甚远。我国城乡医生人力资源配置极不均衡，我国农村医生人

---

① 城市包括直辖市区和地级市辖区，农村包括县及县级市。

力资源配置还存在较大缺口。如果按照发达国家每千人口医生数为3.14人、转型国家为2.99人、一般发展国家为1.12人、最不发达国家为0.14人的标准①来看，我国总体上还处于从一般发展国家向转型国家过渡的阶段，城市则已超过发达国家水平，而农村却处于一般发展国家向转型国家过渡的阶段。

表4-3　我国城乡医生配置数量情况（2010—2017年）

年份	执业（助理）医师总量			每千人口执业（助理）医师数		
	城市（万人）	农村（万人）	城市/农村	城市（人）	农村（人）	城市/农村
2010	115.21	126.12	0.91	2.97	1.32	2.25
2011	119.06	127.55	0.93	3.00	1.33	2.26
2012	126.84	134.77	0.94	3.19	1.4	2.28
2013	136.01	143.46	0.95	3.39	1.48	2.29
2014	143.17	146.08	0.98	3.54	1.51	2.34
2015	153.76	150.15	1.02	3.72	1.55	2.40
2016	164.77	154.33	1.07	3.79	1.61	2.35
2017	177.81	161.19	1.10	3.97	1.68	2.36

数据来源：2011—2018年中国卫生健康统计年鉴。

（四）我国东、中、西部地区医生配置数量

1. 总量配置情况

表4-4的数据显示，我国东、中、西部地区执业（助理）医师总量都在逐年增加的同时，也存在较大差距。横向来看，2017年，东、中、西部地区执业（助理）医师总量分别为153.42万人、99.85万人、85.73万人，东部分别为中部、西部的1.54倍和1.79倍。纵向来看，2010—2017年，我国东、中、西部地区执业（助理）医师总数分别增长了44.59%、34.3%、40.86%。这是由于我国东部地区经济发达程度较高，有较强的地方经济支撑，更能吸引医师尤其是高素质高水平医师队伍前往，我国西部地区因为政策导向而有较高的中央转移支付比例，而中部地区这两者均未沾，进而形成新的"中部

---

① 李蔚东，胡光宇，胡琳琳. 卫生与发展建设全民健康社会［M］. 北京：清华大学出版社，2004：15-18.

塌陷"，使得东部地区执业（助理）医师总量配置增长率最高，西部次之，中部最低。即便如此，现阶段我国西部地区医生人才队伍无论是数量还是质量都相对较弱。

此外，东、中、西部地区的城乡执业（助理）医师总量也存在差距，除了东部地区的城市高于农村，中部和西部的农村医生总量均高于城市，且这种差距呈扩大趋势。截至 2017 年底，东部地区的城市与农村执业（助理）医师总数分别为 93.69 万和 59.73 万，而中部地区的城乡分别为 43.87 万和 55.98 万，西部则分别为 40.25 万和 45.48 万，其中，无论是城市还是农村，均是东部地区执业（助理）医师总量最多，中部次之，西部最少。

表 4-4　我国东、中、西部地区医生配置总量情况（2010—2017 年）

年份	东部地区（万人）				中部地区（万人）				西部地区（万人）			
	合计	城市	农村	城/乡	合计	城市	农村	城/乡	合计	城市	农村	城/乡
2010	106.11	58.42	47.69	1.22	74.35	31.69	42.66	0.74	60.86	25.09	35.77	0.70
2011	109.73	61.15	48.58	1.26	74.01	31.65	42.36	0.75	62.87	26.26	36.61	0.72
2012	117.44	65.27	52.17	1.25	77.96	33.29	44.67	0.75	66.20	28.27	37.93	0.75
2013	126.00	70.94	55.06	1.29	82.46	34.70	47.76	0.73	71.03	30.37	40.66	0.75
2014	129.87	74.68	55.19	1.35	86.17	36.60	49.57	0.74	73.21	31.89	41.32	0.77
2015	136.54	80.33	56.21	1.43	91.02	39.11	51.91	0.75	76.35	34.32	42.03	0.82
2016	144	86.36	57.64	1.50	94.68	41.27	53.41	0.77	80.41	37.14	43.27	0.86
2017	153.42	93.69	59.73	1.57	99.85	43.87	55.98	0.78	85.73	40.25	45.48	0.89

数据来源：2011—2018 年《中国卫生健康统计年鉴》和《中国统计年鉴》。

2. 每千人口配置数量情况

据表 4-5 显示，从每千人口医生配置数量来看，东、中、西部地区分别从 2010 年的每千人口执业（助理）医师 2.13 人、1.63 人、1.56 人增长至 2017 年的 2.66 人、2.3 人、2.27 人，分别增长了 53%、67%、71%。东部每千人口执业（助理）医师数仍高于中、西部，2017 年，东部分别为中、西部的 1.16 倍、1.17 倍。

同时，东、中、西部地区的城乡之间每千人口执业（助理）医师配置数量也存在较大差距，三大地区的城市千人医生数量均为农村的两倍以上，且差距仍在逐步扩大。截至 2017 年底，东部地区城、乡每千人口执业（助理）医师数分别为 4.3 人和 1.9 人，中部地区的分别为 3.7 人和 1.6 人，西部地区的分别为 3.6 人和 1.5 人。由此可见，东部地区无论是总体配置数，还是城、乡配置数量均为最高，中部次之，西部最少。

表4-5　我国东、中、西部地区每千人口医生配置数量情况（2010—2017 年）

年份	东部地区（人）				中部地区（人）				西部地区（人）			
	合计	城市	农村	城/乡	合计	城市	农村	城/乡	合计	城市	农村	城/乡
2010	2.13	3.29	1.48	2.22	1.63	2.82	1.24	2.27	1.56	2.56	1.22	2.10
2011	2.18	3.36	1.51	2.23	1.61	2.79	1.23	2.27	1.60	2.60	1.25	2.08
2012	2.10	3.60	1.61	2.24	1.83	2.92	1.29	2.26	1.82	2.76	1.30	2.12
2013	2.24	3.81	1.71	2.23	1.93	3.16	1.36	2.32	1.94	2.90	1.39	2.09
2014	2.30	3.93	1.70	2.31	2.01	3.25	1.42	2.29	1.99	3.13	1.39	2.25
2015	2.40	4.10	1.70	2.41	2.11	3.40	1.50	2.27	2.06	3.30	1.40	2.36
2016	2.51	4.10	1.80	2.28	2.19	2.90	1.70	1.71	2.15	4.30	1.30	3.31
2017	2.66	4.30	1.90	2.26	2.30	3.70	1.60	2.31	2.27	3.60	1.50	2.40

数据来源：2011—2018 年《中国卫生健康统计年鉴》和《中国统计年鉴》。

二、我国医生人力资源配置质量

（一）我国医生总体质量

我国医生人力资源的学历与职称构成，能在一定程度上反映我国医生人力资源的质量情况与技术水平。医生人力资源的素质高低会直接影响医疗卫生服务的提供质量，也直接影响我国广大公民的健康能否得到有效保障。如果地区医生人力资源技能水平与综合素质低下，将会造成患者在本地得不到合适的医治而不得不舍近求远到异地寻求高水平的医疗服务，这样将进一步加重"看病贵"问题，还会加重医疗资源的闲置与浪费。因此，在医生人力资源配置时，不仅要关注数量，还必须注重质量，还须加强优质医生的配置。对我国医生人力资源的学历与职称构成进行分析，能在一定程度上了解我国医生人力资源的技术水平与综合素质。

总体上，我国医生人力资源的学历主要由研究生学历、大学本科学历、大专学历、中专学历、高中及以下学历构成；职称主要由正高、副高、中级和中级以下职称构成。表4-6的数据显示，我国拥有研究生和大学本科学历的执业（助理）医师人数占比以及拥有正高与副高职称的执业（助理）医师人数占比均在逐年提高，而大专及以下学历和中级及以下职称人数占比都在逐步降低。这说明我国医生人力资源除了数量在不断增长之外，质量也在不断提升，我国医生人才队伍数量和质量的"双增长"，带动了我国医疗技术水平和医疗服务质量的"双提升"。

虽然我国执业（助理）医师的学历结构和职称结构在逐步优化，但拥有高学历和高级职称的人数占比仍然较小。2017年，研究生学历人数仅占12%，大学本科占41%；此外，拥有正高职称的医生仅占4.7%，副高职称占12.9%。因此，我国医生人力资源不仅缺口大、分布不均衡，专业素质和服务能力都还有待提升，未来我国急需加强高层次医生人力资源的配置，进一步优化我国医生人才队伍。

表4-6　我国医生学历与职称的总体构成情况（2010—2017年）　　单位:%

年份	学历构成				职称构成			
	研究生	大学本科	大专	中专及以下	正高	副高	中级	中级以下
2010	6.9	36.1	32.3	24.7	3.8	12.1	30.1	54.1
2011	7.5	36.8	32.1	23.7	3.8	11.9	29.2	55.1
2012	8.1	37.3	31.8	22.8	3.9	11.6	28.2	56.3
2013	9.3	38.4	31.2	21	4.0	11.4	27.5	57.1
2014	9.5	38.0	31.3	21.2	4.4	12.7	30.3	52.6
2015	10.3	38.8	30.6	20.3	4.6	12.8	30.1	52.6
2016	11.2	40.0	30.0	18.9	4.6	12.8	29.6	52.9
2017	12.0	41.0	29.1	17.9	4.7	12.9	28.9	53.5

数据来源：2011—2018年《中国卫生健康统计年鉴》。

（二）我国各类医疗卫生机构的医生质量

由表4-6可知，我国执业（助理）医师总体学历和职称结构在不断优化，但高学历与高级职称的医生人数占比仍较小。而由表4-7可知，我国各类医疗卫生机构的医生学历和职称构成情况差距也较大。其中，无论是大学本科及以上学历人数占比，还是中级以上职称人数占比，医院均居首位（69.9%、23.7%），社区卫生服务中心次之（44.8%、9.7%），乡镇卫生院第三（17.5%、4.3%），村卫生室最低（2.3%、0.2%）。

我国农村医疗服务网是以县级医院为龙头，乡镇卫生院为主体，村卫生室为基础的医疗卫生服务体系；城市医疗服务体系则主要以直辖市区和地级市辖区医院为主，以社区卫生服务中心为基础。众所周知，我国高素质高水平医生大多集聚在直辖市与地级市医院尤其是大医院，同时由表4-7可知，乡镇卫生院和村卫生室所拥有的高学历与高级职称的医生人数比重要明显低于社区卫生服务中心，表明我国城市拥有的高学历以及高级职称的医生人数占比要远高于农村，城市地区医生总体质量高于农村地区。此外，以社区卫生服务中心、乡镇卫生院以及村卫生室为代表的基层医疗卫生机构的高学历与高级职称医生人数占比也远低于医院，表明我国基层医生的质量水平与医院的差距较大。

由此可见，由于我国绝大部分高水平医生都选择前往省市就业，或基层优秀人才被省市大医院虹吸，使得我国农村和基层医生的高学历与高级职称医生数量都远不及城市和高层医疗机构，导致农村与基层医疗机构的医生专业技术水平相对较低，难以"取信于民"，进而导致大部分患者选择前往城市大医院就医，不利于分级诊疗服务体系的形成，还导致了医疗费用的急剧上涨。为此，为了控制医疗费用的不合理增长，形成有效的分级诊疗服务体系，我国未来亟待加强农村和基层优质医生的配置。

表4-7 各类医疗卫生机构医生的学历和职称构成情况（2017年） 单位:%

年份	学历构成				职称构成			
	研究生	大学本科	大专	中专及以下	正高	副高	中级	中级以下
总体	12.0	41.0	29.1	17.9	4.7	12.9	28.9	53.5
医院	18.7	51.2	21.6	8.6	6.8	16.9	30.9	45.5

年份	学历构成				职称构成			
	研究生	大学本科	大专	中专及以下	正高	副高	中级	中级以下
社区卫生服务中心	2.8	42.0	36.1	19.1	1.3	8.4	33.2	57
乡镇卫生院	0.2	17.3	43.0	39.4	0.3	4.0	21.0	74.7
村卫生室	—	2.3	20.8	76.9	—	0.2	2.3	97.5

数据来源：《中国卫生健康统计年鉴2018》。

（三）我国各省份医生质量

1. 总体情况

医院的等级反映了医院的医疗服务水平、资源配置水平、专科声誉以及长期运营能力，一般情况下，优质医生会主动选择进入高等级医院执业①。因此，一个地区所拥有的高等级医院越多，越能说明这个地区医疗服务质量越高，拥有的优质医生越多。而三级医院是最高等级的医院，三甲医院又是三级医院中等级最高的，因此，地区拥有的三级医院和三甲医院的数量情况能较好地反映该地区的医生质量情况与医疗水平。

表4-8显示，我国无论是三级医院和三甲医院的数量，还是三级医院与三甲医院占医院总数的比重，都在不断增长。2010—2017年间，我国三级医院和三甲医院分别增长了82.24%和67.28%，截止至2017年底，我国拥有的31056家医院当中，三级医院和三甲医院分别为2340家和1360家，分别占医院总数的7.53%和4.38%。

---

① 吕国营，赵曼. 越评级越失衡？——我国医院等级评定与医生人力资源配置研究［J］. 经济管理，2018，40（7）：110-127.

表 4-8 我国三级医院与三甲医院的总体配置情况（2010—2017 年）

年份	医院总数（家）	三级医院		三甲医院	
		数量（家）	占比（%）	数量（家）	占比（%）
2010	20918	1284	6.14	813	3.89
2011	21979	1399	6.37	881	4.01
2012	23170	1624	7.01	989	4.27
2013	24709	1787	7.23	1079	4.37
2014	25860	1954	7.56	1158	4.48
2015	27587	2123	7.70	1236	4.48
2016	29140	2232	7.66	1308	4.49
2017	31056	2340	7.53	1360	4.38

数据来源：2011—2018 年《中国卫生健康统计年鉴》。

2. 各省份三级医院和三甲医院情况

表 4-9 显示，2017 年，我国 2340 家三级医院中，东部地区 11 省拥有 1095 家，占比 46.79%；中部地区 8 省拥有 616 家，占比 26.32%；西部地区 12 省拥有 629 家，占比 26.88%。同时，1360 家三甲医院中，东部地区有 619 家，占 45.51%；中部地区有 399 家，占 29.34%；西部地区有 342 家，占 25.15%。除四川省之外，三级医院和三甲医院数量排行前十名均为东、中部地区的省市；其中，三级医院数量排行前三的省份分别为广东省（170 家）、山东省（166 家）、江苏省（154 家），三甲医院数量排行前三的省份分别为广东省（115 家）、山东省（94 家）、浙江省（71 家），都是东部地区省份。除了广东省获得了三级医院与三甲医院数量的"双料"冠军之外，作为首都的北京市，虽然三级医院和三甲医院数量排名不高，但每千人口三甲医院数量却是最多，表明北京的医生人力资源丰厚程度相当高。此外，在复旦大学医院管理研究所发布的"2017 年度中国医院排行榜"① 中，百强医院大部分集中在北京、上海、广东、江苏、浙江等发达省份，而内蒙古、山西、贵州、西藏、青海等省份几乎无一上榜。以上种种都折射出我国区域之间优质医生

———————————

① 资料来源：复旦大学医院管理研究所。

人力资源分配上存在着严重的不均衡现象。其中，东、中部地区远胜于西部地区。

高等级医院的不均衡带来了优质医生分布的不均衡，使得我国异地或跨地区就医现象明显，所谓"全民上协和"现象不仅增加了就医难度和就医费用，而且优质医生不合理的流向使得基层医疗机构医疗技术水平和服务质量下降，大医院的优势不能得到合理利用，无形中浪费了医疗资源。为了破解这个难题，我国不断强调各级医疗机构的功能定位，完善分级诊疗，同时加强了对中小城市医院的扶持，但收效甚微。由此可见，在引导优质医生均衡配置方面，我国未来还有很长的路要走。

表4-9　我国各省份三级医院与三甲医院的配置情况（2017年）

地区	医院（家）	三级医院		三甲医院		地区	医院（家）	三级医院		三甲医院	
		数量（家）	占比（%）	数量（家）	占比（%）			数量（家）	占比（%）	数量（家）	占比（%）
合计	31056	2340	7.53	1360	4.38	山东	2451	166	6.77	94	3.84
东部	12219	1095	8.96	619	5.07	河南	1632	87	5.33	53	3.25
中部	8819	616	6.98	399	4.50	湖北	979	123	12.56	69	7.05
西部	10018	629	6.28	342	3.41	湖南	1313	73	5.56	47	3.58
北京	656	99	15.09	55	8.38	广东	1464	170	11.61	115	7.86
天津	426	42	9.86	31	7.28	广西	589	72	12.22	45	7.64
河北	1846	69	3.74	45	2.44	海南	208	17	8.17	10	4.81
山西	1388	58	4.18	41	2.95	重庆	749	41	5.47	29	3.87
内蒙古	775	72	9.29	24	3.10	四川	2219	152	6.85	68	3.06
辽宁	1268	128	10.09	64	5.05	贵州	1270	50	3.94	29	2.28
吉林	654	46	7.03	30	4.59	云南	1252	69	5.51	42	3.35
黑龙江	1089	95	8.72	69	6.34	西藏	148	11	7.43	3	2.03
上海	363	47	12.95	32	8.82	陕西	1150	57	4.96	35	3.04
江苏	1727	154	8.92	68	3.94	甘肃	526	36	6.84	17	3.23
浙江	1204	133	11.05	71	5.90	青海	212	18	8.49	10	4.72
安徽	1095	68	6.21	43	3.93	宁夏	209	13	6.22	6	2.87
福建	606	70	11.55	34	5.61	新疆	919	38	4.13	34	3.70

地区	医院（家）	三级医院		三甲医院		地区	医院（家）	三级医院		三甲医院	
		数量（家）	占比（%）	数量（家）	占比（%）			数量（家）	占比（%）	数量（家）	占比（%）
江西	669	66	9.87	47	7.03						

数据来源：2018 年《中国卫生健康统计年鉴》。

三、我国医生人力资源非均衡配置情况

在分析我国医生人力资源配置数量和质量情况时，就能初步断定我国无论是各省份之间，还是城乡之间、地区之间，医生人力资源配置数量和质量都存在着明显差距，下面将进一步通过实证测算方法，对我国各省之间、城乡之间、地区之间的医生人力资源配置的非均衡程度进行测量和分解，了解我国医生人力资源非均衡配置程度有多大？这种非均衡程度主要来自区域内部还是区域之间？

（一）医生人力资源非均衡配置程度的测量方法

本书在对我国医生人力资源非均衡配置程度进行测算时，具体方法的选择主要依据以下五项原则：第一，尺度无关原则，即医生人力资源总量的大小不影响对医生人力资源配置的比较；第二，人口无关原则，即人口规模不影响对医生人力资源配置不均衡趋势的量化；第三，可分解性原则，即医生人力资源配置的非均衡程度可以被分解为组内与组间不均衡的加权总和；第四，弱转移性原则，即医生人力资源由富集区域转移到医生人力资源匮乏区域时会使医生人力资源配置均衡程度提高；第五，强转移性原则，建立在弱转移性原则成立的基础之上，即对于固定距离上的一次转移引起的非均衡程度的变化只取决于转移的份额。过去众多学者运用比值法、基尼系数、洛伦茨曲线、泰尔指数、阿特金森指数、集中指数、变异系数、TOPSIS 法、集聚度等方法对医生人力资源的均衡程度进行了测算。但在这众多统计方法中，只有变异系数同时满足前四项原则，泰尔指数同时满足以上五条原则，因此，相较而言，泰尔指数是评价医生人力资源非均衡配置程度的较好方法。但泰尔指数也存在不足：取值范围不固定，且仅对上层和下层水平的变化敏感而

对中等水平的变化不敏感。而修正加权变异系数则可以弥补这一问题，且修正加权变异系数取值范围在 0~1 之间，可以对医生人力资源非均衡配置情况做出直观、准确的判断①。

因此，本书采用修正加权变异系数和泰尔指数相结合的方法对我国医生人力资源非均衡配置程度进行测量，先利用修正加权变异系数对我国省份之间、城乡之间以及地区之间医生人力资源非均衡配置程度进行总体评价，了解医生人力资源配置非均衡程度有多大，然后再利用泰尔指数对我国城、乡之间与东、中、西部地区之间的医生人力资源非均衡配置程度进行分解，了解这些非均衡更多地来自区域内部还是区域之间。这样可以避免采用单一方法进行评价所产生的偏差，对我国医生人力资源非均衡配置程度的评价也更加准确与翔实。

1. 修正加权变异系数

加权变异系数，由美国经济学家 Williamson 在 1965 年用来衡量区域间经济发展程度差异，其计算公式为：

$$\alpha = \frac{1}{Y} \sqrt{\sum_{i=1}^{n} \left[(Y_i - Y)^2 \cdot \frac{P_i}{P} \right]} \tag{4-1}$$

其中，α 为加权变异系数，Y_i 为第 i 区域的人均 GDP，Y 为全部区域人均 GDP 的均值，$Y = \frac{1}{n} \sum_{i=1}^{n} Y_i$，$n$ 为地区个数，P_i 为第 i 个地区的人口，P 为各地区人口总数，$P = \sum_{i=1}^{n} P_i$，$\frac{P_i}{P}$ 为第 i 个地区的人口占总人口的比重（权系数）。加权变异系数值越大，表示地区之间的经济发展程度差异越大；加权变异系数值越小，则表示地区之间的经济发展程度差异越小。

王志江和胡日东②在加权变异系数的基础上提出了修正加权变异系数，用来衡量收入分配的平等程度，并证明了修正加权变异系数具有良好的度量性质。修正加权变异系数被许多学者用来测算区域之间医疗卫生资源配置的非

---

① 杨林，李思赞. 城乡医疗资源非均衡配置的影响因素与改进 [J]. 经济学动态，2016 (9)：57-68.

② 王志江，胡日东. 修正加权变异系数：度量收入分配平等程度的有用指标 [J]. 数量经济技术经济研究，2006 (6)：134-137.

均衡程度，其计算公式为：

$$\beta = \frac{1}{Y} \sqrt{\frac{P_m}{1 - P_m} \sum_{i=1}^{n} P_i (Y_i - Y)^2} \qquad (4-2)$$

其中，β 为修正加权变异系数，Y_i 为第 i 区域的医疗卫生资源配置占有量，Y 为所有区域配置的医疗卫生资源的均值，且 $Y = \sum_{i=1}^{n} P_i Y_i$，$p_i$ 为第 i 区域的人口比重，且 $\sum_{i=1}^{n} P_i = 1$，p_m 为医疗卫生资源配置数量最高组的人口比重，n 为区域个数。修正加权变异系数的取值范围为（0，1），系数越大，表示我国区域间医疗卫生资源配置差异越大，均衡程度越低；系数越小，表示我国区域间医疗卫生资源配置差异越小，配置越均衡。

杨林和李思赟[①]对修正加权变异系数做了进一步阐释，认为当修正加权变异系数 $\beta \leq 0.4$ 时，表示医疗卫生资源配置非均衡程度较为合理；当 $0.4 < \beta \leq 0.6$ 时，表示医疗卫生资源配置非均衡程度较大；当 $0.6 < \beta \leq 0.8$ 时，表示医疗卫生资源配置悬殊；$\beta > 0.8$ 时，则表示医疗卫生资源配置非常不均衡。

2. 泰尔指数

泰尔指数，是由荷兰经济学家 Theil 于 1967 年提出的，最早是用来衡量个人之间或者地区之间收入差距或不平等程度的指标。由于用泰尔指数在衡量收入不平等时具有一个很大的优点，就是泰尔指数可以进行差距来源分解，可以看出总差距更多的是由组内差距导致还是组间差距所致。因此，被学者们广泛用来分析不同地区之间医生人力资源或医疗卫生资源配置的非均衡程度及其分解（Conceicao and Ferreira，2000）。泰尔指数的计算公式为：

$$T = \sum_{i=1}^{N} \frac{P_i}{P} \log \frac{Y}{Y_i} \qquad (4-3)$$

其中，T 为泰尔指数，P_i 为第 i 区域的人口（共 N 个区域），P 为所有区域的总人口，Y_i 是第 i 区域的医生人力资源占有量，Y 是 Y_i 的平均值（$Y = \dfrac{\sum_{i=1}^{N} Y_i}{N}$）。如果将 N 个区域按照一定方法划分成 R 组，则泰尔指数可以进一步

①　杨林，李思赟. 城乡医疗资源非均衡配置的影响因素与改进 [J]. 经济学动态，2016（9）：57-68.

分解为：

$$T_{组内} = \sum_{g=1}^{R} P_g T_g \tag{4-4}$$

$$T_{组间} = \sum_{g}^{R} P_g \log \frac{P_g}{V_g} \tag{4-5}$$

$$T_{总} = T_{组内} + T_{组间} \tag{4-6}$$

$$组内差异贡献率 = T_{组内} / T_{总} \tag{4-7}$$

$$组间差异贡献率 = T_{组间} / T_{总} \tag{4-8}$$

式4-4和4-5中，Tg 表示分组后第 g 组的泰尔指数，P_g 表示第 g 组的总人口占全部区域总人口的比重，Vg 则表示第 g 组的医生人力资源占有总量占全部区域医生人力资源总量的比重，总体泰尔指数等于组内泰尔指数与组间泰尔指数之和[①]。

泰尔指数越大，表示区域之间医生人力资源配置差异越大，均衡程度越低；组内差距越大，表示分组后的各组内部医生人力资源配置的差异越大，非均衡程度越高；组间差距越大，则表示分组后各组之间的医生人力资源非均衡配置程度越高。

（二）我国医生人力资源非均衡配置程度的测量结果

1. 指标与数据

本书选取每千人口执业（助理）医师作为医生人力资源的衡量指标用来测算我国医生人力资源非均衡配置程度。若无特别说明，本书选用的原始数据均来源于2011—2018年的《中国卫生与计划生育统计年鉴》（2018年改名为《中国卫生健康统计年鉴》），人口数据则来源于2011—2018年的《中国统计年鉴》。

2. 我国医生人力资源非均衡配置的总体情况

从表4-10的修正加权变异系数的测算结果来看，除了各省之间每千人口执业（助理）医师配置的修正加权变异系数呈逐年下降趋势之外，城乡之间和地区之间的修正加权变异系数则在不断提高。具体来看，各省之间每千人

① 胡志远，欧向军. 基于泰尔指数的江苏省区域差异多指标测度［J］. 经济地理，2007
（5）：719-724.

口执业（助理）医师配置的修正加权变异系数从 2010 年的 0.0233 下降至 2017 年的 0.0195，而城乡之间与地区之间的修正加权变异系数则分别由 2010 年的 0.3844、0.0478 提高至 2017 年的 0.4437、0.1253。这说明我国各省份之间的医生人力资源配置的非均衡程度有所下降，而城乡之间和地区之间的非均衡程度则有所提升。

从横向比较来看，我国城乡之间每千人口执业（助理）医师配置的非均衡程度最高，地区之间的次之，省份之间的最均衡。从具体数值来看，省份之间和地区之间的修正加权变异系数均小于 0.2，表明我国省份之间与地区之间的医生人力资源配置虽存在差距，但仍处于较为均衡的状态。而城乡之间的修正加权变异系数从 2012 年开始就大于 0.4，并且还在不断提高，这表明我国城乡之间医生人力资源配置长期以来都处于非均衡的状态。

表 4-10　我国省际、城乡、地区之间医生非均衡配置程度（2010—2017 年）

年份	省份之间	城乡之间	地区之间
2010	0.0233	0.3844	0.0478
2011	0.0226	0.3916	0.0534
2012	0.0216	0.4020	0.0591
2013	0.0203	0.4095	0.0616
2014	0.0196	0.4241	0.0580
2015	0.0198	0.4399	0.0591
2016	0.0198	0.4371	0.0615
2017	0.0195	0.4437	0.1253

3. 我国医生人力资源非均衡配置程度的分解

（1）城乡医生人力资源非均衡配置程度的分解

表 4-11 为我国城乡每千人口执业（助理）医师配置的泰尔指数测算结果及其分解。从表 4-11 可知，2010—2017 年间，城市与农村内部医生人力资源配置的泰尔指数分别从 0.0399、0.0798 下降至 0.0288、0.0612，组内差距指数也由 0.0597 下降至 0.0421，这表明，城市内部与农村内部的每千人口执业（助理）医师配置差距呈缩小趋势，非均衡配置程度有所下降。同时，组间差

距指数则由 2010 年的 0.0006 提高至 2017 年的 0.0038，说明我国城乡之间执业（助理）医师配置差距在不断扩大，这与前文用修正加权变异系数测算的结果相一致。

从差距分解结果来看，2017 年，组内贡献率为 91.69%，组间贡献率为 8.31%，说明我国城乡之间千人医生配置差距更多地来自城市与农村内部各省份之间的差距，即城市和农村内部各省份之间医生人力资源配置不均衡是导致我国城乡之间医生人力资源配置不均衡的主要驱动因素。据统计，2017 年，北京、浙江的城市地区每千人口执业（助理）医师数分别为 6.8 人、4.9 人，而安徽、重庆的则分别仅为 2.6 人、2.7 人；同时，北京、天津的农村地区每千人口执业（助理）医师分别为 4.3 人、4.2 人，但贵州和广西的农村则分别仅为 1.2 和 1.3 人①。由此可见，同样是城市地区或农村地区，不同省份的千人医生配置差距存在较大差距。但随着时间的推移，组内贡献率在不断下降，而组间贡献率在不断提高，即城乡内部医生配置差距在不断缩小，而城乡之间的医生配置差距则在不断扩大。因此，未来还需重点关注城市与农村之间医生人力资源的均衡配置。

表 4-11　我国城乡之间医生非均衡配置程度的分解（2010—2017 年）

年份	城市	农村	总体差距	组内差距	组间差距	组内贡献率	组间贡献率
2010	0.0399	0.0798	0.0603	0.0597	0.0006	99.03%	0.97%
2011	0.0337	0.0789	0.0565	0.0555	0.0010	98.19%	1.81%
2012	0.0284	0.0682	0.0490	0.0471	0.0019	96.15%	3.85%
2013	0.0329	0.0614	0.0486	0.0459	0.0027	94.46%	5.54%
2014	0.0316	0.0594	0.0470	0.0440	0.0030	93.70%	6.30%
2015	0.0313	0.0567	0.0454	0.0424	0.0031	93.21%	6.79%
2016	0.0319	0.0638	0.0487	0.0453	0.0034	93.12%	6.88%
2017	0.0288	0.0612	0.0459	0.0421	0.0038	91.69%	8.31%

（2）东、中、西部地区医生人力资源非均衡配置程度的分解

表 4-12 为我国东、中、西部每千人口执业（助理）医师配置的泰尔指数

――――――――――
① 数据来源：2018 年《中国卫生健康统计年鉴》。

测算结果及其分解。从表 4-12 可知，2010—2017 年间，东、中、西部各省份之间每千人口执业（助理）医师配置的泰尔指数分别从 0.0355、0.0261、0.0170 下降至 0.0189、0.0064、0.0152，组内差距指数也由 0.0275 下降至 0.0140，这表明我国东、中、西部内部各省份之间的千人医生配置差距在不断缩小，非均衡程度在不断降低。然而，组间差距的泰尔指数则由 2010 年的 0.0007 提高至 2017 年的 0.0012，说明我国东、中、西部地区之间每千人口执业（助理）医师配置的差距仍在不断扩大，这也与前文用修正加权变异系数测算的结果相符。

从泰尔指数的分解结果来看，2017 年，组内贡献率为 92.13%，组间贡献率为 7.87%，说明我国东、中、西部地区之间每千人口执业（助理）医师配置差距也更多地来自地区内部，即地区内部各省份之间执业（助理）医师配置不均衡是导致我国地区之间执业（助理）医师配置不均衡的主要驱动因素。由于我国地区经济发展不平衡，加上医生激励机制不完善，使大部分医生人力资源尤其是高素质高水平优质医生更偏向于在经济水平发达的省市执业，因此也形成了几大医疗中心，比如东部地区的北京、上海、广州、深圳等地，中部地区的武汉等地，西部地区的成都等地，这几大医疗中心不仅配置了更多的大医院和先进医疗设备，还拥有更多的优质医生。

同时，2017 年，我国每千人口执业（助理）医师数排名前十的省市有：东部地区的北京、浙江、上海、江苏、辽宁、山东、天津 7 省市，中部地区的吉林 1 省，西部地区的内蒙古、宁夏 2 省；排名后十位的省市有：东部地区的海南、福建 2 省，中部地区的安徽、江西 2 省，西部的西藏、重庆、甘肃、贵州、广西、云南 6 省市。由此相比，同一个地区的不同省份之间每千人口执业（助理）医师的配置存在较大差距，且东部地区内的这种差距要比中、西部更明显。随着时间的推移，组内贡献率在不断下降，组间贡献率则在不断提高，表明地区内部各省份之间医生配置失衡对地区之间医生配置失衡的影响在逐年减弱，而地区之间医生配置不均衡的影响则在逐年提高。

表 4-12 我国地区之间医生非均衡配置程度的分解（2010—2017 年）

年份	东部	中部	西部	总体差距	组内差距	组间差距	组内贡献率	组间贡献率
2010	0.0355	0.0261	0.0170	0.0282	0.0275	0.0007	97.52%	2.48%

续表

年份	东部	中部	西部	总体差距	组内差距	组间差距	组内贡献率	组间贡献率
2011	0.0333	0.0214	0.0117	0.0246	0.0237	0.0009	96.34%	3.66%
2012	0.0246	0.0183	0.0074	0.0190	0.0180	0.0010	94.74%	5.26%
2013	0.0175	0.0132	0.0114	0.0157	0.0145	0.0012	92.36%	7.64%
2014	0.0180	0.0110	0.0106	0.0148	0.0138	0.0010	93.24%	6.76%
2015	0.0197	0.0094	0.0132	0.0158	0.0147	0.0011	93.04%	6.96%
2016	0.0192	0.0088	0.0116	0.0150	0.0139	0.0011	92.67%	7.33%
2017	0.0189	0.0064	0.0152	0.0152	0.0140	0.0012	92.13%	7.87%

第二节 我国医疗费用的现状分析

一、我国医疗费用支出总体情况

表4-13显示，2010—2017年间，我国卫生总费用翻了几番，从19980.39亿元增长至52598.28亿元，年均增长率达17.51%，卫生总费用占GDP的比重也从4.84%提高至6.36%。同时，人均卫生费用也从2010年的1490.1元增长至2017年的3783.8元，增长了153.93%，年均增长率为16.80%。

同时，卫生总费用筹资结构在不断变化，政府卫生支出比重变化不大（28.69%变为28.91%），社会卫生支出比重在逐年提高（36.02%提高至42.32%），而个人卫生支出比重却有所下降（35.29%下降至28.77%）。虽然我国卫生总费用随着社会资本的不断注入，筹资结构在不断优化，但我国总体上政府卫生支出、社会卫生支出和个人卫生支出绝对值仍以较快的速度在逐年增长。2017年，政府卫生支出、社会卫生支出和个人卫生支出分别高达15205.87亿元、22258.81亿元、15133.6亿元，分别是2010年的2.65倍、3.09倍、2.15倍，分别比2016年增长9.31%、16.56%、13.46%。

表 4-13　我国医疗费用支出总体情况（2010—2017 年）

年份	卫生总费用（亿元）	人均卫生费用（元）	卫生总费用占GDP比重（%）	政府卫生支出		社会卫生支出		个人卫生支出	
				总额（亿元）	比重（%）	总额（亿元）	比重（%）	总额（亿元）	比重（%）
2010	19980.39	1490.10	4.84	5732.49	28.69	7196.61	36.02	7051.29	35.29
2011	24345.91	1807.00	4.98	7464.18	30.66	8416.45	34.57	8465.28	34.80
2012	28119.00	2076.70	5.20	8431.98	29.99	10030.70	35.67	9656.32	34.34
2013	31668.95	2327.40	5.32	9545.81	30.10	11393.79	36.00	10729.34	33.90
2014	35312.40	2581.70	5.48	10579.23	29.96	13437.75	38.05	11295.41	31.99
2015	40974.64	2980.80	5.95	12475.28	30.45	16506.71	40.29	11992.65	29.27
2016	46344.88	3351.70	6.23	13910.31	30.01	19096.68	41.21	13337.90	28.78
2017	52598.28	3783.80	6.36	15205.87	28.91	22258.81	42.32	15133.60	28.77

数据来源：2011—2018 年《中国卫生健康统计年鉴》。

二、我国居民人均医疗费用情况

（一）居民人均医疗保健消费支出情况

居民人均医疗保健消费支出（简称人均医疗保健支出）是居民在消费各类医疗保健服务时所支出的人均费用，反映了一定时期内，居民实际所承担的医疗费用水平。居民人均医疗保健支出占人均消费支出的比重，则能反映出在一定时期内，居民对医疗保健消费资金的投入力度。

从表 4-14 可知，无论是居民人均医疗保健消费支出，还是人均医疗保健支出占人均消费支出的比重，都呈逐年上涨趋势。2010—2017 年间，我国居民人均医疗保健消费支出由 598.63 元增长至 1479.28 元，年均增长率达16.27%；人均医疗保健消费支出占人均消费支出的比重也由 6.72% 提高到7.88%，说明我国居民的医疗费用负担在不断加重。

同时，在城乡居民人均医疗保健消费支出及其占消费支出的比重方面，城市与农村保持着协同增长。城镇与农村居民人均医疗保健消费支出分别从2010 年的 871.8 元、326 元增长至 2017 年的 1777.4 元、1058.7 元，年均增长率分别为 12.61% 和 21.69%；城乡居民人均医疗保健消费支出占人均消费支出比重也分别从 2010 年的 6.5%、7.4%提高至 2017 年的 7.3%、9.7%。虽然城乡居民人均医疗保健消费支出存在着较大差距，城市远高于农村，但这种差距却在逐年缩小；然而，农村人均医疗保健消费支出占人均消费支出的比重却一直高于城市，且差距在逐步扩大。这说明，虽然我国城镇居民人均医疗费用支出远超农村居民，但农村居民的医疗费用负担却高于城镇居民，且这种趋势还在进一步扩大，增长速度也是农村高于城市。

表 4-14   我国居民人均医疗保健支出情况（2010—2017 年）

年份	总体		城市		农村	
	人均医疗保健消费支出（元）	占人均消费支出的比重（%）	人均医疗保健消费支出（元）	占人均消费支出的比重（%）	人均医疗保健消费支出（元）	占人均消费支出的比重（%）
2010	598.63	6.72	871.8	6.5	326.0	7.4
2011	709.66	6.89	969.0	6.4	436.8	8.4
2012	802.88	6.96	1063.7	6.4	513.8	8.7
2013	919.06	6.82	1135.1	6.1	668.2	8.9
2014	1056.07	7.14	1305.6	6.5	753.9	9.0
2015	1181.14	7.33	1443.4	6.7	846.0	9.2
2016	1331.57	7.62	1630.8	7.1	929.2	9.2
2017	1479.28	7.88	1777.4	7.3	1058.7	9.7

数据来源：2011—2018 年《中国卫生健康统计年鉴》和《中国统计年鉴》。

注：人均医疗保健支出＝（城镇人均医疗保健支出＊城镇总人口+农村人均医疗保健支出＊农村总人口）／（城镇总人口+农村总人口）；总体居民人均消费支出＝（城镇人均消费支出＊城镇总人口+农村人均消费支出＊农村总人口）／（城镇总人口+农村总人口）。

（二）医院门诊病人与住院病人人均医药费用情况

居民人均医疗保健消费支出反映的是居民在医疗保健消费方面的人均费用，而医院门诊病次均医药费用和住院病人人均医药费用则能反映出患者在医院就医产生的人均门诊与住院医疗费用。两者均能较好地反映居民个人所承担的医疗费用水平。

　　表4-15显示，2017年，我国门诊病人次均医药费为257元，比2010年增长了54.08%，年均增长率为7.47%；我国住院病人人均医药费高达8890.7元，比2010年增长了43.54%，年均增长率为6.21%。其中，门诊病人与住院病人的医药费中，药费与检查费也在同步增长。2017年，门诊病人和住院病人的药费分别为109.7元、2764.9元，分别比2010年增长了28.15%、3.55%，年均增长率分别为4.22%和0.58%，同时占医药费的比重均有所下降。2017年，门诊病人和住院病人的检查费则分别为47.6元、791.3元，分别比2010年提高了58.67%、79.19%，年均增长率高达8.0%、10.21%，占医药费的比重都有所提高。

　　虽然我国医疗费用上涨较快，但无论是医院门诊病人的医药费、药费、检查费，还是住院病人的医药费、药费、检查费，上涨速度均在不断下降。其中，可能由于取消药品加成政策实施的原因，近年来药费甚至呈现一定的负增长。卫生总费用和居民个人人均医疗费用上涨过快，给国家财政、社会和个人背上了沉重的经济负担，因此，未来还需继续采取措施控制医疗费用的过快增长。

表4-15　医院门诊病人和住院病人的人均医疗费用情况（2010—2017年）

年份	门诊病人次均医药费用						住院病人人均医药费用					
	总计		药费		检查费		总计		药费		检查费	
	总计（元）	增速（%）	总计（元）	占比（%）	总计（元）	占比（%）	总计（元）	增速（%）	总计（元）	占比（%）	总计（元）	占比（%）
2010	166.8	9.74	85.6	51.3	30.0	18.0	6193.9	8.97	2670.2	43.1	441.6	7.1
2011	179.8	7.79	90.9	50.5	32.4	18.0	6632.2	7.08	2770.5	41.8	492.7	7.4
2012	192.5	7.06	96.9	50.3	35.0	18.2	6980.4	5.25	2867.4	41.1	533.6	7.6
2013	206.4	7.22	101.7	49.3	37.4	18.1	7442.3	6.62	2939.1	39.5	590.2	7.9
2014	220.0	6.59	106.3	48.3	40.3	18.3	7832.3	5.24	2998.5	38.3	640.6	8.2
2015	233.9	6.32	110.5	47.3	42.2	18.3	8268.1	5.56	3042.0	36.8	697.2	8.4
2016	245.5	4.96	111.7	45.5	45.2	18.4	8604.7	4.07	2977.5	34.6	740.7	8.6
2017	257.0	4.68	109.7	42.7	47.6	18.5	8890.7	3.32	2764.9	31.1	791.3	8.9

　　数据来源：2011—2018年《中国卫生健康统计年鉴》和《中国统计年鉴》。

本章小结

本章对我国医生人力资源配置和医疗费用的现状进行了描述性分析，发现：

第一，医生配置数量方面。无论是配置总量，还是每千人口配置数，我国执业（助理）医师配置数量都在逐年增长。同时，无论是各省份，还是城乡地区，抑或是东、中、西部地区，执业（助理）医师总数和每千人口配置数量都在不断增加。虽然我国医生人力资源配置总量在不断增加，但与公众医疗需求相比，还存在一定差距，根据《"十三五"卫生与健康规划》提出每千人口执业（助理）医师大于 2.5 人的目标，我国还有约 11 万名医师的缺口。此外，我国各类别的医生如全科医生、中医医师等也存在较大缺口。近年来，无论是医生总量还是每千人口数量方面，我国东部发达省份远超西部欠发达省份，城市高于农村，东部地区高于中、西部地区。

第二，医生配置质量方面。除了数量在不断增长之外，我国医生的质量也在不断提升。我国医生的总体学历和职称结构在不断优化，不仅拥有大学本科及以上学历的执业（助理）医师人数占比在不断提高，而且拥有高级职称（副高和正高）的执业（助理）医师人数占比也在逐年攀升，我国医生人才队伍实现了数量与质量的"双重增长"。各类医疗卫生机构医生的学历和职称构成情况存在差距，医院拥有的高学历和高级职称的医生人数占比远超社区卫生服务中心、乡镇卫生院和村卫生室等基层医疗卫生机构。代表着医疗服务水平更高、优质医生更多的三级医院和三甲医院都在不断增加。无论是三级医院占医院比重，还是三甲医院占比，都是东部地区最高，中部次之，西部最低。

第三，医生非均衡配置方面。利用修正加权变异系数测算发现，除了省份之间的千人医生配置的非均衡程度有所下降之外，我国城乡之间、地区之间的千人医生配置的非均衡程度均有所提高。同时，长期以来，城乡之间千人医生配置一直处于不均衡状态。利用泰尔指数分解发现，我国城乡之间与地区之间千人医生配置的不均衡更多的是来自城乡内部与地区内部的不均衡。

第四，医疗费用方面。我国总体医疗费用在不断攀升。其中，卫生总费用、人均卫生费用、卫生总费用占 GDP 比重、政府卫生支出、社会卫生支出、个人卫生支出都呈高速增长。卫生总费用的筹资结构也在不断优化，政府卫生支出比重变化不大，但个人卫生支出占比在逐年下降，社会卫生支出比重不断提高。我国居民个人医疗费用也在快速增长。无论是人均医疗保健消费支出，还是人均医疗保健支出占人均消费支出的比重，全国、城市以及农村都在不断提升。无论是医院门诊病人的次均医药费用，还是医院住院病人的人均医药费用，都在以较快的速度增长着。

第五章

医生人力资源配置对医疗费用的影响效应分析

第一节　方法选择与实证设计

一、方法选择

对于资源配置，以往的研究大多是从宏观层面上来考量，本书所要研究的医生人力资源配置也不例外。其中，医生人力资源配置总量和质量更多的是基于人口密度的配置情况，医生人力资源配置失衡程度则是区域之间的配置差异情况，也都是基于宏观层面的考量。因此，本书在研究医生人力资源配置对医疗费用的影响时，也从宏观层面进行考量，并利用宏观数据进行分析。

面板数据同时拥有横截面与时间两个维度，因此面板数据可以提供更多个体动态行为的信息，不仅可以解决单独的横截面数据或时间序列数据所不能解决的问题，还能解决由不可观测的个体差异或"异质性"造成的遗漏变量问题（虽然可以利用工具变量法解决遗漏变量问题，但有效的工具变量通常很难找到）。同时，由于面板数据样本容量较大，可以提高估计的精确度。因此，本章利用2005—2017年中国30个省级行政区（不包括西藏自治区和港澳台地区）的面板数据，构建面板数据模型实证分析医生人力资源配置对医疗费用的影响效应。

对短面板数据①进行估计的极端策略有两种：一种是将其全部当成截面数据，然后将所有数据放一起进行 OLS 回归，由此也称混合回归，方程式记为：

$$y_{it} = \alpha + \beta_1 x_{it} + \beta_2 z_i + \varepsilon_{it} \tag{5-1}$$

其中，x_{it} 不包括常数项。混合回归是假设模型不存在个体效应，因此可能会忽略掉个体之间无法观测到的或容易被遗漏的差异性，而该差异性可能与解释变量相关进而导致估计结果不准确。另一种策略是：单独对每个个体分别用一个回归方程进行估计。这种估计策略过于重视个体之间的差异性，而忽略了个体之间的共性，而且也很难有足够大的样本容易让每个个体单独估计。

在实际应用当中，直接采用上述两种策略的较少，而是对两种估计策略进行折中，即假设个体回归方程中拥有同样的斜率，又允许他们拥有不同的截距项，以观测个体的异质性。这种模型被称为"个体效应模型"，方程式可以写为：

$$y_{it} = \beta_1 x_{it} + \beta_2 z_i + \mu_i + \varepsilon_{it} \quad (i=1, \cdots, n; t=1, \cdots, T) \tag{5-2}$$

其中，z_i 是不随时间变化而变化的个体特征（$z_{it} = z_i$，$\forall t$），比如性别等因素；而 x_{it} 则可以随个体或时间的变化而变化，（$\mu_i + \varepsilon_{it}$）是复合扰动项，随机变量 μ_i 是不可观测的，代表个体差异性的截距项，ε_{it} 是随个体与时间变化而变化的扰动项，假设 $\{\varepsilon_{it}\}$ 是独立同分布的并且与 μ_i 不相关。

如果 μ_i 与某一解释变量相关，模型则变为"固定效应模型"（常简写为FE）。在此情况下，OLS 混合回归的估计结果将会是不一致的，解决办法则是将模型转换，消去 μ_i 的相关性后获得一致的估计结果。如果 μ_i 与所有解释变量（x_{it}，z_i）都无关，模型则变为"随机效应模型"（常简写为 RE）。在处理面板数据时，究竟应该使用什么估计模型，可以进行豪斯曼检验（Hausman Test）确定，如果豪斯曼检验拒绝了原假设，则表示适合采用固定效应模型，如果豪斯曼检验接受了原假设，则表示适合采用随机效应模型。

在有些情况下，在用固定效应模型对面板数据进行估计时，既要考虑个

---

① 短面板数据是指时间维度（T）较小，而横截面个体维度（N）较大的面板数据。相反，长面板数据则是时间维度（T）较大，横截面个体维度（N）较小的面板数据。本节使用的则是短面板数据，因此主要介绍短面板数据的估计方法。

体效应的影响，也要考虑时间效应的影响，因此，则需要采用双向固定效应模型（常记为 Two-way FE）进行估计。个体固定效应模型可以解决不随时间变化而变化，但随个体变化而变化的遗漏变量问题；时间固定效应模型则可以解决不随个体变化而变化，但随时间变化而变化的遗漏变量问题。因此，双向固定效应模型则可以解决这两种情况的遗漏变量问题。至于应该选哪种固定效应模型，可以通过联合显著性检验进行确定，如果拒绝"无时间效应"的原假设，则选择用双向固定效应模型。双向固定效应模型方程可写为：

$$y_{it} = \beta_1 x_{it} + \beta_2 z_i + \gamma_2 D2_t + \cdots + \gamma_T DT_t + \mu_i + \varepsilon_{it} \qquad (5-3)$$

其中，时间虚拟变量 $D2_t = 1$，如果 $t = 2$；$D2_t = 0$，如果 $t \neq 2$；以此类推①。

二、实证设计

（一）模型构建

首先，为了检验医生人力资源配置数量对医疗费用的影响，本书建立如下基准模型：

$$ME_{it} = \beta_{01} + \beta_1 DoctorN_{it} + \sum (\gamma_1 \tau_{it}) + \mu_i + \varepsilon_{it} \qquad (5-4)$$

其次，为了检验医生人力资源配置质量对医疗费用的影响，本书建立基准模型如下：

$$ME_{it} = \beta_{02} + \beta_2 DoctorO_{it} + \sum (\gamma_2 \tau_{it}) + \mu_i + \varepsilon_{it} \qquad (5-5)$$

最后，为了检验医生人力资源配置失衡对医疗费用的影响，本书建立基准模型如下：

$$ME_{it} = \beta_{03} + \beta_3 DoctorS_{it} + \sum (\gamma_3 \tau_{it}) + \mu_i + \varepsilon_{it} \qquad (5-6)$$

在模型（5-4）—（5-6）中，ME_{it}是居民人均医疗费用变量；β_{01}、β_{02}、β_{03}是常数项，β_1、β_2、β_3、γ_1、γ_2、γ_3是自变量与控制变量的估计系数，反映各变量对医疗费用的影响；DoctorN、DoctorO、DoctorS 分别表示医生人力资源配置数量变量、医生人力资源配置质量变量、医生人力资源配置失衡变量；τ是控制变量，μ_i表示的一些不可观测的与省份相关的地区效应的影响，ε_{it}是随着时间变化而改变的随机干扰项。

---

① 陈强. 高级计量经济学及 Stata 应用［M］. 2 版. 北京：高等教育出版社，2014.

（二）指标选取

1. 被解释变量

本书以居民人均医疗费用为被解释变量，选取各省份居民人均医疗保健消费支出①（ME_1）来衡量各省份居民的人均医疗费用支出水平。选取这一指标的原因在于，我们通常所说的医疗费用支出主要包括政府卫生支出、社会卫生支出和个人卫生支出三类，其中，政府卫生支出和社会卫生支出并不能代表个人实际承担的医疗负担大小，而居民人均医疗保健支出是居民个人进行医疗保健消费的现金支出，能较好地反映居民实际所承担的医疗费用水平。因此本书选用居民人均医疗保健消费支出来作为居民人均医疗费用的替代指标。在稳健性检验中，则选取居民人均医疗保健消费支出占人均消费支出的比重（ME_2）作为居民人均医疗费用的替代指标。

2. 解释变量

为了全面地考察医生人力资源配置对医疗费用的影响，本书从医生人力资源配置数量、配置质量、配置失衡三个维度对人均医疗费用的影响效应进行分析，选取每千人口执业（助理）医师数（DoctorN）作为我国医生人力资源配置数量的衡量指标，选取三级医院占医院的比重（DoctorO）作为我国医生人力资源配置质量的衡量指标，选取城乡每千人口执业（助理）医师比值（DoctorS）作为我国医生人力资源配置失衡程度的衡量指标。

3. 控制变量

（1）医疗保险（Insurance）。当参保人患病前往医疗机构就诊而产生医疗费用之后，医疗保险机构会向参保人提供一定比例的经济补偿，间接降低医疗服务的价格，因此，医疗保险可以通过补偿机制或分担机制在一定程度上降低患者的自付医疗费用；同时，医疗保险一直以来也被当作政府控制医疗费用上涨一种途径。在不考虑其他因素影响的情况下，一个地区人均自付医疗费用会随着医疗保险保障水平的提高而显著降低。因此，本书选取医疗保

---

① 由于统计数据中给出的大多为城镇和农村居民人均医疗保健消费支出和人均消费支出，因此，人均医疗保健消费支出由"（城镇居民人均医疗保健支出×城镇总人口＋农村居民人均医疗保健支出×农村总人口）/总人口"计算得来。人均消费支出则由"（城镇居民人均消费支出×城镇总人口＋农村居民人均消费支出×农村总人口）/总人口"计算得来。

险覆盖率作为控制变量之一。城镇职工基本医疗保险制度是我国建立最早、统计数据完整一致性较高的一种社会医疗保险制度，城镇职工基本医疗保险的支付水平较高，因此对医疗费用上涨的贡献度也较高。近年来，我国部分城市的城镇居民医疗保险与新型农村合作医疗保险陆续并轨，数据统计口径发生改善，不适宜纳入计量分析。因此，基于数据的可获得性，本书使用城镇职工基本医疗保险的覆盖率作为医疗保险覆盖率的衡量指标。

（2）人口老龄化（Aging）。生命周期假说（LCH）认为，人在年轻时期的消费会大于收入，步入中年，收入则会大于消费；进入老年之后，消费又会超过收入。作为消费的一个重要方面，医疗保健消费同样符合生命周期假说，相比年轻人，老年人更容易多发疾病，对医疗服务消费相比年轻人更高。Grossman[1] 的健康需求理论认为，人们对医疗服务的需求量会随着年龄增大而提高，进而医疗消费也会相应增多。人口老龄化进程的加深意味着社会老年人口比例增大，社会总体医疗费用也可能相应增加。因此，本书选取人口老龄化作为影响医疗费用的控制变量之一，用65岁及以上人口占总人口比重作为其衡量指标。

（3）收入状况（Income）。根据凯恩斯的消费理论，收入是消费的函数，收入是影响消费的最主要因素。当其他因素保持不变时，收入增加，预算线外移，医疗服务最佳消费量显然增加，从而医疗费用会相应增加[2]。同时，也有大量研究证明收入是影响医疗费用的重要因素。此外，一个地区的人均收入不仅代表着这个地区居民的收入水平和支付能力，还反映了这个地区的经济发展水平和医疗水平，这都影响着一个地区的医疗费用变化。因此，本书选取人均收入[3]作为控制变量之一。

（4）城镇化率（Urbanization）。随着城镇化率的提高，居民的生活水平、居住环境、医疗卫生服务可及性以及健康观念等都会随之提高，居民的健康

---

① GROSSMAN M. On the Concept of Health Capital and the Demand for Health ［J］. Journal of Political Economy, 1972, 80 （2）: 223-255.

② 李军山. 医疗费用增长控制：理论基础与制度设计 ［M］. 北京：经济科学出版社, 2013.

③ 居民人均收入由 "（城镇居民人均可支配收入×城市人口+农村居民人均纯收入×农村人口）／总人口"计算得来。

状况也会相应改善，对医疗服务的重视与投入也会相应加大。同时，城镇化进程的加快，可能会伴随环境污染加剧、生活压力提高和不良生活及饮食习惯的形成，也可能会导致居民健康状况下降，从而提高民众的患病率和增加医疗需求，进而增加医疗费用。因此，本书选取城镇化率作为控制变量之一。

（5）控制变量中没有包括医疗技术进步的原因有：第一，由于医疗技术进步的边界难以清晰界定，很难有一个精准地衡量医疗技术进步且被普遍认同的指标，纵观国内外对医疗费用影响的实证研究中，也鲜少出现此指标；第二，许多研究认为医疗技术本身对医疗费用的影响并不重要，在医疗技术进步推动医疗费用中起关键作用的是相关制度，比如医疗保险制度等①，而本书也已纳入了医疗保险这一控制变量；第三，一般说来，经济越发达的地区，无论是医疗设备还是医生水平都相对更好，医疗技术也会越先进，因此，医疗技术进步与收入水平会高度相关，而本书控制变量中也纳入了收入状况这个指标。基于上述原因，也基于数据的可获得性，本书没有将医疗技术进步纳入控制变量中。

（三）数据来源与描述性统计

本章使用的数据是 2005—2017 年中国 30 个省级行政区（西藏、港澳台地区因数据缺失较多，未包含在内）的省级面板数据。各省级行政区的每千人口执业（助理）医师数、三级医院占医院数量比重、城乡每千人口执业（助理）医师比值的原始数据均来源于 2006—2018 年的《中国卫生和计划生育统计年鉴》（2018 年更名为《中国卫生健康统计年鉴》）。各省级行政区的医疗保险相关数据来自 2006—2018 年《中国卫生和计划生育统计年鉴》与《中国统计年鉴》。各省级行政区的人均医疗保健支出、65 岁及以上老年人口占总人口比重、城镇化率的原始数据均来源于 2006—2018 年的《中国统计年鉴》。人均收入的原始数据来源于 2006—2018 年的《中国统计年鉴》和《中国农村统计年鉴》。同时，为了消除可能的序列相关性，减少变量的异常值与异方差，我们对人均医疗保健支出、每千人口执业（助理）医师数、居民人均收入取自然对数。此外，为了消除价格因素或通货膨胀的影响，对人均医

---

① 张奇林，汪毕芳. 技术进步与医疗卫生费用的增长 [J]. 社会保障研究，2010（2）：39-42.

疗保健支出和人均收入等涉及货币计量单位的指标均采用居民消费价格指数（CPI）以2005年为基期进行了平减，以平减后的可比价格水平进行实际应用。各变量的描述性统计分析如表5-1所示。

表5-1 变量的定义与描述性统计

变量 （Variable）	定义 （Difinition）	均值 （Mean）	标准差 （Std. Dev）	最小值 （Min）	最大值 （Max）
ME_1	人均医疗保健支出（元）	730.66	404.71	147.60	2586.68
ME_2	人均医疗保健支出占人均消费支出的比重（%）	7.49	1.60	4.12	11.74
DoctorN	每千人口执业（助理）医师数（人）	1.98	0.51	1.04	4.30
DoctorQ	三级医院占医院数量比重（%）	6.99	3.07	2.05	15.60
DoctorS	城乡每千人口执业（助理）医师比值	2.28	0.65	0.80	4.67
Insurance	城镇职工基本医疗保险覆盖率（%）	33.01	22.56	4.84	109.31
Aging	65岁及以上人口占总人口比重（%）	9.50	1.86	5.47	14.42
Urbanization	城镇人口占总人口比重（%）	52.87	13.87	26.87	89.60
Income	居民人均收入（元）	13789.82	8189.62	3562.83	54169.28

第二节 医生人力资源配置数量对医疗费用的影响效应分析

一、实证结果与分析

表5-2是我国医生人力资源配置对人均医疗费用影响的混合回归模型

（OLS）、固定效应模型（FE）、随机效应模型（RE）以及双向固定效应模型（Two-way FE）的估计结果。通过 F 检验、LM 检验和 Hausman 检验，结果均支持固定效应模型优于混合回归模型和随机效应模型，再通过联合显著性检验，发现双向固定效应模型更优。因此，后面的分析结论主要基于双向固定效应模型的估计结果。

回归结果表明，医生人力资源配置数量的增加推动了人均医疗费用的上涨。据表 5-2 显示，无论在哪一个模型中，每千人口执业（助理）医师数与居民人均医疗保健支出均呈显著的正相关关系，说明医生人力资源配置数量增加会促进居民人均医疗费用上涨。从传统经济学的角度看，医生人力资源配置数量增加，会伴随着医疗服务数量的增加，进而会加剧医疗服务市场的竞争，从而会使医疗服务的价格下降，进而有效抑制医疗费用。然而，在现实中，我国医疗服务市场并不是完全竞争市场，医疗服务的竞争并不是价格竞争，医生行业的高进入门槛，使得医疗服务的竞争是以提高质量和改善条件为主要形式的非价格竞争。随着医生数量的增加，单个医生面临的就诊人数减少，医生为了维持一定的收入水平，会通过提升医疗服务质量、改善就医条件等方式诱导患者需求；加上医患之间的信息不对称，患者的治疗方案完全取决于医生这个代理人，因此使得医生更有能力去实施诱导需求；尤其是我国医疗保险的第三方付费机制，患者不仅缺乏医疗服务价格的敏感性，还缺乏对医生诱导需求的监督和控制医疗费用的有效激励，甚至出现"医患共谋"现象。这些因素的共同作用，不仅抬高了医疗服务价格，还推高了医疗费用上涨。

其他因素的影响方面。医疗保险显著降低了人均医疗费用。在双向固定效应模型的结果中，医疗保险覆盖率对人均医疗保健支出的影响在 1% 的水平上显著为负，说明医疗保险对人均医疗费用的支出具有负向效应。众所周知，医疗保险能通过补偿机制和分担机制有效降低居民自付医疗费用。Newhouse[1]

---

[1]　NEWHOUSE J P. Free for ALL? Lessons from the RAND Health Insurance Experiment [J]. Industrial and Labor Relations Review, 1993.

基于美国兰德公司医疗保险试验①的数据研究发现：患者加入医疗保险后的医疗负担确实会相应降低，但也可能会增加患者医疗消费的次数，最终导致医疗费用未降反增。因此，兰德试验的结果对提供免费医疗服务的做法提出了质疑，认为这会推高医疗费用。虽然医疗保险可能会导致患者道德风险，增加就诊次数，甚至出现"医患共谋"现象，使总体医疗费用上升，但在购买医疗保险之后，居民在患病后及时就诊，疾病也能得到及时治愈，使居民健康状况得到了有效改善，从根本上减少了居民医疗费用的发生概率。此外，医疗保险还能遏制不必要的医疗费用。比如总额预付制的支付方式，能在很大程度上约束医生的行为，减少开大处方、过度检查和高价药品的现象发生，同时医疗保险对患者报销范围作了限制，也能在一定程度上约束患者行为，这些因素共同作用能有效降低患者医疗费用。

结果还显示，人口老龄化对人均医疗保健支出的影响在1%的水平上显著为正，说明人口老龄化对人均医疗保健支出具有正向效应，即人口老龄化程度加深会推高医疗费用。随着我国人口老龄化进程的不断加深，我国高龄化、失能化与失智化问题愈发严重，人口老龄化提升了社会对医疗服务的需求，增加了医疗费用。同时，这也与中国的尽孝道的思想有一定关联。在我国，老人一旦生病，不论家庭贫富与否，家属大多都会送老人去医院就医，否则会被认为是不孝，同样的，去的医院越高级，花的钱越多，儿女也会被认为越孝顺，这种传统孝道思想也会导致老年人的医疗费用随年龄的增加而增加。

人均收入对人均医疗费用的影响也在1%的水平上显著为正，说明居民医疗费用会随着收入水平的提高而上涨。随着收入水平的提高，人们对健康会更重视，更加注重在医疗方面的需求，对医疗服务的质量需求也会相应提高，因此在就医方面可能会偏向选择高水平高等级的医疗机构，就此也会增加医疗费用。

---

① 兰德医疗保险试验（Rand Health Insurance Experiment）：该试验开始于1984年，历时8年，将美国6个不同地方（俄亥俄州的戴顿、华盛顿州的西雅图、马萨诸塞州的费奇伯格和富兰克林、南卡罗来纳州的查尔斯顿和乔治城）的家庭随机分配到不同的医疗保险计划（从免费医疗到共付比95%的医疗保险），以消除居民的个人选择，准确识别医疗保险和健康状况的因果关系。

　　城镇化率也对人均医疗费用产生了显著的正向影响，说明城镇化水平的提高同样会推动人均医疗费用上涨。居民的收入水平、医疗卫生服务可及性、健康观念等会在城镇化进程中相应提高，因此居民对医疗卫生服务的投入和利用会相应加大；同时，城镇化进程中可能会伴随环境污染加剧、生活压力提高和不良生活及饮食习惯的形成，也可能会导致居民健康状况的下降，增加居民患病率和医疗卫生需求，这些均会促进居民医疗费用上涨。

表 5-2　医生人力资源配置数量对人均医疗费用影响的估计结果

变量	OLS	FE	RE	Two-way FE
LnDoctorN	0.925*** (0.056)	0.248*** (0.076)	0.511*** (0.069)	0.153** (0.076)
Insurance	0.001* (0.001)	−0.002*** (0.000)	−0.002*** (0.000)	−0.002*** (0.000)
Aging	0.021*** (0.007)	0.034*** (0.006)	0.026*** (0.006)	0.018*** (0.007)
LnIncome	0.581*** (0.039)	0.888*** (0.042)	0.904*** (0.035)	1.160*** (0.097)
Urbanization	−0.003** (0.001)	0.008** (0.004)	−0.002 (0.002)	0.006*** (0.004)
常数项	0.326 (0.299)	−2.717*** (0.259)	−2.427*** (0.250)	−4.749*** (0.792)
Hausman Test（P 值）	58.50（0.000）			—
联合显著性检验（P 值）	—			6.46（0.000）
时间效应	NO	NO	NO	YES
地区效应	NO	YES	NO	YES
R^2	0.894	0.952	0.950	0.961
观察值	360	360	360	360

　　注：*、**、*** 分别代表在 10%、5% 和 1% 的统计水平上显著，括号内是标准误；OLS、FE、RE 和 Two-way FE 分别代表混合回归模型、固定效应模型、随机效应模型和双向固定效应模型；由于篇幅原因，本书不报告双向固定效应模型中时间虚拟变量的估计结果。相同情况下文不再另做说明。

二、稳健性检验

为了检验上述回归结果的稳健性，本书通过变换因变量的替代指标的形式进行了稳健性检验，选取了人均医疗保健支出占人均消费支出比重作为人均医疗费用的替代变量进行参数估计。在估计方法的选择上，同样通过进行F检验、LM检验、豪斯曼检验以及联合显著性检验，最终仍确定适宜用双向固定效应模型进行估计，稳健性检验结果如表5-3所示。稳健性的估计结果表现比较稳健，医生人力资源配置数量仍对人均医疗保健支出占人均消费支出比重具有显著的正向影响，说明医生人力资源配置数量的增加会推高居民医疗费用这个结果比较稳健且可靠。同时，稳健性检验中，其他控制变量系数的符号方向与显著性均与上文估计结果一致，再次证实本书结论可靠且稳健。

表5-3 医生人力资源配置数量对人均医疗费用影响的稳健性检验

变量	OLS	RE	FE	Two-way FE
LnDoctorN	6.205*** (0.385)	2.794*** (0.460)	1.290** (0.496)	0.875* (0.518)
Insurance	0.003 (0.004)	-0.014*** (0.003)	-0.015*** (0.003)	-0.013*** (0.003)
Aging	0.113*** (0.039)	0.162*** (0.040)	0.199*** (0.040)	0.130*** (0.046)
LnIncome	-2.112*** (0.266)	-0.093 (0.233)	-0.345 (0.273)	1.311** (0.665)
Urbanization	0.003 (0.004)	-0.004 (0.015)	0.068*** (0.024)	0.056** (0.024)
常数项	23.370*** (2.063)	5.678*** (1.641)	4.911*** (1.689)	-7.890 (5.416)
Hausman Test（P值）	62.88（0.000）			—
联合显著性检验（P值）	—			3.27（0.000）
时间效应	NO	NO	NO	YES
地区效应	NO	NO	YES	YES

续表

变量	OLS	RE	FE	Two-way FE
R^2	0.444	0.245	0.277	0.351
观察值	360	360	360	360

三、地区差异分析

为了进一步分析我国医生人力资源配置数量对人均医疗费用的影响可能存在的地区差异，下面将我国 30 个省级行政区继续按照东、中、西部地区进行分组，分别设置东、中、西部地区虚拟变量 D1、D2、D3，并分别以西部和东部地区为参照组，再将其他两个地区的虚拟变量与每千人口执业（助理）医师数的交互项放入回归模型中分别进行估计。表 5-4 为我国每千人口执业（助理）医师数对人均医疗保健支出影响的地区差异估计结果。通过 F 检验、LM 检验、Hausman 检验和联合显著性检验的结果来看，均适宜用双向固定效应模型（Two-way FE）进行估计分析，为了对照，同时给出固定效应模型（FE）估计结果。

据表 5-4 显示，无论是以西部地区为参照组，还是以东部地区为参照组的估计结果均表明，每千人口执业（助理）医师对人均医疗保健支出的影响不存在明显的地区差异。这说明，我国无论是东部地区，还是中、西部地区，增加医生人力资源配置数量都会促进医疗费用上涨，这种影响不存在明显的地区差异。这也能很好理解，无论在哪个地区，医生人力资源数量的增加都会使单个医生面临的就诊人数减少，医生为了获得自身利益或维持目标收入，都会或多或少实施诱导需求。这也就是为什么我国普遍存在开大处方、过度检验、过度用药、用高价药等现象。

表 5-4　医生人力资源配置数量对人均医疗费用影响的地区差异分析

变量	以西部地区为参照组		以东部地区为参照组	
	FE	Two-way FE	FE	Two-way FE
$D1 * LnDoctorN$	−0.120 (0.079)	−0.076 (0.080)	—	—

续表

变量	以西部地区为参照组		以东部地区为参照组	
	FE	Two-way FE	FE	Two-way FE
$D2 * LnDoctorN$	−0.104 (0.083)	−0.069 (0.078)	0.016 (0.089)	0.007 (0.085)
$D3 * LnDoctorN$	—	0.120 (0.079)	0.076 (0.080)	—
$LnDoctorN$	0.335*** (0.093)	0.205** (0.090)	0.215** (0.083)	0.129 (0.084)
$Insurance$	−0.002*** (0.000)	−0.002*** (0.000)	−0.002*** (0.000)	−0.002*** (0.000)
$Aging$	0.032*** (0.006)	0.017** (0.007)	0.032*** (0.006)	0.017** (0.007)
$LnIncome$	0.883*** (0.042)	1.125*** (0.105)	0.883*** (0.042)	1.125*** (0.105)
$Urbanization$	0.008** (0.004)	0.006* (0.004)	0.008** (0.004)	0.006* (0.004)
常数项	−2.654*** (0.266)	−4.438*** (0.869)	−2.654*** (0.266)	−4.438*** (0.869)
Hausman Test（P 值）	45.71 (0.000)	—	45.71 (0.000)	—
联合显著性检验（P 值）	6.26 (0.000)	—	6.26 (0.000)	—
时间效应	NO	YES	NO	YES
地区效应	YES	YES	YES	YES
R^2	0.952	0.961	0.952	0.961
观察值	360	360	360	360

注：D1、D2、D3 分别代表东部、中部和西部地区虚拟变量；表中只给出根据 Hausman 检验和联合显著性检验选择的最佳模型的估计结果。同样的情况下文不再另做说明。

四、内生性问题讨论

一般来说，内生性问题的主要来源包括：双向因果（反向因果）关系、遗漏变量偏误、自选择偏误和样本选择偏误等，其中，自选择偏误和样本选择偏误实质上又是一种特殊的遗漏变量偏误，因此，内生性问题的来源实质上主要包括双向因果（反向因果）关系和遗漏变量偏误两大来源①（Antonakis 等，2010）②。研究一旦出现内生性问题，可能会导致估计偏差，使结论不准确。

前文在分析医生人力资源配置数量对人均医疗费用的影响效应时，我们使用的是双向固定效应模型，既引入了个体固定效应，也引入了时间固定效应，因此，既可以解决不随时间而变但随个体而异的遗漏变量问题，又能解决不随个体而变但随时间而变的遗漏变量问题，可以解决部分内生性问题，但是无法完全解决遗漏变量问题和反向因果问题。比如，医生人力资源配置数量与医疗费用还可能存在其他的遗漏变量问题：我国在某年遭遇突发的公共卫生事件（如非典），可能会导致医生配置数量增加和医疗费用上涨，这时候的突发卫生事件就成了遗漏变量从而会导致内生性问题。又比如，医生人力资源配置数量与医疗费用还可能存在反向因果关系：医疗费用过快增长导致的"看病贵"问题可能会引起公众对地方政府的不满，地方政府为解决这些"民怨"，可能会增加更多财政投入，在当地配置更多的医疗机构和医生，使得医生数量的增加，这也可能会带来内生性问题。

因此，为了进一步解决书中可能存在的内生性问题，本书借鉴王宇、李海洋③提出的内生性问题修正方法，使用工具变量法和纳入滞后的解释变量相结合的形式，进一步估计医生人力资源配置数量对医疗费用的影响。在运用

---

① HAMILTON B, NICKERSON J. Correcting for Endogeneity in Strategic Management Research [J]. Strategic Organization, 2003, 1 (1)：51-78；BASCLE G. Controlling for Endogeneity with Instrumental Variables in Strategic Management Research [J]. Strategic Organization, 2008, 6 (3)：285-327.

② 陈云松，范晓光. 社会学定量分析中的内生性问题 测估社会互动的因果效应研究综述 [J]. 社会, 2010, 30 (4)：91-117.

③ 王宇，李海洋. 管理学研究中的内生性问题及修正方法 [J]. 管理学季刊, 2017, 2 (3)：20-47, 170-171.

工具变量法时，有效的工具变量需满足两个条件，一是工具变量要与内生变量相关；二是工具变量是外生的，与模型误差项无关。因此，本节选择每千人口执业（助理）医师数的滞后一期（L. LnDoctorN）作为当期的工具变量，因为每千人口执业（助理）医师数的滞后一期值与当期相关，但不太可能与当期随机扰动项有关，满足工具变量的选择条件。本书使用 Fan 等[1]提出的两阶段最小二乘法（2SLS）在面板数据固定效应模型的基础上进行了工具变量估计，第一阶段用工具变量作为解释变量对内生变量进行回归，第二阶段用第一阶段得到的内生变量预测值来替代实际的内生变量重新回归。内生性检验的估计结果如表 5-5 所示。

　　2SLS 的第一阶段的回归结果显示，每千人口执业（助理）医师的滞后一期对当期具有显著正向影响，Wald F 统计量为 371.53，超过 10% 水平上的临界值 16.38，说明选取的工具变量是有效的，不存在弱工具变量问题。2SLS 的第二阶段回归结果显示，在处理了内生性问题之后，每千人口执业（助理）医师数对人均医疗保健支出的影响在 5% 的水平上仍显著为正，每千人口执业（助理）医师的数量增加，会促进人均医疗保健支出的上涨。同时，纳入滞后一期的解释变量的回归结果显示，滞后一期的每千人口执业（助理）医师数对人均医疗保健支出产生了显著的正向影响。因此，在充分考虑内生性问题的情况下，无论是工具变量法，还是纳入滞后的解释变量的方法进行的估计，均再次证实了医生人力资源配置数量增加会促进居民医疗费用上涨。

表 5-5　医生人力资源配置数量对人均医疗费用影响的内生性检验

变量	2SLS		引入滞后的解释变量
	一阶段回归结果	二阶段回归结果	
LnDoctorN	0.249** （0.107）	—	—
L. LnDoctorN	0.720*** （0.037）	—	0.154* （0.080）
Insurance	-0.0004* （0.000）	-0.002*** （0.000）	-0.002*** （0.000）

① FAN J P H, WONG T J, ZHANG T Y. Politically Connected CEOs, Corporate Governance, and Post-IPO Performance of China's Partially Privatized Firms [J]. Journal of Financial Economics, 2007, 84 (2)：330-357.

续表

变量	2SLS		引入滞后的解释变量
	一阶段回归结果	二阶段回归结果	
Aging	0.006** (0.003)	0.031*** (0.006)	0.014** (0.007)
LnIncome	0.061*** (0.022)	0.955*** (0.046)	1.130*** (0.112)
Urbanization	0.003* (0.002)	0.005* (0.004)	0.005* (0.004)
常数项	—	−4.467*** (0.921)	
时间效应	NO	NO	YES
地区效应	YES	YES	YES
Wald F 统计量	371.53 (16.38)	—	—
R^2	—	0.957	
观察值	330	330	330

注：Wald F 检验的原假设为"工具变量为弱识别"，若拒绝原假设则说明工具变量是有效的，若接受原假设则说明工具变量是无效的，Wald F 统计量括号内为 10% 水平上的临界值。下文不再赘述。

第三节　医生人力资源配置质量对医疗费用的影响效应分析

一、实证结果与分析

表 5-6 是我国医生人力资源配置质量对人均医疗费用影响的混合回归模型（OLS）、固定效应模型（FE）、随机效应模型（RE）以及双向固定效应模型（Two-way FE）的估计结果。通过 F 检验、LM 检验和 Hausman 检验，结果均支持固定效应模型优于混合回归模型和随机效应模型，再进行的联合显著性检验结果则支持用双向固定效应模型。因此，下面还基于双向固定效应模型的估计结果进行具体分析。

回归结果表明，医生人力资源质量提升同样会促进人均医疗费用的上涨。表 5-6 的双向固定效应模型结果显示，三级医院占医院数量比重与居民人均医疗保健支出在5%的水平上呈显著正相关关系，说明三级医院占医院数量比重代表的医生质量的提高会促进人均医疗费用的上涨。一般说来，比起普通医生，患者对高水平医生的信任度更高，也更愿意听从高水平医生的治疗方案，因此，高水平医生拥有比普通医生更强的诱导需求的能力。同时，高水平医生的目标收入比普通医生更高，随着高水平医生数量的增加，高水平医生为了维持现有或达到更高水平的目标收入，其会比普通医生拥有更强烈的诱导需求的愿望。因此，高水平医生的增加同样会促使医生产生诱导需求行为甚至发生更严重的诱导需求现象。此外，高水平医生比普通医生更愿意在工作条件和待遇更好、级别更高的医疗机构执业，因此，我国只要存在医院等级的划分，高水平医生就会被高等级医院"虹吸"，导致高水平医生不能普遍配置到各级医疗机构，加上高水平医生对患者的吸引力更大，因而我国高水平医生的增加反而会导致患者就医流向结构性失衡，阻碍分级诊疗体系形成，选用三级医院占医院比重替代医生人力资源质量的估计结果很好地证明了这一点。

其他控制变量方面，医疗保险仍然对居民医疗费用呈现出显著的负向影响，说明医疗保险能降低人均医疗费用负担；而人口老龄化、人均收入和城镇化率则依旧对居民医疗费用呈现出显著的正向影响，表明人口老龄化程度加深、人均收入增加或城镇化水平提高均会促进居民医疗费用上涨。结果均与医生人力资源配置数量对人均医疗费用影响的估计结果相一致。

表5-6　医生人力资源配置质量对人均医疗费用影响的估计结果

变量	OLS	FE	RE	Two-way FE
DoctorQ	−0.017*** (0.005)	0.007 (0.004)	0.001 (0.005)	0.008** (0.004)
Insurance	0.002*** (0.001)	−0.002*** (0.000)	−0.002*** (0.000)	−0.002*** (0.000)
Aging	0.004 (0.007)	0.036*** (0.006)	0.032*** (0.006)	0.020*** (0.007)
LnIncome	0.752*** (0.050)	0.885*** (0.044)	0.982*** (0.037)	1.151*** (0.097)

变量	OLS	FE	RE	Two-way FE
Urbanization	0.005*** (0.002)	0.014*** (0.003)	0.005* (0.002)	0.009*** (0.003)
常数项	-0.880** (0.389)	-2.892*** (0.259)	-3.274*** (0.241)	-4.806*** (0.795)
Hausman Test（P 值）	49.20（0.0000）			—
联合显著性检验（P 值）		—		7.33（0.0000）
时间效应	NO	NO	NO	YES
地区效应	NO	NO	NO	YES
R^2	0.817	0.951	0.949	0.961
观察值	360	360	360	360

二、稳健性检验

为了检验表 5-6 回归结果的稳健性，下面继续通过变换因变量的替代指标的形式进行稳健性检验，继续选取人均医疗保健支出占人均消费支出比重作为居民医疗费用的衡量指标进行参数估计。在估计方法的选择上，同样通过进行 F 检验、LM 检验、豪斯曼检验以及联合显著性检验，最终仍确定适宜用双向固定效应模型进行估计。稳健性检验结果如表 5-7 所示，稳健性的估计结果表现比较稳健，三级医院占医院的比重仍对人均医疗保健支出占人均消费支出比重在 1% 的水平上呈现出显著的正向影响，表明医生人力资源质量的提高会促进居民医疗费用上升的这个结果比较稳健可靠。同时，在稳健性检验中，其他控制变量系数的符号方向与显著性也均与上文估计结果一致，再次证实本书结论可靠且稳健。

表 5-7　医生人力资源配置质量对人均医疗费用影响的稳健性检验

变量	OLS	RE	FE	Two-way FE
DoctorQ	-0.118*** (0.035)	0.034 (0.029	0.072** (0.029)	0.088*** (0.028)

变量	OLS	RE	FE	Two-way FE
Insurance	0.011* (0.006)	−0.012*** (0.003)	−0.014*** (0.003)	−0.012*** (0.003)
Aging	−0.001 (0.050)	0.192*** (0.041)	0.208*** (0.039)	0.138*** (0.045)
LnIncome	−0.953*** (0.339)	0.327 (0.273)	−0.479* (0.285)	1.307** (0.655)
Urbanization	0.030** (0.012)	0.038** (0.017)	0.099*** (0.022)	0.077*** (0.022)
常数项	15.200*** (2.650)	1.742 (1.576)	4.696*** (1.668)	−9.013* (5.375)
Hausman Test（P 值）	44.48（0.0000）			—
联合显著性检验（P 值）	—			3.99（0.0000）
时间效应	NO	NO	NO	YES
地区效应	NO	NO	YES	YES
R^2	0.066	0.264	0.276	0.365
观察值	360	360	360	360

三、地区差异分析

为了进一步分析我国医生人力资源配置质量对人均医疗费用的影响可能存在的地区差异，下面将我国 30 个省级行政区继续按照东、中、西部地区进行分组，分别设置东、中、西部地区虚拟变量 D1、D2、D3，并分别以西部和东部地区为参照组，再将其他两个地区的虚拟变量与三级医院占医院数量比重的交互项放入回归模型中分别进行估计。表 5-8 为我国三级医院占医院数量比重对人均医疗保健支出影响的地区差异估计结果。通过 F 检验、LM 检验、Hausman 检验和联合显著性检验的结果来看，均适宜用双向固定效应模型（Two-way FE）进行估计分析，为了对照，同时给出固定效应模型（FE）估计结果。

据表5-8显示，通过以西部地区为参照组和以东部地区为参照组的地区差异分析的结果表明，中、西部地区三级医院占医院数量比重对人均医疗保健支出的正向影响比东部地区的更大，而中、西部地区的差异不明显。这说明我国中、西部地区医生人力资源质量的提高对人均医疗费用的促进作用比东部地区更大。分析可能的原因在于，相比东部地区，中、西部地区的优质医生更少，人们所需的优质医生更匮乏，因此，在原本医疗水平偏低，优质医生匮乏的中、西部地区增加优质医生数量或提高医生质量，更能刺激居民进行医疗消费或医疗需求释放，对人均医疗费用影响的边际效应会更大。反过来说，东部地区原本拥有的优质医生较多，也更富足，进一步增加优质医生数量对人均医疗费用的边际影响效应相对要更小些。此外，东部地区由于经济发达，民众收入和受教育程度也相对要高，医患之间信息不对称情况相比中、西部地区要更弱，医生想要实施诱导需求的难度相对更大。这些都有可能导致东部地区优质医生数量增加、医疗水平提升对人均医疗费用的抬高作用，相比中、西部地区更小。

表5-8　医生人力资源配置质量对人均医疗费用影响的地区差异分析

变量	以西部为参照组		以东部为参照组	
	FE	Two-way FE	FE	Two-way FE
$D1 * DoctorQ$	-0.019** (0.009)	-0.020** (0.008)	—	—
$D2 * DoctorQ$	-0.012 (0.010)	-0.010 (0.009)	0.007** (0.009)	0.010** (0.008)
$D3 * DoctorQ$	—	0.019** (0.009)	0.020** (0.008)	—
$DoctorQ$	0.021** (0.008)	0.022*** (0.007)	0.001 (0.005)	0.002 (0.005)
$Insurance$	-0.002*** (0.000)	-0.002*** (0.000)	-0.002*** (0.000)	-0.002*** (0.000)
$Aging$	0.034*** (0.006)	0.016** (0.007)	0.034*** (0.006)	0.016** (0.007)

变量	以西部为参照组		以东部为参照组	
	FE	Two-way FE	FE	Two-way FE
LnIncome	0.889*** (0.044)	1.147*** (0.096)	0.889*** (0.044)	1.147*** (0.096)
Urbanization	0.013*** (0.003)	0.008** (0.003)	0.013*** (0.003)	0.008** (0.003)
常数项	−2.885*** (0.259)	−4.715*** (0.791)	−2.885*** (0.259)	−4.715*** (0.791)
Hausman Test（P 值）	79.74 (0.0000)	79.74 (0.0000)	—	—
联合显著性检验（P 值）	7.48 (0.0000)	7.48 (0.0000)	—	—
时间效应	NO	YES	NO	YES
地区效应	YES	YES	YES	YES
R^2	0.951	0.962	0.951	0.962
观察值	360	360	360	360

四、内生性问题讨论

在分析医生人力资源配置质量对人均医疗费用的影响效应时，经过检验，我们仍使用的是双向固定效应模型，虽然可以解决部分内生性问题，但是无法完全解决遗漏变量问题和反向因果问题。比如，医生人力资源配置质量与医疗费用也可能存在反向因果关系：优质医生越多，医疗水平越高的地区，居民更愿意进行医疗消费，医疗费用也会相对更高，其他地区的优质医生也更愿意到这些地区执业，因此，优质医生多、医疗水平高的地区，医疗费用上涨反过来可能会使这些地区吸引更多的优质医生前往，进一步提升该地区的医生人力资源质量和医疗水平。再如，医生人力资源配置质量与医疗费用存在其他遗漏变量问题：某些地区如广东的居民自古以来就更相信中医，人们也更愿意看中医，因此，这不仅导致了广东地区中医水平不断提升，也导致当地医疗费用不断上涨。这些都有可能产生内生性问题。

因此，下面我们继续使用工具变量法和纳入滞后解释变量两种方法，进一步估计医生人力资源配置质量对医疗费用的影响，这两种方法均能很好地解决因遗漏变量偏差和双向因果带来的内生性问题。内生性检验的估计结果如表 5-9 所示。

本节选取了三级医院占医院数量比重的滞后一期（L. DoctorO）作为工具变量。据 2SLS 的第一阶段的回归结果显示，三级医院占医院数量比重的滞后一期对当期在 1% 的水平上具有显著的正向影响，Wald F 统计量为 212.33，超过 10% 水平上的临界值 16.38，说明选取的工具变量是有效的，不存在弱工具变量问题。据 2SLS 的第二阶段回归结果显示，在处理了内生性问题之后，三级医院占医院数量比重对人均医疗保健支出的影响在 1% 的水平上显著为正，即三级医院占医院数量比重增加，会促进人均医疗保健支出的上涨。同时，据纳入滞后一期的解释变量的回归结果显示，滞后一期的三级医院占医院数量比重对人均医疗保健支出也产生了显著的正向影响。因此，在充分考虑了内生性问题的情况下，无论是工具变量法，还是纳入滞后的解释变量进行的估计，均证实了医生人力资源配置质量的提高会促进人均医疗费用的上涨。

表 5-9　医生人力资源配置质量对人均医疗费用影响的内生性检验

变量	FE-IV（2SLS）		引入滞后的解释变量
	一阶段回归结果	二阶段回归结果	
DoctorN	0.003*** （0.003）	—	—
L. DoctorO	0.629*** （0.043）	—	0.002** （0.003）
Insurance	−0.0004 （0.004）	−0.002*** （0.000）	−0.002*** （0.000）
Aging	0.024 （0.057）	0.034*** （0.006）	0.015** （0.007）
LnIncome	1.536*** （0.442）	0.971*** （0.051）	1.108*** （0.112）
Urbanization	0.063* （0.033）	0.010*** （0.004）	0.008** （0.003）
常数项	—	−4.357*** （0.933）	—
时间效应	NO	NO	YES
地区效应	YES	YES	YES

变量	FE-IV（2SLS）		引入滞后的解释变量
	一阶段回归结果	二阶段回归结果	
Wald F 统计量	212.33（16.38）	—	—
R^2	—	0.957	—
观察值	330	330	330

第四节　医生人力资源配置失衡对医疗费用的影响效应分析

一、实证结果与分析

本节主要分析我国城乡医生人力资源配置失衡对人均医疗费用的影响。表5-10为我国城乡医生人力资源配置失衡对人均医疗费用影响的混合回归模型（OLS）、固定效应模型（FE）、随机效应模型（RE）以及双向固定效应模型（Two-way FE）的估计结果。通过 F 检验、LM 检验和 Hausman 检验，结果均支持固定效应模型优于混合回归模型和随机效应模型，再进行的联合显著性检验结果则支持用双向固定效应模型。因此，下文仍基于双向固定效应模型的估计结果进行具体分析。

回归结果表明，医生人力资源配置失衡同样会导致人均医疗费用上涨。表5-10的双向固定效应模型结果显示，城乡每千人口执业（助理）医师数比值与人均医疗保健支出在10%的水平上呈显著正相关关系，说明我国城乡医生人力资源非均衡配置程度的提高同样会带来人均医疗费用上涨。可能的解释是，相比医生配置数量的不均衡，我国医生人力资源非均衡配置更多的是优质医生的配置不均衡。随着人们生活水平的提高，人们追求的不再是简单的病有所医，而是对高质量高水平医疗服务的需求，人们在患病尤其是患大病或重病之后，哪怕是花费再大的代价也要前往大医院找专家就诊。因此，我国医生人力资源尤其是优质医生的配置失衡，导致城市和大医院优质医生聚集，农村和基层医疗机构优质医生稀缺。基层医生水平偏低，会导致居民选择前往城市大医院就医，导致就医流向结构性失衡，使得我国高等级医院门庭若市、基层医疗机构和小医院门前冷落的现象尤为凸显，在很大程度上增加了居民的医疗费用。

其他控制变量方面，医疗保险仍然对人均医疗费用呈现出显著的负向影响，说明医疗保险能降低居民医疗费用负担；而人口老龄化、人均收入和城镇化率则依旧对居民医疗费用呈现出显著的正向影响，表明人口老龄化程度加深、人均收入增加或城镇化水平提高均会促进居民医疗费用上涨。均与前文的估计结果相一致。

表 5-10　医生人力资源配置失衡对人均医疗费用影响的估计结果

变量	OLS	FE	RE	Two-way FE
DoctorS	0.028 (0.025)	0.028 (0.017)	0.044*** (0.017)	0.028* (0.016)
Insurance	0.003*** (0.001)	−0.002*** (0.000)	−0.002*** (0.000)	−0.002*** (0.000)
Aging	0.006 (0.008)	0.035*** (0.006)	0.032*** (0.006)	0.019*** (0.007)
LnIncome	0.714*** (0.052)	0.907*** (0.042)	0.968*** (0.036)	1.1577*** (0.097)
Urbanization	0.004** (0.002)	0.013*** (0.003)	0.006** (0.003)	0.008*** (0.003)
常数项	−0.683* (0.390)	−3.058*** (0.246)	−3.283*** (0.230)	−4.826*** (0.798)
Hausman Test（P 值）	24.03（0.0002）			—
联合显著性检验（P 值）	—			7.21（0.0000）
时间效应	NO	NO	NO	YES
地区效应	NO	YES	NO	YES
R^2	0.812	0.951	0.950	0.961
观察值	360	360	360	360

二、稳健性检验

为了检验上述回归结果的稳健性，下面将继续通过变换因变量的替代指标的形式进行稳健性检验，继续选取人均医疗保健支出占人均消费支出比重作为居民医疗费用的衡量指标进行参数估计。在估计方法的选择上，同样通过进行 F 检验、LM 检验、豪斯曼检验以及联合显著性检验，最终仍确定适宜用双向固定效应模型进行估计，稳健性检验结果如表 5-11 所示。稳健性的估计结果表现比较稳健，城乡每千人口执业（助理）医师比值仍对人均医疗保健支出占人均消费支出比重在 10% 的水平上呈现出显著的正向影响，表明医生人力资源配置失衡会促进人均医疗费用上涨的这个结果比较稳健可靠。同时，在稳健性检验中，其他控制变量系数的符号方向与显著性也均与前文估计结果一致，再次证实本书结论可靠且稳健。

表 5-11　医生人力资源配置失衡对人均医疗费用影响的稳健性分析

变量	OLS	RE	FE	Two-way FE
DoctorS	0.004 (0.171)	0.268 * * (0.109)	0.175 (0.110)	0.198 * (0.107)
Insurance	0.014 * * (0.006)	−0.011 * * * (0.003)	−0.013 * * * (0.003)	−0.012 * * * (0.003)
Aging	−0.013 (0.057)	0.193 * * * (0.040)	0.209 * * * (0.040)	0.136 * * * (0.046)
LnIncome	−1.113 * * * (0.355)	0.184 (0.236)	−0.243 (0.272)	1.318 * * (0.664)
Urbanization	0.016 (0.013)	0.043 * * (0.017)	0.090 * * * (0.022)	0.067 * * * (0.022)
常数项	16.615 * * * (2.660)	1.407 (1.506)	3.086 * (1.595)	−8.556 (5.443)
Hausman Test（P 值）	23.90（0.0002）			—
联合显著性检验（P 值）		—		3.73（0.0001）
时间效应	NO	NO	NO	YES

变量	OLS	RE	FE	Two-way FE
地区效应	NO	NO	YES	YES
R^2	0.035	0.258	0.268	0.352
观察值	360	360	360	360

三、地区差异分析

为了进一步分析我国医生人力资源配置失衡对人均医疗费用的影响可能存在的地区差异，下面将我国 30 个省级行政区继续按照东、中、西部地区进行分组，分别设置东、中、西部地区虚拟变量 D1、D2、D3，并分别以西部和东部地区为参照组，再将其他两个地区的虚拟变量与城乡每千人口执业（助理）医师数比值的交互项放入回归模型中分别进行估计。表 5-12 为我国城乡每千人口执业（助理）医师数比值对人均医疗保健支出影响的地区差异估计结果。通过 F 检验、LM 检验、Hausman 检验和联合显著性检验的结果来看，均适宜用双向固定效应模型（Two-way FE）进行估计分析，为了对照，同时给出固定效应模型（FE）估计结果。

据表 5-12，无论是以西部地区为参照组，还是以东部地区为参照组的估计结果均表明，城乡每千人口执业（助理）医师数比值对人均医疗保健支出的影响不存在明显的地区差异。这同样说明，无论是我国东部地区，还是中、西部地区，医生人力资源配置失衡都会引起居民医疗费用上涨。

当下，由于我国城乡之间、地区之间医生人力资源尤其是优质医生配置失衡的现象普遍存在，导致我国大部分门急诊病人和住院病人都在三级医院就医，只有少数选择在乡镇卫生院、村卫生室等基层医疗机构，甚至有些很小的可以在基层医疗机构解决的小病，也往大医院跑，造成我国普遍存在大医院门庭若市、小医院和基层医疗机构门可罗雀的现象，医疗资源闲置与浪费严重。因此，要实现基层首诊、双向转诊的分级诊疗制度，切实有效地控制医疗费用过快上涨，在全国范围内均衡配置我国医生人力资源，尤其是加强优质医生的均衡配置十分有必要。

表 5-12　医生人力资源配置失衡对人均医疗费用影响的地区差异分析

变量	以西部地区为参照组		以东部地区为参照组	
	FE	Two-way FE	FE	Two-way FE
$D1 * DoctorS$	0.002 (0.038)	0.051 (0.035)	—	—
$D2 * DoctorS$	−0.035 (0.044)	0.030 (0.041)	−0.036 (0.043)	−0.021 (0.040)
$D3 * DoctorS$	—	−0.002 (0.038)	−0.051 (0.035)	—
$DoctorS$	0.035 (0.027)	0.001 (0.025)	0.037 (0.027)	0.052** (0.025)
$Insurance$	−0.002*** (0.000)	−0.002*** (0.000)	−0.002*** (0.000)	−0.002*** (0.000)
$Aging$	0.036*** (0.006)	0.018*** (0.007)	0.036*** (0.006)	0.018*** (0.007)
$LnIncome$	0.910*** (0.042)	1.170*** (0.098)	0.910*** (0.042)	1.170*** (0.098)
$Urbanization$	0.012*** (0.003)	0.008** (0.003)	0.012*** (0.003)	0.008** (0.003)
常数项	−3.077*** (0.248)	−4.909*** (0.801)	−3.077*** (0.248)	−4.909*** (0.801)
Hausman Test（P 值）	16.32 (0.0224)	—	16.32 (0.0224)	—
联合显著性检验（P 值）	7.31 (0.0000)	—	7.31 (0.0000)	—
时间效应	NO	YES	NO	YES
地区效应	YES	YES	YES	YES
R^2	0.951	0.961	0.951	0.961
观察值	360	360	360	360

四、内生性问题讨论

前文在分析城乡医生人力资源配置失衡对人均医疗费用的影响效应时，经过检验，我们仍继续使用双向固定效应模型，虽然可以解决部分内生性问题，但还是未解决全部的内生性问题。比如，医生人力资源配置质量与医疗费用也可能存在反向因果关系：城市发达地区的人们收入高，健康意识强，居民不仅支付能力强，而且支付意愿也更高，因此城市或发达地区的医疗消费支出也相对更高，这样就会吸引农村或不发达地区的医生尤其是优质医生前往执业，这样就会进一步扩大城乡之间、发达地区与不发达地区之间的医生数量和质量差距。就好比，私人医生在开办诊所选址时，也更愿意将诊所开到收入高、人口多、愿意付费、支付能力强、医疗费用高的地区。这同样会产生内生性问题。

与前文相同，下面我们仍使用工具变量法和纳入滞后解释变量两种方法，进一步估计医生人力资源配置失衡对人均医疗费用的影响。内生性检验的估计结果如表 5-13 所示。我们选取城乡每千人口执业（助理）医师比值的滞后一期（L. DoctorS）作为工具变量。据 2SLS 的第一阶段的回归结果显示，城乡每千人口执业（助理）医师比值的滞后一期对当期在 1% 的水平上具有显著的正向影响，Wald F 统计量为 95.46，超过 10% 水平上的临界值 16.38，说明选取的工具变量是有效的，不存在弱工具变量问题。2SLS 的第二阶段回归结果显示，在处理了内生性问题之后，城乡每千人口执业（助理）医师的比值对人均医疗保健支出的影响在 5% 的水平上显著为正，即城乡每千人口执业（助理）医师的比值提高，会促进人均医疗保健支出的上涨。同时，纳入滞后一期的解释变量的回归结果显示，滞后一期的城乡每千人口执业（助理）医师比值对人均医疗保健支出也产生了显著的正向影响。因此，在充分考虑了内生性问题的情况下，无论是工具变量法，还是纳入滞后的解释变量进行的估计，均再次表明了城乡医生人力资源配置失衡会促进人均医疗费用上涨。

表5-13　医生人力资源配置失衡对人均医疗费用影响的内生性检验

变量	FE-IV（2SLS）		引入滞后的解释变量
	一阶段回归结果	二阶段回归结果	
DoctorS	0.045＊＊（0.004）	—	—
L. DoctorS	0.502＊＊＊（0.051）	—	0.010＊＊（0.004）
Insurance	−0.002（0.001）	−0.002＊＊＊（0.000）	−0.002＊＊＊（0.000）
Aging	0.023（0.018）	0.033＊＊＊（0.006）	0.015＊＊（0.007）
LnIncome	−0.060（0.133）	0.988＊＊＊（0.045）	1.112＊＊＊（0.000）
Urbanization	0.015（0.010）	0.009＊＊（0.004）	0.008＊＊（0.003）
常数项	—	—	—
时间效应	NO	NO	YES
地区效应	YES	YES	YES
Wald F 统计量	95.46（16.38）	—	—
R^2	—	0.957	—
观察值	330	330	330

本章小结

　　本章利用2005—2017年中国30个省级行政区的省级面板数据，使用双向固定效应模型，分别从医生人力资源配置数量、配置质量以及配置失衡三个维度实证分析了医生人力资源配置对人均医疗费用的影响效应，回答了我国医生人力资源配置数量增加、质量提高、失衡程度扩大将会对人均医疗费用产生怎样的影响效应。结果发现：1. 医生人力资源配置数量、医生人力资源配置质量以及医生人力资源配置失衡对人均医疗费用均产生了显著的正向影响，即无论是医生人力资源配置数量增加、质量提升还是失衡程度扩大，均会引起人均医疗费用上涨。2. 医生人力资源配置数量和医生人力资源配置失衡对人均医疗费用的这种正向影响效应均不存在明显的地区差异，说明医生数量增加和医生配置失衡带来的医疗费用上涨情况在全国来说是普遍性的，并不存在地区差异。3. 而我国东部地区的医生人力资源配置质量对人均医疗费用的促进作用要比中、西部小，而中、西部地区之间差异不明显。可能的解释为，东部地区比中、西部地区优质医生数量更富足，分布也更均衡，因此东部地区再增加优质医生或提高医生质量，对人们的吸引力更小，对居民医疗费用的刺激作用也更小，为此东部地区增加优质医生对医疗费用产生的边际效应更小一些，从而导致东部地区医生质量提升（优质医生增多）对医疗费用产生的正向影响比中、西部地区小。

第六章

医生人力资源配置对医疗费用的影响机制检验

第五章已实证分析了医生人力资源配置数量、配置质量以及失衡对医疗费用的影响效应。接下来，在第二章的理论分析基础上，我们将进一步对医生人力资源配置影响医疗费用的影响机制进行实证检验，探寻医生人力资源配置最终通过哪些作用路径对医疗费用产生了影响。

第一节　实证检验设计

一、检验方法的选择

基于前面的理论分析可知，无论是医生人力资源配置数量、配置质量还是失衡程度，对医疗费用的影响均存在多条中介路径，因此本书在分析医生人力资源配置影响医疗费用的中介效应时需建立存在多个中介变量的多重中介模型。

对中介效应进行检验的方法有多种。Baron、Kenny[①] 提出的逐步回归检验法，并采用系数乘积检验法（Sobel）检验中介效应的显著性，虽然其在早期被广泛应用，但逐步检验法受到了诸多质疑，如 Sobel 检验法要求大样本和

---

① BARON R M, KENNY D A. The Moderator-Mediator Variable Distinction in social Psychological Research: Conceptual, Strategic, and Statistical Considerations [J]. Journal of Personality and Social Psychology, 1986, 51 (6): 1173-1182.

正态分布假设，且公式复杂，需要手工计算，使用不便。后来，Preacher、Hayes[1] 提出了以 Bootstraps 检验法为核心的中介效应检验方法，Bootstraps 方法不需要大样本和正态分布假设，且操作方便，估计时更无需标准误，也被广泛应用。温忠麟、叶宝娟[2]结合了逐步检验法和 Bootstraps 检验法，提出了相对详细和科学的中介效应检验流程。这些方法更适合对一个中介变量的模型进行分析，如果要进行多重中介效应分析，需将多重中介模型拆解为多个仅含一个中介变量的简单中介模型再相继进行多次简单中介分析。于是，方杰等[3]提出运用结构方程模型进行多重中介效应分析，相比于将一个多重中介模型拆分为多个仅含一个中介变量的简单中介模型，再采用传统的逐步检验法对这些拆分后的模型相继进行多次简单的中介分析而言，采用结构方程模型直接进行多重中介分析具有更大优势。

首先，利用结构方程模型分析多重中介效应，可以在控制其他中介变量的情况下，研究某一个中介变量的特定中介效应，这能减少简单中介模型因为忽略其他中介变量而导致的参数估计偏差。其次，利用结构方程模型进行的多重中介效应分析可以得到总的中介效应，即所有特定中介效应之和。最后，利用结构方程模型进行的多种中介效应分析还能得到对比中介效应，有助于研究者判断出多个中介效应的相对强度，通过了解哪个中介变量的作用更大，进而判断多条中介路径中哪条中介路径理论上更有意义[4]。

此外，许多研究的理论结构存在这样的基本假设：变量能被单一的指标测量，且不存在测量误差。但在很多定量研究中，这样的研究假设在大多数情况下不适当。许多定量方法比如方差分析、复回归分析、联立方程模型等都存在上述问题且无法避免，其中，联立方程模型虽然可以克服变量互为因

---

① PREACHER K J, HAYES A F. SPSS and SAS Procedures for Estimating Indirect Effects in Simple Mediation Models [J]. Behavior Research Methods, Instruments, & Computers, 2004 (4)：717-731.

② 温忠麟, 叶宝娟. 中介效应分析：方法和模型发展 [J]. 心理科学进展, 2014, 22 (5)：731-745.

③ 方杰, 温忠麟, 张敏强, 等. 基于结构方程模型的多层中介效应分析 [J]. 心理科学进展, 2014, 22 (3)：530-539.

④ 方杰, 温忠麟, 张敏强, 等. 基于结构方程模型的多层中介效应分析 [J]. 心理科学进展, 2014, 22 (3)：530-539.

果的问题，但仍无法避免测量误差的存在，从而导致回归模型估计系数的偏差。传统的因子分析虽然可以规避测量误差，但只能分析因素之间的关系而不能分析影响方向。结构方程模型利用联立方程组求解时，既没有严格地假设限制条件，还允许自变量与因变量存在测量误差，还允许方程组内独立方程之间的随机干扰项存在相关性，进而能准确地有效求解存在多重复杂关系的模型①。因此，利用结构方程模型对多重中介效应分析具有更高的有效性。

基于此，本章采用结构方程模型（路径分析）对医生人力资源配置影响医疗费用的作用机制进行实证检验，探讨诱导需求、医疗服务利用、竞争、医疗服务价格、分级诊疗等路径对医生人力资源配置影响医疗费用的中介效应。

二、检验方法的介绍

（一）中介效应的原理介绍

中介效应模型是指自变量通过影响某一个中介变量进而对因变量产生的影响，包括影响方向和影响大小。考虑自变量 X 对因变量 Y 的影响，如果自变量 X 通过影响变量 M 进而影响因变量 Y，则称变量 M 为变量 X 影响变量 Y 的中介变量。图 6-1 显示的是一个仅含一个中介变量的中介效应模型。其中，系数 a 是自变量 X 对中介变量 M 的影响效应；系数 b 是控制自变量 X 后，中介变量 M 对因变量 Y 的影响效应；因而自变量 X 通过中介变量 M 影响因变量 Y 的中介效应为系数的乘积 ab；系数 c' 是控制中介变量 M 后，自变量 X 对因变量 Y 的直接影响效应；因此，自变量 X 对因变量 Y 的总影响效应 c 就等于直接效应 c' 加上中介效应 ab。

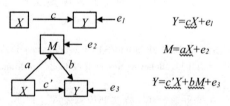

图 6-1　中介效应示意图

---

① 冯剑锋，陈卫民. 我国人口老龄化影响经济增长的作用机制分析：基于中介效应视角的探讨 [J]. 人口学刊，2017，39（4）：93-101.

（二）结构方程模型简介

结构方程模型（记为 SEM）是包含一组自变量和一个或多个因变量的定量模型，可以为每个因变量列出一个方程式，以表示这一因变量与其他自变量或因变量之间的因果关系，结构方程模型可以建立变量之间的因果模型，以检验变量之间的因果关系①。结构方程模型是各种统计分析方法的综合，被广泛应用于经济学、管理学、社会学、心理学等领域的研究。

1. 潜变量结构方程模型

结构方程模型分为含有潜变量的模型和仅含有显变量的模型。潜变量结构方程模型包含测量模型和结构模型两部分，测量模型用来说明潜在变量与观测变量之间的关系，结构模型用来描述外生潜在变量和内生潜在变量之间的关系，图 6-2 是一个潜变量结构方程模型的假设模型范例。该模型包括两个潜在外生变量（ξ_1，ξ_2）和两个潜在内生变量（η_1，η_2）。依照该模型，ξ_1是由两个可观测指标（X1，X2）测量，ξ_2是由两个可观测指标（X3，X4）测量；η_1是由两个可观测指标（Y1，Y2）测量，η_2是由三个可观测指标（Y3，Y4，Y5）测量。这种潜在变量与观测变量之间的关系是结构方程模型的测量模型。在该模型中，η_1受ξ_2的影响，η_2受ξ_1、ξ_2、η_2的影响，这种潜在变量之间的关系则是结构方程模型中的结构模型。其中，γ_{21}、γ_{11}、γ_{22}、γ_{12}是潜在变量之间的路径系数，λ_1、λ_2、λ_3、λ_4、λ_5、λ_6、λ_7、λ_8、λ_9是潜在变量与可观测指标之间的路径系数，代表影响作用强度，ε_1、ε_2、ε_3、ε_4、μ_1、μ、μ_3、μ_4、μ_5、δ_1、δ_2是误差项。

2. 路径模型

只有观测变量而无潜在变量的结构方程模型又被称为路径模型，对路径模型的分析称为路径分析。由于潜在变量是由多个观测变量组成，因此可将潜变量结构方程模型视为路径模型的多变量形态，而路径模型则可视为是潜变量结构方程模型的单变量形态。路径分析可看成是由多组回归方程式所组合而成。因而路径分析可以看作是多变量线性分析的拓展形式，它不要求变量间相互独立，适合分析存在间接影响关系的多个变量的依存性问题。路径

---

① 林震岩. 多变量分析：SPSS 的操作与应用［M］. 北京：北京大学出版社，2007.

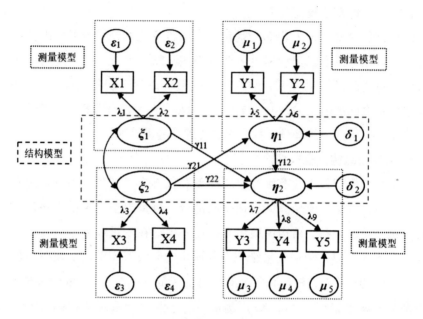

图6-2 潜变量结构方程模型范例

分析主要是为了验证变量之间是否存在因果关系。如果有，存在哪种因果关系？是否有中介变量的影响？是的话，中介效应有多大？图6-3是一个包含6个显变量的路径模型，其中X1、X2、X3是外生变量，X4、X5、X6是内生变量；λ_{41}、λ_{42}、λ_{43}、λ_{51}、λ_{52}、λ_{53}、λ_{54}、λ_{61}、λ_{62}、λ_{63}、λ_{64}、λ_{65}是路径系数，代表自变量对因变量的影响作用强度；ε_4、ε_5、ε_6是误差项。路径分析的影响效应为路径系数的乘积，如X3→X5→X6这条路径中，X3对X6的影响效应为λ_{53}与λ_{65}的乘积。

中介效应是间接影响，无论有无涉及潜在变量，都可利用结构方程模型来分析中介效应①。但通常情况下，大多数学者采用均为显变量的结构方程模型（路径分析）进行多重中介效应分析。使用结构方程模型进行中介效应分析是先建立一套假设性的因果关系模型，然后利用观测到的数据与理论数值的比对，再评估假设出来的模型是否能够有效解释观测到的数据，最后确定

① 温忠麟，张雷，侯杰泰，等. 中介效应检验程序及其应用 [J]. 心理学报，2004，36（5）：614-620.

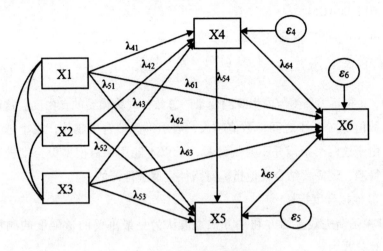

图 6-3　路径模型范例

模型，如果差异过大，假设模型被推翻，如果模型没有被推翻，模型所假设的各种关系就成立。因此，分析程序是：先建立一个初始假设模型，然后利用数据进行分析以识别模型，再进行评估，如果路径系数显著且拟合效果较好，则表示初始模型成立，如果拟合效果较差，则需对初始模型进行修正或重新设定模型。

3. 结构方程模型的评估

（1）卡方值 χ^2 与 χ^2/df 测量

大多数统计检验都希望能够拒绝原假设，但拟合度检验则希望接受原假设。当卡方值（χ^2）越小时，表示模型与数据的拟合效果越好，卡方值越大，则表示拟合效果越差。如果卡方值不显著（显著性水平大于 5%）则意味着样本数据与模型的拟合效果很差。卡方检验的概率反映了模型与总体数据是否很好地适配。χ^2/df（AMOS 中显示为 CMIN/DF）表示自由度对卡方值的影响，χ^2/df 值越小，自由度对卡方值的影响越小，意味着模型与数据越适配。当 $\chi^2/df<2$ 时，表示模型的适配度较好，当 $\chi^2/df<3$ 时，模型的适配度一般，当 $\chi^2/df>3$（宽松情况下为 5）时，说明模型拟合度不好，需要改进。因为卡方检验的假设为多元正态分布以及大样本，实际情况很难符合这一假设，加上卡方值对样本大小非常敏感，因此还需要结合其他测量指标对路径模型进行评估。

（2）GFI 和 AGFI

GFI 和 AGFI 都是测量模型适当性的综合指标。其关系是：

$$AGFI = 1 - \frac{(p+q)(p+q+1)}{2 \times df}(1 - GFI) \qquad (6\text{-}1)$$

其中，p 与 q 为外生与内生观测变量的总数，df 为模型的自由度。这两个指数的系数值都在 0~1 之间，数值越大，表示模型拟合度越佳，模型越与数据匹配。由于这两个指标并不是统计量，所以不能用来对模型拟合度进行一般的统计检验，还需要结合其他指标对路径模型进行评估。

（3）其他拟合度指标

RMSEA 是渐进残差均方和平方根，被认为是最重要的适配度的测量指标。其计算公式为：

$$RMSEA = \sqrt{F_0/df} = \sqrt{Max\left[F_{ML}/df - 1/(N-1), 0\right]} \qquad (6\text{-}2)$$

RMSEA 越小，表示模型与数据越适配。当 RMSEA<0.05 时，表示模型适配度良好；RMSEA<0.08 时，则表示模型适配度一般；RMSEA>0.1 时，则表示模型适配度欠佳，需改进模型。

除此之外，常用的拟合指标还有 CFI 和 NFI 等。CFI 是比较拟合指数，测量的则是"设定模型与独立模型相比"在拟合上的改善程度。NFI 的计算公式为：

$$NFI = \frac{\chi^2_{indep} - \chi^2_{model}}{\chi^2_{model}} \qquad (6\text{-}3)$$

其中，χ^2_{indep} 代表设定模型的卡方值，χ^2_{model} 代表独立模型的卡方值。

三、变量与数据说明

（一）变量选取

在第二章的理论分析之后，本章主要从诱导需求、医疗服务利用、竞争、医疗服务价格、分级诊疗 5 条作用路径分析医生人力资源配置对医疗费用的影响，因此，本章主要从这几个方面进行中介效应分析。各变量的观测指标选择具体如下：

1. 医生人力资源配置指标

本章继续从医生人力资源配置数量、配置质量和配置非均衡程度三个维度对医疗费用的影响进行路径分析。其中，医生人力资源配置数量用每千人口执业（助理）医师数来衡量。医生人力资源配置质量用三级医院占医院数量比重来衡量，三级医院占医院数量比重不仅可以衡量一个地区优质医生数量的多少，还在一定程度上说明了地区优质医生分布不均衡的程度。医生人力资源非均衡配置程度用城乡每千人口执业（助理）医师数比值来衡量，比值越大，代表城乡医生人力资源配置越不均衡，反之，则越均衡。

2. 医疗费用指标

本章选取居民人均医疗费用作为医疗费用指标，选取居民人均医疗保健现金消费支出来衡量居民实际负担的人均医疗费用支出水平。人均医疗保健支出＝（城镇居民人均医疗保健支出×城镇总人口＋农村居民人均医疗保健支出×农村总人口）/总人口。

3. 诱导需求指标

本章选用门诊病人次均医药费用中检查费占比作为衡量诱导需求程度的指标，因为过度检查是医生诱导需求的一个重要表现。一般情况下，在门诊病人的次均医药费中，如果检查费占比越高，则能在很大程度上说明医生诱导需求程度大，反之，如果检查费占比越小，则说明医生诱导需求程度小。

4. 竞争程度指标

医疗市场的竞争程度指标采用赫芬达尔—赫希曼指数（HHI）来衡量。赫芬达尔—赫希曼指数是对产业市场集中度测量的一个较好指标，指数值越大，表示市场越集中，竞争程度越小；指数值越小，则表示市场越分散，竞争程度越大。借鉴王文娟、曹向阳[1]的研究，用公立医院和私营医院之间的竞争衡量医疗市场上的竞争，选取公立医院或私营医院的数量代表其市场占有率，赫芬达尔—赫希曼指数的计算公式如下：

$$赫芬达尔 - 赫希曼指数 = \left(\frac{公立医院数量}{公立医院数量 + 私营医院数量} \right)^2 +$$

---

[1]　王文娟，曹向阳. 增加医疗资源供给能否解决"看病贵"问题？——基于中国省际面板数据的分析［J］. 管理世界，2016（6）：98-106.

$$\left(\frac{私营医院数量}{公立医院数量 + 私营医院数量}\right)^2$$

5. 分级诊疗指标

分级诊疗的一个表现就是基层首诊，如果居民患病后选择基层首诊，说明分级诊疗情况较好。因此，本章选取基层医疗机构诊疗人次占医疗机构总诊疗人次比重作为我国分级诊疗程度的衡量指标，在医疗机构总诊疗人次中，基层医疗机构占比越高，说明我国越多的患者前往基层医疗机构就医，说明分级诊疗情况越好，反之，如果基层医疗机构诊疗人次占比越小，则说明分级诊疗情况越差。

6. 医疗服务价格指标

选取医疗服务相对价格作为衡量医疗服务价格的指标，具体指医疗服务价格指数与居民消费价格指数之比。医疗服务相对价格越高，表示医疗服务价格越高，相对价格越低，则说明医疗服务价格越低。

7. 医疗服务利用指标

本章用医疗服务利用量来表示居民就医行为的变化。医疗服务通常包括门诊服务和住院服务，患者要利用住院服务首先要得到门诊的允许，因此，门诊服务更能反映出居民对医疗服务的利用情况。为此，本章选取人均就诊次数作为衡量居民医疗服务利用程度的指标，人均就诊次数越多，说明居民对医疗服务的利用（消费）越多，人均就诊次数越少，则说明居民对医疗服务的利用（消费）越少。

（二）数据说明

本章使用的检验数据为我国 30 个省、市、自治区（西藏、港澳台地区因数据缺失，未包含在内）2005—2017 年的年鉴统计数据，如不做特殊说明，原始数据均来源于 2006—2018 年《中国卫生和计划生育统计年鉴》（2018 年更名为《中国卫生健康统计年鉴》）、《中国统计年鉴》以及各省《统计年鉴》。

第二节 影响机制的实证检验结果

一、模型构建与修正

（一）初始模型构建

根据前文的理论机制分析可知，医生人力资源配置数量主要通过影响医生诱导需求、医疗服务利用量、竞争程度和医疗服务价格，进而影响居民医疗费用，因此医生诱导需求、医疗服务利用量、竞争程度和医疗服务价格可能是医生人力资源配置数量影响居民医疗费用的中介变量；医生人力资源配置质量主要通过影响医生诱导需求、医疗服务利用量、竞争程度、医疗服务价格和分级诊疗程度，进而影响居民医疗费用，因而医生诱导需求、医疗服务利用量、竞争程度、医疗服务价格和分级诊疗程度可能是医生人力资源配置质量影响居民医疗费用的中介变量；医生人力资源配置失衡主要通过影响医生诱导需求、医疗服务利用量和分级诊疗程度，进而影响居民医疗费用，因此，医生诱导需求、医疗服务利用量和分级诊疗程度可能是医生人力资源配置失衡影响居民医疗费用的中介变量。除此之外，医生人力资源配置数量、配置质量和配置失衡程度还可能对居民医疗费用存在直接影响。同时，本章采用仅有显变量的结构方程模型（路径分析）对医生人力资源配置影响医疗费用的中介效应进行分析。基于此，本书构建医生人力资源配置数量、配置质量和配置失衡程度影响人均医疗费用的结构方程模型，初始模型如图6-4所示。

（二）模型修正

对医生人力资源配置影响人均医疗费用的初始模型进行检验，发现初始模型的拟合效果不够理想，因此，需对初始模型进行修正。模型修正的适配度标准主要参照卡方值（P值大于0.1），卡方自由度比χ^2/df（小于3），RM-SEA值（小于0.05），AGFI值（大于0.9），GFI（大于0.9），NFI值（大于0.9），CFI值（大于0.9）。若是整体模型适配度不佳或有路径系数不显著，可以考虑将不显著的路径系数删除，并依据修正指标（Modification Indices）

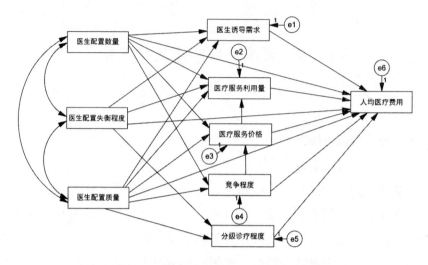

图6-4　医生人力资源配置影响人均医疗费用的初始模型

提供的修正路径增列部分遗漏的路径的方法对模型进行修正。因此本书采用增列修正指标提供的修正路径对初始模型进行修正，最终得到修正模型（如图6-5所示）。

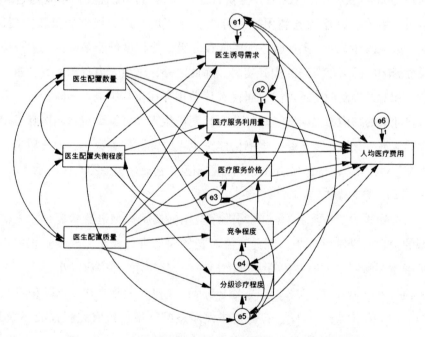

图6-5　医生人力资源配置影响人均医疗费用的修正模型

　　修正后的模型考虑了随机误差项的相关性，其中，e1 和 e2，e1 和 e3，e1 和 e5，e2 和 e4，e3 和 e5，e4 和 e5，e3 和医生配置失衡程度，e5 和医生配置数量分别存在直接相关特征。修正模型整体适配的卡方值 χ^2 为 1.089，对应的显著性概率值（P 值）为 0.780>0.05，未达 0.05 显著水平，接受虚无假设，自由度 df 为 3，卡方自由度比 χ^2/df 为 0.363，这都表示修正后的模型与样本数据能较好地适配，接受修正模型成立。同时，RMSEA 为 0.000<0.05，其他拟合指标 GFI 为 0.999>0.900，AGFI 为 0.987>0.900，NFI 为 0.999>0.900，CFI 为 1.000>0.900，均达到了模型可以适配的标准，说明修正模型的拟合度较好，能较好地满足估计要求。医生人力资源配置影响医疗费用的修正模型的估计参数和检验结果如表6-1所示。

表6-1　修正模型的估计参数及检验结果

因变量	自变量	估计系数	S.E	C.R	显著性
医生诱导需求	医生配置数量	0.156	0.770	2.699	**
竞争程度	医生配置数量	−0.328	0.010	−5.279	***
医疗服务利用量	医生配置数量	0.383	0.169	8.521	***
医疗服务价格	医生配置数量	−0.065	1.957	−0.984	不显著
医生诱导需求	医生配置质量	0.351	0.119	6.025	***
竞争程度	医生配置质量	0.037	0.002	0.595	不显著
医疗服务利用量	医生配置质量	0.416	0.027	8.938	***
医疗服务价格	医生配置质量	0.231	0.288	3.624	***
分级诊疗程度	医生配置质量	−0.370	0.190	−6.386	***
分级诊疗程度	医生配置失衡程度	−0.126	0.834	−2.177	*
医疗服务利用量	医生配置失衡程度	−0.181	0.110	−4.160	***
医生诱导需求	医生配置失衡程度	0.141	0.510	2.480	*
医疗服务价格	竞争程度	−0.082	10.505	−1.423	不显著
医疗服务利用量	医疗服务价格	−0.092	0.005	−2.218	*
人均医疗费用	医生诱导需求	0.212	3.069	4.391	***
人均医疗费用	竞争程度	−0.152	176.156	−4.562	***
人均医疗费用	医疗服务利用量	0.276	12.743	4.883	***

续表

因变量	自变量	估计系数	S.E	C.R	显著性
人均医疗费用	医疗服务价格	0.007	0.986	0.202	不显著
人均医疗费用	分级诊疗程度	-0.205	1.688	-4.806	***
人均医疗费用	医生配置数量	0.490	38.677	10.743	***
人均医疗费用	医生配置质量	0.072	5.360	1.745	不显著
人均医疗费用	医生配置失衡程度	0.086	19.540	2.525	*

注：*** 表示 $p<0.001$，** 表示 $p<0.01$，* 表示 $p<0.05$。$\chi^2=1.089$（$P=0.780$），$df=3$，$\chi^2/df=0.363$；$RMSEA=0.000$；$GFI=0.999$，$AGFI=0.987$；$NFI=0.999$，$CFI=1.000$。

二、医生人力资源配置数量影响医疗费用的作用机制检验

表6-2是医生人力资源配置数量影响医疗费用的影响路径分解。从表6-2可知，8条影响路径中，"医生配置数量→医疗服务价格→人均医疗费用""医生配置数量→医疗服务价格→医疗服务利用量→人均医疗费用""医生配置数量→竞争程度→医疗服务价格→人均医疗费用"和"医生配置数量→竞争程度→医疗服务价格→医疗服务利用量→人均医疗费用"4条路径由于有路径不显著因而影响效应为0，为此，医疗服务价格不是医生人力资源配置数量影响医疗费用的中介变量。医生人力资源配置数量不仅对人均医疗费用产生了显著正向的直接影响，还通过医生诱导需求、竞争程度、医疗服务利用量三个中介变量分别对人均医疗费用产生了正向影响，总效应为0.679，即医生人力资源配置数量越多，人均医疗费用会越高。

具体来说，除了直接效应之外，三条中介路径所带来的影响也存在一定差异。首先，医生数量的增加确实带来了医生诱导需求行为，进而推高了人均医疗费用，但这种中介效应并不大。其次，我国医生配置数量增加更多地是带来了居民对医疗服务利用量的增加，从而提高了人均医疗费用。这种服务利用增加除了有医生诱导需求的影响之外，主要原因还在于，随着我国医生配置数量增加，地区内医生密度增加，医疗服务可得性显著提高，一方面由于居民就医便利程度提高，就诊的往返时间、候诊时间缩短，交通费、误工费、陪护费以及时间成本等降低，刺激居民对医疗服务的利用增加；另一

方面，医生密度增加，使得从前因缺少医生而没有得到满足的医疗需求也得到集中释放，促使了医疗服务利用量增加；此外，医生数量增加导致单个医生接收的患者人数减少，使得医生对每位患者的诊疗更加精细，提高了每次就诊的医疗服务质量，患者的就医满意度也随之提高，因而更能促进居民对医疗服务的利用。最后，从竞争程度的影响效应来看，我国医生数量的增加确实提高了医疗竞争程度，但是我国医疗竞争程度的增加并没有显著降低医疗服务价格及医疗费用，反而是推动了人均医疗费用的上涨，这也证实了我国医疗市场的竞争并不是价格竞争而是非价格竞争。但就总效果而言，我国医生人力资源配置数量仍对人均医疗费用表现出了显著的正向影响。这与第四章的实证结果是相一致的。

表 6-2　医生配置数量对人均医疗费用的影响机制检验

效应类型	具体路径	影响效应
间接效应	医生配置数量→医生诱导需求→人均医疗费用	0.033
	医生配置数量→竞争程度→人均医疗费用	0.050
	医生配置数量→竞争程度→医疗服务价格→人均医疗费用	0
	医生配置数量→竞争程度→医疗服务价格→医疗服务利用量→人均医疗费用	0
	医生配置数量→医疗服务利用量→人均医疗费用	0.106
	医生配置数量→医疗服务价格→人均医疗费用	0
	医生配置数量→医疗服务价格→医疗服务利用量→人均医疗费用	0
直接效应	医生配置数量→人均医疗费用	0.490
总效应	—	0.679

三、医生人力资源配置质量影响医疗费用的作用机制检验

表 6-3 是医生人力资源配置质量影响医疗费用的影响路径分解。从表 6-3 可知，9 条影响路径中，"医生配置质量→医疗服务价格→人均医疗费用""医生配置质量→人均医疗费用""医生配置质量→竞争程度→人均医疗费

用""医生配置质量→竞争程度→医疗服务价格→人均医疗费用"和"医生配置质量→竞争程度→医疗服务价格→医疗服务利用量→人均医疗费用"5条路径也因路径不显著而影响效应为0。为此，竞争程度不是医生人力资源配置质量影响医疗费用的中介变量，同时，医生人力资源配置质量对人均医疗费用也不存在直接影响。医生人力资源配置质量仅通过医生诱导需求、医疗服务利用量、分级诊疗和医疗服务价格4个中介变量分别对人均医疗费用产生了影响，总效应为0.259，即医生人力资源配置质量提高或优质医生增多，人均医疗费用会相应提高。

从以上的路径分析我们发现，我国优质医生数量增加，医生队伍质量提升，不仅增加了医生诱导需求，还促进了居民医疗需求的释放，提高了人们对医疗服务的利用，促进了人均医疗费用的上涨。这也表明，随着我国生活水平的不断提高，人们收入水平不断提升，人们对医疗服务的需求不是简单的病有所医，而是转变为了对高质量高水平医疗服务的需求。因此，医生质量提升，优质医生增多，比简单的医生数量增加更能刺激居民对医疗服务的利用。同时，无论是普通医生，还是优质医生，都存在诱导需求的动机和能力，进而产生了诱导需求的行为，而优质医生实施诱导需求的能力比普通医生更强，也更容易达成，医生诱导需求程度也更大。

同时，我国优质医生数量的增加（医生质量的提高）显著降低了基层首诊率，对我国分级诊疗的建设起到了阻碍作用，从而导致人均医疗费用的上涨。这可能的原因还在于我国优质医生的配置现状方面，事实上，虽然我国的优质医生在不断增加，但绝大部分优质医生却聚集到了高等级医院执业，而不是均衡地配置到了各级医疗机构，因此也导致了我国就医结构性失衡，大部分居民无论是大病还是小病，都习惯到大医院就诊，因此造成了基层首诊率降低的情况，阻碍了我国分级诊疗的建设，进而导致了人均医疗费用的攀升。

此外，我国医生质量的提高抬高了医疗服务价格，但医疗服务价格的上涨对居民的医疗消费产生了"挤出效应"，降低了居民的医疗消费，减少了居民对医疗服务的利用量，因而导致了医疗费用的下降，但这种影响效应非常小。因此，我国医生人力资源配置质量的提升最终对人均医疗费用表现出了显著的正向影响。这也与第四章的实证结果相一致。

表 6-3　医生配置质量对人均医疗费用的影响机制检验

效应类型	具体路径	影响效应
间接效应	医生配置质量→医生诱导需求→人均医疗费用	0.074
	医生配置质量→分级诊疗程度→人均医疗费用	0.076
	医生配置质量→医疗服务利用量→人均医疗费用	0.115
	医生配置质量→医疗服务价格→医疗服务利用→人均医疗费用	−0.006
	医生配置质量→医疗服务价格→人均医疗费用	0
	医生配置质量→竞争程度→人均医疗费用	0
	医生配置质量→竞争程度→医疗服务价格→人均医疗费用	0
	医生配置质量→竞争程度→医疗服务价格→医疗服务利用量→人均医疗费用	0
直接效应	医生配置质量→医疗费用	0
总效应	—	0.259

四、医生人力资源配置失衡影响医疗费用的作用机制检验

表 6-4 是医生人力资源配置失衡对医疗费用的影响路径分解。从表 6-4 可知，医生人力资源配置失衡不仅对人均医疗费用产生了直接影响，还通过影响分级诊疗程度、医疗服务利用量和医生诱导需求 3 个中介变量进而对人均医疗费用产生了影响，最终医生人力资源配置失衡对医疗费用总的影响效应为 0.092，即随着城乡医生人力资源配置失衡程度扩大，人均医疗费用会随之上升。

首先，从路径分析结果发现，我国城乡医生人力资源的配置失衡显著降低了基层首诊率，对我国分级诊疗的建设起到了极大的阻碍作用，进而推动了人均医疗费用的上涨。我国城乡医生人力资源配置失衡不仅表现为总量的失衡，更多的是优质医生的配置失衡，城市优厚的待遇、优良的工作和生活环境使得我国大多数优质医生都集中在城市医疗机构尤其是城市大医院执业，不仅"虹吸"了农村患者，导致了城乡就医结构性失衡，还进一步"虹吸"

了农村基层优质医生，导致城乡优质医生配置失衡程度进一步加大，又进一步扩大了城乡就医结构性失衡，导致恶性循环的发生，极不利于分级诊疗的实现，促进了居民医疗费用的攀升。

其次，从医疗服务利用量来看，城乡医生人力资源配置失衡通过该路径对人均医疗费用产生了负向影响效应。主要原因还在于，随着我国城乡医生人力资源配置失衡程度扩大，我国农村无论是医生数量，还是医生质量，都远不及城市地区水平，使得我国许多农村地区尤其是偏远农村地区医生尤其是优质医生匮乏，患者不得不长途跋涉到城市大医院就诊，就医难度较大，花费也较高，因而一些小病患者甚至是大病患者会减少就诊次数甚至有病不医，因而对医疗服务的利用量减少，进而降低了人均医疗费用。但是这种医疗费用的降低并不是积极的，我们应该考虑的是如何在患者都能病有所医的情况下去控制医疗费用上涨。

最后，我国医生人力资源配置失衡还促进了医生诱导需求的产生。我国区域之间医生人力资源配置分布不均衡，优质医生大多集中在城市和发达地区，使得农村和社区基层医生素质普遍偏低，加上与西方守门人制度不同，我国医患关系大多为单次博弈，即一次性随机配对短期关系，因此给医生诱导需求提供了契机，再加上我国缺乏合理的医生激励机制，因此医生配置失衡就促使了医生诱导需求的产生。医生人力资源配置失衡通过以上影响路径对人均医疗费用表现出了显著的正向影响，这同样与第四章的实证结果相一致。

表6-4　医生配置失衡对人均医疗费用的影响机制检验

效应类型	具体路径	影响效应
间接效应	医生配置失衡程度→分级诊疗程度→人均医疗费用	0.026
	医生配置失衡程度→医疗服务利用量→人均医疗费用	-0.050
	医生配置失衡程度→医生诱导需求→人均医疗费用	0.030
直接效应	医生配置失衡程度→人均医疗费用	0.086
总效应	—	0.092

本章小结

本章继续从医生人力资源配置数量、配置质量以及配置失衡三个维度，实证检验了医生人力资源配置对医疗费用的影响机制，结果发现：1. 医生人力资源配置数量增加除了会对医疗费用产生直接的正向影响之外，还会通过提高医生诱导需求程度、提高竞争程度、刺激居民医疗消费间接对医疗费用产生正向影响。需要特别说明的是，我国医生配置数量增加确实加剧了医疗服务竞争，但是却并没有降低医疗服务价格从而降低医疗费用，而是抬高了医疗费用。由此可见，我国医疗服务市场的竞争确实不是价格竞争，而是非价格竞争。2. 医生质量提高（优质医生数量增多）同样会促进医生诱导需求、刺激居民医疗消费从而抬高医疗费用；而医生质量提高会阻碍分级诊疗，减少基层就诊率，加重就医流向结构性失衡，进而促进医疗费用上涨；但医生质量提高带来的医疗服务价格上涨，对居民的医疗消费产生了"挤出效应"，居民减少了医疗消费进而降低了医疗费用。然而这种"挤出效应"较小，最终医生质量提升还是带来了医疗费用上涨。3. 我国医生（优质医生）配置失衡除了会直接对医疗费用产生正向影响之外，还会通过提高医生诱导需求程度、阻碍分级诊疗程度、降低基层就诊率间接促进医疗费用上涨。医生（优质医生）配置失衡程度扩大会导致许多地区尤其是偏远地区的医生尤其是优质医生稀缺，导致居民减少了对医疗服务的利用，进而降低了医疗费用，但是这种负向影响仍弱于诱导需求、分级诊疗的间接作用以及直接作用带来的正向影响。因此最终医生配置失衡对医疗费用产生了正向影响。

第七章

进一步讨论、研究结论与政策建议

第一节　进一步讨论

一直以来，医疗保险是各国用来控制医疗费用过快增长的重要手段。虽然，许多研究证实了医疗保险能显著降低医疗费用，但对于医疗保险是否可以有效控制供方医疗费用，鲜少有学者深入探讨。因此，本书开展进一步讨论，通过实证分析医疗保险对医生人力资源配置影响医疗费用的调节作用，探讨医疗保险是否可以有效抑制医生供给方面给医疗费用带来的促进作用，以此探析我国医疗保险对控制供方医疗费用发挥的实际作用。下文继续从医生人力资源配置数量、配置质量以及配置失衡三个维度，探讨医疗保险是否能有效控制医生数量增加、配置质量提升或配置失衡带来的医疗费用上涨。

一、医疗保险对医生配置数量影响医疗费用的调节作用

（一）医疗保险的调节作用分析

本部分主要为了分析医疗保险对医生人力资源配置对医疗费用影响的调节效应，探讨医疗保险是否可以有效控制医生供给数量增加带来的医疗费用上涨。将医生人力资源配置指标与医疗保险指标的交互项放入回归方程中，通过系数与显著性判断医疗保险对医生人力资源配置对医疗费用影响的调节效应。如果交互项系数显著为正，则表明医疗保险会强化医生人力资源配置对医疗费用的影响；如果交互项系数为负，则表现医疗保险会削弱医生人力

资源配置给医疗费用带来的正向影响。表7-1为医疗保险对医生配置数量影响人均医疗费用的调节作用的估计结果。同样地，通过F检验、LM检验、豪斯曼（Hausman）检验和联合显著性检验发现，适宜用双向固定效应模型进行估计，因此下文基于双向固定效应模型（Two-way FE）的估计结果进行分析。

表7-1结果显示，每千人口执业（助理）医师数与医疗保险的交互项在5%的水平上显著为负，由此表明医疗保险可以有效削弱医生数量增加对医疗费用的正向影响。但系数值为-0.004，也就是说，医疗保险虽然能降低医生数量增加带来的医疗费用上涨，但是这种降低作用非常有限。

过去很长一段时间内，我国都是实行按服务项目付费为主的后付制，这种支付方式导致了医疗费用快速上涨，为了探索最适宜的支付方式，全国各地进行了各种改革与探索实践。2012年，国务院发布的《"十二五"期间深化医药卫生体制改革规划暨实施方案》提出，在全国推行总额预付制和按病种付费方式（DRGs）以来，无论是总额预付制，还是DRGs预付制，均在一定程度上约束了医院和医生的行为，对医疗服务的过度利用产生了一定的控制效果，但是我国当下"开大处方、过度检验"等现象仍层出不穷。而且近年来，医院为了控制医疗费用总额，推诿医保患者的事件频频发生，这种看似控制了医疗费用上涨，但实际被推诿的病人仍会在其他地方进行消费，医疗费用仍旧会不断上涨。由此也说明，我国当下医疗保险支付方式对供方带来的医疗费用上涨产生的实际作用其实并不大。

表7-1　医疗保险对医生配置数量影响人均医疗费用的调节作用

变量	OLS	FE	RE	Two-way FE
*LnDoctorN * Insurance*	-0.006^{***} （0.002）	0.001 （0.001）	-0.000 （0.001）	-0.004^{**} （0.002）
LnDoctorN	1.082^{***} （0.071）	0.233^{***} （0.079）	0.512^{***} （0.072）	0.188^{**} （0.077）
Insurance	0.005^{***} （0.001）	-0.003^{***} （0.001）	-0.002^{*} （0.001）	0.001 （0.001）

续表

变量	OLS	FE	RE	Two-way FE
Aging	0.021*** (0.006)	0.033*** (0.006)	0.027*** (0.006)	0.016** (0.007)
LnIncome	0.571*** (0.038)	0.882*** (0.043)	0.904*** (0.035)	1.145*** (0.097)
Urbanization	-0.002* (0.001)	0.009** (0.004)	-0.002 (0.002)	0.003 (0.004)
常数项	0.286 (0.295)	-2.680*** (0.265)	-2.434*** (0.251)	-4.499*** (0.793)
Hausman Test（P 值）	40.34（0.000）			—
联合显著性检验（P 值）	—			7.04（0.000）
时间效应	NO	NO	NO	YES
地区效应	NO	YES	NO	YES
R^2	0.8969	0.9520	0.9496	0.9615
观察值	360	360	360	360

（二）稳健性检验

为了检验上述结论的稳健性，下面我们通过变换因变量的替代指标的形式进行了稳健性检验，继续选取人均医疗保健支出占人均消费支出比重作为居民医疗费用的衡量指标进行参数估计。在估计方法的选择上，同样通过进行 F 检验、LM 检验、豪斯曼检验以及联合显著性检验，最终仍适宜用双向固定效应模型进行估计。稳健性检验结果如表 7-2 所示，稳健性的估计结果表现稳健，医疗保险与每千人口执业（助理）医师数的交互项对人均医疗保健支出占人均消费支出比重的影响仍在 1% 的水平上显著为负，表明医疗保险依然能削弱每千人口执业（助理）医师数对人均医疗保健支出占人均消费支出比重的正向影响，证实了"医疗保险能削弱医生数量增加对人均医疗费用带来的促进作用"这个结果比较稳健。从系数值来看，医疗保险对供方带来的医疗费用上涨的控制力度确实不大。

表7-2 医疗保险对医生配置数量影响人均医疗费用的调节作用的稳健性检验

变量	OLS	RE	FE	Two-way FE
LnDoctorN * *Insurance*	-0.044***	-0.012	-0.006	-0.030***
	(0.012)	(0.008)	(0.009)	(0.010)
LnDoctorN	7.364***	2.957***	1.393***	1.164**
	(0.486)	(0.476)	(0.515)	(0.521)
Insurance	0.034***	-0.004	-0.010	0.011
	(0.009)	(0.007)	(0.007)	(0.009)
Aging	0.115***	0.168***	0.203***	0.111**
	(0.038)	(0.040)	(0.040)	(0.046)
Urbanization	-0.019**	-0.006	0.063**	0.033
	(0.009)	(0.015)	(0.025)	(0.025)
LnIncome	-2.188***	-0.083	-0.303	1.189*
	(0.262)	(0.233)	(0.278)	(0.658)
常数项	23.077***	5.481***	4.655***	-5.834
	(2.027)	(1.644)	(1.723)	(5.398)
Hausman Test（P值）	47.69（0.000）			—
联合显著性检验（P值）	—			4.06（0.000）
时间效应	NO	NO	NO	YES
地区效应	NO	NO	YES	YES
R^2	0.4654	0.2490	0.2780	0.3682
观察值	360	360	360	360

（三）地区差异分析

为了进一步分析医疗保险对医生数量影响医疗费用的调节作用可能存在的地区差异，将我国30个省级行政区继续按照东、中、西部地区进行分组，分别设置东、中、西部地区虚拟变量D1、D2、D3，并分别以西部和东部地区为参照组，再将其他两个地区的虚拟变量与医疗保险与每千人口执业（助理）医师数的交互项放入回归模型中分别进行估计。表7-3为医疗保险对医生配置数量影响人均医疗费用的调节作用的地区差异估计结果。通过F检验、LM

检验、Hausman 检验和联合显著性检验的结果来看，适宜用双向固定效应模型（Two-way FE）进行估计分析，为了对照，同时给出固定效应模型（FE）估计结果。

据表 7-3 显示，东部地区的医疗保险比中、西部地区更能削弱医生人力资源配置数量增加对人均医疗费用产生的正向影响，而中、西部地区之间的这种医疗保险调节作用则不存在明显差异。也就是说，我国东部地区医疗保险对控制供方医疗费用发挥的作用比中、西部地区更显著。

可能的原因在于，东部地区比中、西部地区拥有更多且更优质的医生人力资源，也更能吸引患者前往就诊，相比中、西部地区，东部地区医生尤其是优质医生接收的患者更多，而在总额预付制和 DRGs 预付制等医疗保险支付方式设定的支付上限的约束下，为了不导致医院超支亏损，东部地区的医院对医生行为的约束更强烈，对开大处方、过度检查等现象控制更严格。同时，东部地区经济相对中、西部地区更发达，医保支付制度的改革也走在更前面，因此总额预付制和 DGRs 预付制在东部地区实施地更广且更好。这些都使得东部地区的医疗保险对医生数量增加带来的医疗费用上涨的控制作用更明显。但是，也不排除东部地区医院为了控制成本，维持收入而强行减少医疗服务量，拒绝患者，由此造成的医疗费用得到控制的假象。

表 7-3　医疗保险对医生配置数量影响人均医疗费用的调节作用的地区差异

变量	以西部地区为参照组		以东部地区为参照组	
	FE	Two-way FE	FE	Two-way FE
D1 * （LnDoctorN * Insurance）	-0.004^{***} (0.001)	-0.003^{***} (0.001)	—	—
D2 * （LnDoctorN * Insurance）	-0.001 (0.001)	0.0002 (0.001)	0.003^{***} (0.001)	0.003^{***} (0.001)
D3 * （LnDoctorN * Insurance）	—	0.004^{***} (0.001)	0.003^{***} (0.001)	—
LnDoctorN * Insurance	0.006^{***} (0.002)	0.0003 (0.002)	0.002^{*} (0.001)	-0.002 (0.002)

续表

变量	以西部地区为参照组		以东部地区为参照组	
	FE	Two-way FE	FE	Two-way FE
LnDoctorN	0.259*** (0.076)	0.206*** (0.075)	0.259*** (0.076)	0.206*** (0.075)
Insurance	-0.005*** (0.001)	-0.001 (0.001)	-0.005*** (0.001)	-0.001 (0.001)
Aging	0.025*** (0.006)	0.010 (0.007)	0.025*** (0.006)	0.010 (0.007)
Urbanization	0.006* (0.004)	0.002 (0.004)	0.006* (0.004)	0.002 (0.004)
LnIncome	0.882*** (0.041)	1.040*** (0.100)	0.882*** (0.041)	1.040*** (0.100)
常数项	-2.494*** (0.262)	-3.472*** (0.826)	-2.494*** (0.262)	-3.472*** (0.826)
Hausman Test（P 值）	38.62 (0.000)	—	38.62 (0.000)	—
联合显著性检验（P 值）	6.22 (0.000)	—	6.22 (0.000)	—
时间效应	NO	YES	NO	YES
地区效应	YES	YES	YES	YES
R^2	0.9555	0.9635	0.9555	0.9635
观察值	360	360	360	360

二、医疗保险对医生配置质量影响医疗费用的调节作用

（一）医疗保险的调节作用分析

表 7-4 为医疗保险对医生配置质量影响人均医疗费用的调节作用的估计结果。通过 F 检验、LM 检验、豪斯曼（Hausman）检验和联合显著性检验发现，适宜用双向固定效应模型进行估计，因此下文基于双向固定效应模型

（Two-way FE）的估计结果进行分析。表 7-4 结果显示，三级医院占医院数量比重与医疗保险的交互项在 1% 的水平上显著为负，表明医疗保险也可以削弱医生质量提高对人均医疗费用带来的促进作用。但系数值为-0.001，表示医疗保险对医生质量提升带来的医疗费用上涨的控制作用非常小。

可能的解释是，我国在全面推行医保的总额预付制和按病种付费制度以来，确实在一定程度上控制了医疗费用的增长。但是我国医疗费用过快增长由多方面因素导致，尤其是过去十几年内，随着我国医疗保险覆盖率和保障水平的不断提高，降低了居民的医疗服务需求价格弹性，居民的医疗需求得到快速释放。同时，随着生活水平的日益改善，人们对医疗服务的需求并不再是简单的病有所医，而是对高质量高水平医疗服务的需求，因此，优质医生增加、医生水平提高意味着医疗服务的质量提升，因此，即使是有医疗保险支付方式的约束，也阻止不了人们对优质医疗服务的消费。因此，即使医疗保险对优质医生增加、医生质量提升带来的医疗费用上涨发挥了控制作用，但作用却十分有限。

表 7-4　医疗保险对医生配置质量影响人均医疗费用的调节作用

变量	OLS	FE	RE	Two-way FE
$DoctorQ * Insurance$	−0.001 *** （0.0002）	−0.0003 *** （0.000）	−0.0003 *** （0.000）	−0.001 *** （0.000）
$DoctorQ$	0.003 （0.008）	0.018 *** （0.006）	0.016 *** （0.006）	0.026 *** （0.005）
$Insurance$	0.006 *** （0.001）	−0.0003 （0.001）	0.001 （0.001）	0.001 * （0.001）
$Aging$	0.0004 （0.007）	0.032 *** （0.006）	0.029 *** （0.006）	0.009 （0.007）
$LnIncome$	0.754 *** （0.049）	0.908 *** （0.044）	0.987 *** （0.036）	1.027 *** （0.096）
$Urbanization$	0.006 *** （0.002）	0.011 *** （0.003）	0.004 （0.002）	0.004 （0.003）

变量	OLS	FE	RE	Two-way FE
常数项	-1.051^{***} (0.387)	-3.017^{***} (0.259)	-3.324^{***} (0.238)	-3.500^{***} (0.801)
Hausman Test（P 值）	37.46（0.0000）			—
联合显著性检验（P 值）	—			9.52（0.0000）
时间效应	NO	NO	NO	YES
地区效应	NO	YES	NO	YES
R^2	0.8221	0.9520	0.9511	0.9640
观察值	360	360	360	360

（二）稳健性检验

为了检验"医疗保险能削弱优质医生数量增加、医生质量提高对人均医疗费用带来的促进作用"这一结果的稳健性，下面我们继续通过变换因变量的替代指标的形式进行稳健性检验，选取人均医疗保健支出占人均消费支出比重作为居民医疗费用的衡量指标进行参数估计。在估计方法的选择上，同样通过进行 F 检验、LM 检验、豪斯曼检验以及联合显著性检验，最终仍适宜用双向固定效应模型进行估计。稳健性检验结果如表 7-5 所示，稳健性的估计结果表现比较稳健，医疗保险与三级医院占医院总数比重的交互项对人均医疗保健支出占人均消费支出比重的影响仍在 1% 的水平上显著为负，系数值也依旧较小，为-0.003。不仅检验了上述研究结果的稳健，也再次说明了，医疗保险虽然能控制医生质量提升带来的医疗费用上涨，但起到的实际作用十分有限。

表 7-5 医疗保险对医生配置质量影响医疗费用的调节作用的稳健性检验

变量	OLS	RE	FE	Two-way FE
*DoctorQ * Insurance*	-0.004^{***} (0.001)	-0.002^{***} (0.001)	-0.002^{***} (0.001)	-0.003^{***} (0.001)
DoctorQ	0.021 (0.053)	0.139^{***} (0.038)	0.153^{***} (0.037)	0.191^{***} (0.036)

续表

变量	OLS	RE	FE	Two-way FE
Insurance	0.036*** (0.009)	0.003 (0.005)	−0.001 (0.005)	0.005 (0.005)
Aging	−0.023 (0.049)	0.165*** (0.040)	0.185*** (0.039)	0.079* (0.046)
Urbanization	0.040*** (0.012)	0.031* (0.017)	0.080*** (0.022)	0.048** (0.022)
LnIncome	−0.943*** (0.333)	0.237 (0.240)	−0.305 (0.285)	0.579 (0.655)
常数项	14.007*** (2.631)	1.521 (1.546)	3.785** (1.664)	−1.332 (5.476)
Hausman Test（P 值）	31.89（0.0000）			—
联合显著性检验（P 值）	—			4.97（0.0000）
时间效应	NO	NO	NO	YES
地区效应	NO	NO	YES	YES
R^2	0.0975	0.2886	0.3004	0.4045
观察值	360	360	360	360

（三）地区差异分析

为了进一步分析医疗保险对医生质量影响医疗费用的调节作用可能存在的地区差异，将我国 30 个省级行政区继续按照东、中、西部地区进行分组，分别设置东、中、西部地区虚拟变量 D1、D2、D3，并分别以西部和东部地区为参照组，再将其他两个地区的虚拟变量与医疗保险与三级医院占医院总数比重的交互项放入回归模型中分别进行估计。表 7-6 为医疗保险对医生配置质量影响人均医疗费用的调节作用的地区差异的估计结果。通过 F 检验、LM 检验、Hausman 检验和联合显著性检验的结果来看，适宜用双向固定效应模型（Two-way FE）进行估计分析，为了对照，同时给出固定效应模型（FE）估计结果。

据表 7-6 显示，在医疗保险控制医生质量提升带来的医疗费用上涨的作用方面，东部地区仍比中、西部地区更明显，而中、西部地区之间则不存在明显差异。可能的解释是，东部地区比中、西部地区拥有更多优质医生，医生质量普遍较高，也吸引和接收了更多的患者，在医疗保险付费制度的激励约束下，优质医生在对自身声誉更维护的情况下，优质医生会更注重约束自身的医疗行为，减少过度医疗的情况。同时，东部优质医生分布更均衡，效率更高，在医疗保险的付费方式和报销制度的约束下，东部地区医生更愿意将患者分流到社区和基层医疗机构康复治疗和后续治疗，患者也愿意到社区和基层医疗机构进行后续治疗，通过患者就医分流达到控费效果。此外，中、西部地区拥有的优质医生更少，因此，中、西部地区居民对优质医疗服务的边际效用更大，同样是优质医生增加，会更刺激中、西部的居民对优质医疗服务的消费。这些原因都会使得东部地区医疗保险对医生质量提升带来的医疗费用上涨的控制作用更明显。

表 7-6　医疗保险对医生配置质量影响医疗费用的调节作用的地区差异

变量	以西部地区为参照组		以东部地区为参照组	
	FE	Two-way FE	FE	Two-way FE
D1 * (DoctorQ * Insurance)	-0.0003** (0.000)	-0.0002* (0.000)	—	—
D2 * (DoctorQ * Insurance)	-0.0001 (0.000)	-0.00004 (0.000)	0.0001 (0.000)	0.0001* (0.000)
D3 * (DoctorQ * Insurance)	—	0.0003** (0.000)	0.0002* (0.000)	—
DoctorQ * Insurance	0.0001 (0.000)	-0.0002 (0.0002)	-0.0002 (0.000)	-0.0004*** (0.000)
DoctorQ	0.013** (0.006)	0.022*** (0.006)	0.013** (0.006)	0.022*** (0.006)
Insurance	-0.001* (0.001)	0.0004 (0.001)	-0.001* (0.001)	0.0004 (0.001)
Aging	0.030*** (0.006)	0.007 (0.007)	0.030*** (0.006)	0.007 (0.007)

变量	以西部地区为参照组		以东部地区为参照组	
	FE	Two-way FE	FE	Two-way FE
Urbanization	0.011*** (0.003)	0.004 (0.003)	0.011*** (0.003)	0.004 (0.003)
LnIncome	0.903*** (0.044)	0.997*** (0.097)	0.903*** (0.044)	0.997*** (0.097)
常数项	−2.908*** (0.263)	−3.199*** (0.815)	−2.908*** (0.263)	−3.199*** (0.815)
Hausman Test（P 值）	397.77 (0.0000)	—	397.77 (0.0000)	—
联合显著性检验（P 值）	9.23 (0.0000)	—	9.23 (0.0000)	—
时间效应	NO	YES	NO	YES
地区效应	YES	YES	YES	YES
R^2	0.9630	0.9645	0.9630	0.9645
观察值	360	360	360	360

三、医疗保险对医生配置失衡影响医疗费用的调节作用

（一）医疗保险的调节作用分析

表7-7为医疗保险对医生配置失衡影响人均医疗费用的调节作用的估计结果。通过 F 检验、LM 检验、豪斯曼（Hausman）检验和联合显著性检验发现，适宜用双向固定效应模型进行估计，因此下文基于双向固定效应模型（Two-way FE）的估计结果进行分析。

表7-7 中的估计结果均显示，城乡每千人口执业（助理）医师数比值与医疗保险的交互项不显著，表明医疗保险对医生配置失衡带来的医疗费用上涨的控制作用不显著。换句话说，我国医疗保险难以控制因医生配置失衡带来的医疗费用上涨。因此，为了有效控制医生非均衡配置带来的医疗费用上涨，根源还得从优化配置医生人力资源着手，优化我国城乡医生人力资源配

置结构，使我国医生尤其是优质医生能均衡分布在全国各地，形成竞争性的分级诊疗格局和合理的就医流向结构，改善患者大量涌向城市大医院就医的现象，以控制医生配置失衡带来的医疗费用不合理增长。

表 7-7　医疗保险对医生配置失衡影响人均医疗费用的调节作用

变量	OLS	FE	RE	Two-way FE
$DoctorS * Insurance$	0.001 (0.001)	0.0004 (0.001)	0.001 (0.001)	0.0004 (0.000)
$DoctorS$	-0.012 (0.037)	0.010 (0.026)	0.020 (0.026)	0.010 (0.024)
$Insurance$	0.003 (0.002)	-0.003*** (0.001)	-0.003*** (0.001)	-0.003*** (0.001)
$Aging$	0.007 (0.008)	0.035*** (0.006)	0.032*** (0.006)	0.018*** (0.007)
$LnIncome$	0.705*** (0.052)	0.909*** (0.042)	0.968*** (0.036)	1.160*** (0.097)
$Urbanization$	0.004** (0.002)	0.012*** (0.003)	0.005** (0.003)	0.008** (0.003)
常数项	-0.549 (0.400)	-3.017*** (0.251)	-3.220*** (0.236)	-4.791*** (0.799)
Hausman Test（P 值）	19.56（0.0033）			—
联合显著性检验（P 值）	—			7.21（0.0000）
时间效应	NO	NO	NO	YES
地区效应	NO	YES	NO	YES
R^2	0.8125	0.9509	0.9502	0.9608
观察值	360	360	360	360

（二）稳健性检验

为了检验上述结论的稳健性，下面我们继续通过变换因变量的替代指标的形式进行了稳健性检验，选取人均医疗保健支出占人均消费支出比重作为居民医疗费用的衡量指标进行参数估计。在估计方法的选择上，同样通过进行 F 检验、LM 检验、豪斯曼检验以及联合显著性检验，最终仍适宜用双向固定效应模型进行估计。稳健性检验结果如表 7-8 所示。稳健性的估计结果表现比较稳健，所有模型中，医疗保险与城乡每千人口执业（助理）医师数比值的交互项对人均医疗保健支出占人均消费支出比重的影响仍不显著。再次表明，医疗保险难以有效控制因医生配置失衡带来的医疗费用上涨。

表 7-8　医疗保险对医生配置失衡影响医疗费用的调节作用的稳健性检验

变量	OLS	RE	FE	Two-way FE
$DoctorS * Insurance$	0.008 (0.006)	0.003 (0.003)	0.002 (0.003)	0.002 (0.003)
$DoctorS$	−0.267 (0.254)	0.130 (0.169)	0.078 (0.166)	0.104 (0.163)
$Insurance$	−0.003 (0.013)	−0.018*** (0.007)	−0.018*** (0.007)	−0.016** (0.007)
$Aging$	−0.004 (0.057)	0.188*** (0.040)	0.204*** (0.040)	0.130*** (0.046)
$Urbanization$	0.018 (0.013)	0.043** (0.017)	0.088*** (0.022)	0.066*** (0.022)
$LnIncome$	−1.164*** (0.356)	0.182 (0.236)	−0.234 (0.273)	1.332** (0.664)
常数项	17.516*** (2.729)	1.786 (1.544)	3.318** (1.624)	−8.375 (5.451)
Hausman Test（P 值）	18.83（0.0045）			—
联合显著性检验（P 值）	—			3.72（0.0001）
时间效应	NO	NO	NO	YES
地区效应	NO	NO	YES	YES
R^2	0.0410	0.2592	0.2688	0.3534
观察值	360	360	360	360

（三）地区差异分析

为了进一步分析医疗保险对医生配置失衡影响医疗费用的调节作用可能存在的地区差异，将我国 30 个省级行政区继续按照东、中、西部地区进行分组，分别设置东、中、西部地区虚拟变量 D1、D2、D3，并分别以西部和东部地区为参照组，再将其他两个地区的虚拟变量与医疗保险与城乡每千人口执业（助理）医师比值的交互项放入回归模型中分别进行估计。表 7-9 报告了医疗保险对医生配置失衡影响医疗费用的调节作用的地区差异的估计结果。通过 F 检验、LM 检验、Hausman 检验和联合显著性检验的结果来看，适宜用双向固定效应模型（Two-way FE）进行估计分析，为了对照，同时给出固定效应模型（FE）估计结果。

据表 7-9 显示，虽然总体上，医疗保险没有对医生配置失衡带来的医疗费用上涨产生有效的控制作用，但是相比东部地区，中、西部地区的医疗保险则更难以控制医生配置失衡带来的医疗费用上涨。可能的解释是，相比东部，中、西部地区医生尤其是优质医生配置更不均衡，居民就医流向结构性失衡情况更为严重，因此医疗保险更难以撬动中、西部地区因医生尤其是优质医生配置失衡带来的医疗费用上涨情况。这再次表明，控制因医生配置失衡带来的医疗费用不合理增长，还得从根源上优化配置我国医生人力资源，尤其是加强中、西部地区优质医生的配置。

表 7-9 医疗保险对医生配置失衡影响医疗费用的调节作用的地区差异

变量	以西部地区为参照组		以东部地区为参照组	
	FE	Two-way FE	FE	Two-way FE
D1 * （DoctorS * Insurance）	-0.001^{***} （0.000）	-0.001^{***} （0.000）	—	—
D2 * （DoctorS * Insurance）	-0.0004 （0.000）	-0.000 （0.000）	0.004 （0.000）	0.001^{**} （0.000）
D3 * （DoctorS * Insurance）	—	0.001^{***} （0.0003）	0.001^{***} （0.000）	—
DoctorS * Insurance	0.001^{*} （0.001）	0.001^{**} （0.000）	0.0001 （0.000）	0.0002 （0.001）

续表

变量	以西部地区为参照组		以东部地区为参照组	
	FE	Two-way FE	FE	Two-way FE
DoctorS	0.014 （0.026）	0.004 （0.025）	0.014 （0.026）	0.004 （0.025）
Insurance	−0.003*** （0.001）	−0.003*** （0.001）	−0.003*** （0.001）	−0.003*** （0.001）
Aging	0.033*** （0.006）	0.014** （0.007）	0.033*** （0.006）	0.014** （0.007）
Urbanization	0.011*** （0.003）	0.007** （0.003）	0.011*** （0.003）	0.007** （0.003）
LnIncome	0.911*** （0.042）	1.051*** （0.102）	0.911*** （0.042）	1.051*** （0.102）
常数项	−2.976*** （0.254）	−3.747*** （0.847）	−2.976*** （0.254）	−3.747*** （0.847）
Hausman Test（P 值）	29.16 （0.0003）	—	29.16 （0.0003）	—
联合显著性检验（P 值）	7.38 （0.0000）	—	7.38 （0.0000）	—
时间效应	NO	YES	NO	YES
地区效应	YES	YES	YES	YES
R^2	0.9524	0.9623	0.9524	0.9623
观察值	360	360	360	360

第二节 研究结论与政策建议

一、研究结论

本书以医生人力资源配置为研究视角，从医生人力资源配置数量、配置质量和配置失衡三个维度，研究了医生人力资源配置对医疗费用的影响。在相关理论的基础上，立足于我国医生人力资源配置和医疗费用的历史与现状，本书首先从理论上分析了医生人力资源配置对医疗费用影响的内在机理，然后利用年鉴统计数据构建实证模型，对我国医生人力资源配置数量、配置质量、配置失衡对医疗费用的影响效应和作用机制进行了实证检验。最后，基于我国医保控费的现状，进一步讨论了医疗保险对医生配置影响医疗费用的调节作用，实证检验了我国医疗保险对医生供给带来的医疗费用上涨起到的实际控制作用。主要得出以下研究结论：

第一，通过构建医生人力资源配置影响医疗费用的理论分析框架，对医生人力资源配置总量（数量和优质医生数量）和配置失衡影响医疗费用的理论机制进行了理论分析。分析发现，医生人力资源配置数量、配置质量（优质医生数量）均可能通过影响医生诱导需求、居民就医行为、竞争以及医疗服务价格等因素进而影响医疗费用；医生人力资源（优质医生）配置失衡则可能通过影响分级诊疗程度（就医流向结构）、居民就医行为和医生诱导需求等因素进而影响医疗费用。无论是医生配置数量，还是配置质量或配置失衡，通过影响这些因素，进而可能会对医疗费用产生正向影响，也可能是负向影响，总的影响效应还取决于各种因素影响强弱的对比。

第二，通过实证分析医生人力资源配置对医疗费用的影响效应发现：1. 医生人力资源配置数量、医生人力资源配置质量以及医生人力资源配置失衡对人均医疗费用均产生了显著的正向影响，即无论是医生人力资源配置数量增加、质量提升还是失衡程度扩大，均会引起人均医疗费用上涨。2. 医生人力资源配置数量和医生人力资源配置失衡对人均医疗费用的这种正向影响效应均不存在明显的地区差异，说明医生数量增加和医生配置失衡带来的医疗费用上涨情况在全国来说是普遍性的，并不存在地区差异。3. 而我国东部地区的医生人力资源配置质量对人均医疗费用的促进作用要比中、西部小，而中、西部之间差异不明显。可能的解释为，东部地区比中、西部地区优质医生数量更富足，分布也更均衡，因此东部地区再增加优质医生或提高医生质量，对人们带来的吸引力更小，对居民医疗费用的刺激作用也更小，为此东部地区增加优质医生对医疗费用产生的边际效应更小一些，从而导致东部地区医生质量提升（优质医生增多）对医疗费用产生的正向影响比中、西部小。

第三，通过实证检验医生人力资源配置对医疗费用的作用机制发现：1. 医生人力资源配置数量增加除了会对医疗费用产生直接的正向影响之外，还会通过提高医生诱导需求程度、提高竞争程度、刺激居民医疗消费间接对医疗费用产生正向影响。需要特别说明的是，我国医生配置数量增加确实加剧了医疗服务竞争，但是却并没有降低医疗服务价格从而降低医疗费用，而是抬高了医疗费用。由此可见，我国医疗服务市场的竞争确实不是价格竞争，而是非价格竞争。2. 医生质量提高（优质医生数量增多）同样会提高医生诱导需求程度、刺激居民消费从而抬高医疗费用；而医生质量提高会降低分级诊疗程度，减少基层就诊率，加重就医流向结构性失衡，进而促进医疗费用上涨；但医生质量提高带来了医疗服务价格上涨，对居民的医疗消费产生了"挤出效应"，居民减少了医疗消费进而降低了医疗费用。然而这种"挤出效应"较小，最终医生质量提升还是带来了医疗费用上涨。3. 我国医生（优质医生）配置失衡除了会直接对医疗费用产生正向影响之外，还会通过提高医生诱导需求程度、降低分级诊疗程度、降低基层就诊率间接促进医疗费用上涨。但医生（优质医生）配置失衡程度扩大会导致许多地区尤其是偏远地区的医生尤其是优质医生稀缺，导致居民减少对医疗服务的利用，进而降低了医疗费用，但是这种负向影响仍弱于诱导需求、分级诊疗的间接作用以及直接作用带来的正向影响。因此最终医生配置失衡对医疗费用产生了正向影响。

第四，进一步讨论中，对医疗保险是否影响医生人力资源配置对医疗费用的作用进行了实证检验。结果发现，医疗保险削弱了医生数量增加、医生质量提高对医疗费用产生的正向影响，但这种削弱作用的力度并不大；同时，医疗保险未能有效削弱医生配置失衡给医疗费用带来的正向作用。也就是说，我国医疗保险对医生供给数量增加、质量提升带来的医疗费用上涨产生了控制作用，但这种控制效果仍较小，医疗保险未能对医生配置失衡导致的医疗费用上涨产生显著的控制作用。这表明，我国仍需进一步改革医疗保险支付方式或结合其他手段对供方医疗费用进行控制。

二、政策建议

基于上述研究结论，本书提出如下政策建议：

（一）建立医生个人声誉机制，加强医生信息披露管制

精神成本假说认为，医生诱导需求行为会影响医生的声誉，甚至会落得"乱开处方"的恶名，进而影响医生的未来收益。对医生而言，乱开大处方只是增加了现阶段的收入，其代价是损害了声誉从而会降低未来收益。为了维护自身的声誉和出于对长远利益的考虑，医生会自觉约束自身医疗行为，减少或不进行诱导需求，采取对患者有利的医疗行动以博取对方的信任。因此，声誉是一种无形资产，如果因声誉受损导致的未来收益减少，将完全由医生本人承担，则意味着这个医生要对其医疗行为负全部责任；如果声誉受损不仅影响实施诱导需求等行为医生的未来收益，还会影响其他相关医生的收益，即医生进行的诱导需求等不利于患者的医疗行为会对其他医生产生负的外部效应，则表明这个医生对其医疗行为没有承担完全责任。权利和责任的不对称是导致医生诱导需求的根本原因。

医疗机构的声誉是集体声誉，是医疗机构所有医生共同拥有的财富，是公共资源，全体医生一起维护医疗机构声誉将会提高每个医生的收入。然而在现实中，这种情况很难实现，因为医疗机构的医生诱导需求后给自己带来了收益，但损害的却是医疗机构的集体声誉而非医生的个人声誉，这会更加激励医生诱导需求行为。因而在现实中，医疗机构的集体声誉这种公共资源被医疗机构的某些医生过度利用的现象比比皆是。

因此，要对医生建立独立的个人声誉机制，加强医生信息的披露管制。有效的信息披露可以降低医患之间信息不对称程度，披露信息的幅度越大，

信息含量越高，越能降低医疗市场的信息不对称程度，能在很大程度上约束医生的不良医疗服务行为。对医生而言，个人声誉变为了个人的无形资产，医生的诱导需求（道德风险）行为对声誉的损害将完全由医生个人承担。这时候，理性的医生会为了未来长期收益考虑而约束自身行为，会抑制诱导需求的冲动。同时，医生的个人声誉也会存在差异，诱导需求对声誉损害造成的损失也会不同，声誉越高的医生，声誉受损导致的未来损失将会越大，因而越是有名的医生，声誉越高的医生，越会严格约束自身医疗行为。因此，建立医生的个人声誉机制后，适当地将医生的相关信息向公众披露，让公众在了解医生的声誉情况后能更好地选择医生就诊，这样能降低医患之间的信息不对称程度，医生为了维持和提高自己声誉以获得未来的长期收益，会更好地约束自身医疗服务行为，自发地做出有利于患者的诊疗行为，将减少诱导需求等不良医疗行为的发生，从而达到控制医疗费用不合理上涨的目的。

（二）引入竞争机制，推动医疗服务市场的良性竞争

路径分析结果表明，医生数量的增加和医生质量的提升都能显著加剧医疗市场竞争，但是竞争的加大并没能有效降低医疗价格，反而抬高了医疗费用。这还是归因于我国医疗服务市场更多的是非价格竞争，并没有建立良性的竞争机制，医疗机构之间和医生之间没有实现良性竞争，价格机制在我国医疗市场没有实际运作。因此，需要引入竞争机制，推动我国医疗市场的良性竞争。

首先，可以对医疗服务提供者进行选择。引入竞争机制，明确建立医保定点医院的准入门槛和退出机制，促进医疗机构之间公平、合理的竞争，对于病人不满意、服务不规范的医疗机构要坚决取消定点资格。通过选择医疗供方，增加患者对医疗机构和医生的自主选择性，将竞争机制引入到医疗服务领域，促使医生不断提高医疗服务质量，改善医疗服务态度和降低医疗服务成本。

其次，政府加快医疗服务供给市场的改革进程，逐步打破公立医院在医疗服务市场上的垄断地位，实行"医药分离""管办分开"，推动公立医疗机构去行政化，赋予公立医疗机构独立法人地位，推动医疗服务市场的健康、有序发展和良性竞争，提高医疗服务市场的信息透明度。由于我国医疗资源

分布的不合理性，医疗机构具有规模经济和垄断特征，对医疗服务的价格具有主导权，加上我国绝大部分公立医院处在行政等级体系中，公立医院的运营均由行政力量所主导，人力、物力和财力资源配置受到各种制约，使得市场机制基础性作用无法发挥，更谈不上决定性作用，从而导致医疗服务总量提供偏低、效率低下、价格过高、利润超额、消费者福利水平降低。

最后，引入市场竞争机制后，国家要鼓励私营医疗服务机构的发展，也允许医疗保险的被保险人自由选择医院就诊，让公立医院更好地自主参与市场运营，以促进私人医疗服务机构同公立医疗机构的良性竞争。这样对减少医疗费用、提高医疗服务质量有激励作用，也可以降低医疗服务机构的道德风险。

（三）均衡配置医生人力资源，实现合理的就医格局

我国分级诊疗体系建设不成功，很大原因还在于医生人力资源尤其是优质医生的配置不均衡，导致基层优质医生缺乏，诊疗水平低，使得很多居民无论是大病还是小病都前往大医院就诊，由此增加了医疗费用。因此，首先，应加快人事薪酬制度改革，保持政府对基层投入政策不变，把财政投入与考核关联，打破铁饭碗。我国基层医疗机构收支两条线的管理模式，财政发工资，形成了新形式的铁饭碗，因基层医生做事与不做事差别不大，从而导致了"高薪养懒"的现象发生，基层医生不愿意做事，也不愿意承担医疗风险，因而会推诿给病人，更可怕的是，基层医疗机构医务人员长期不收治病人，诊疗能力逐步退化，使得患者更加不愿意前往就诊，因此形成"恶性循环"。因此，首先应该改善我国基层医疗机构医生的准公务员化制度，改变"高薪养懒"现象，提高基层医生服务水平。

其次，短期内要实现医生人力资源尤其是优质医生的均衡配置，除了加强基层或农村现有医生的教育培训，提高其业务能力之外，只有依靠盘活"存量"，即推进医生自由执业，让集聚在大医院的优质医生能够下沉到基层执业，提升基层的诊疗能力。而我国长期以来，优质医生配置不均衡除了大医院的"虹吸效应"的原因之外，还因为公立医院医生拥有编制身份而只能定点执业，使得我国优质医生无法在医疗机构之间合理流动，也阻碍了优质医生的均衡配置。

因此，要实现医生人力资源尤其是优质医生的均衡配置，关键在于实现医生自由执业，盘活现有医生尤其是优质医生的"存量"，促进优质医生下沉基层。为此建议取消公立医院医生编制身份，为医生自由执业打破制度障碍，促进优质医生下沉基层，提高基层的诊疗能力，再通过传、帮、带的形式进一步提高基层医生的业务水平，缓解大医院和基层医疗机构之间医生异质性问题。但对于老少边穷等地广人稀、交通不便、市场失灵地区（如三沙市）的公立医院，可以把医务人员纳入当地政府编制和公务员序列，并提高其待遇条件，同时给予落后地区医生身份地位和经济方面的激励，引导优质医生的下沉，缓解落后地区优质医生匮乏的问题。

最后，我国医院只要有等级存在，就会导致优质医生分布不均衡，即使我国优质医生增多了，也大多集聚到高等级的医院之中，由此还会抬高医疗费用。因此，建议取消医院行政等级的划分与评定，削弱城市大医院对优质医生的"虹吸效应"，让医院通过提高自身声誉而不是高的等级吸引优质人才，使优质医生能均衡地配置到各级医疗机构中去，真正实现优质医生的均衡配置、医生质量的普遍提高。通过以上方式，提高基层和落后地区医生的医疗服务水平，缓解我国就医流向结构性失衡，促进分级诊疗的实现，进而控制医疗费用的过快上涨。

（四）推进家庭医生签约服务，以重复博弈消除信息不对称

家庭医生签约制度是指家庭或个人通过签约方式，与一位具备家庭医生资质的全科医生建立长期稳定的医疗服务契约关系，服务内容不仅包括疾病的治疗，还包括全方位的健康护理。家庭医生承担着基层首诊的职能，负责签约居民的疾病发生时的初级诊疗，如果需要进一步诊治，则再通过家庭医生进行转诊，将患者转到上级医院继续治疗，这种分级模式能提高基层医疗资源的有效利用率，还能促进医疗资源的均衡配置。

家庭医生签约制度将医患之间的权利和义务通过合同明确规定，使医患关系从单次博弈转变为重复博弈，能有效减少医患之间的信息不对称，减少道德风险行为的产生。由于医生与患者之间变为了重复博弈，因此患者可以根据上一次博弈中医生的医疗行为来随时调整自身的医疗行为，促进了医患双方博弈地位的平等化。同时，因为重复博弈，让患者更了解医生是否尽责，

患者的权益能够得到较好的保障，也对医生起到了约束作用。在患者与家庭医生的第一次博弈中，只有医生也采取有利于患者的医疗方案，双方都能从中受益，重复博弈才能持续，否则患者会直接退出博弈，这将会使医生无法获得未来长期受益，甚至出现两败俱伤的局面。同时，家庭签约医生还是患者健康信息的"收发室"，患者的健康情况家庭医生都全面了解，有利于家庭医生作出更好的医疗决策。此外，家庭签约医生制度中，医患双方基本不存在直接的金钱往来，医疗费用由医保基金、签约居民和基本公共卫生服务经费等渠道承担，并且通过"患者自付比例"指标限制家庭医生开具《国家基本药物目录》之外的药物，这有效阻断了医生寻求额外收入的途径，能够进一步规范医生的医疗行为，促进医患关系的良好发展。因此，签约家庭医生服务，能通过重复博弈消除医患双方的信息不对称，减少医生道德风险的发生，还能通过加强基层首诊促进分级诊疗体系的建立，有效控制医疗费用的不合理上涨。

（五）推进医疗保险支付方式的改革，充分发挥其控费作用

支付方式在医疗保险制度中有重要的杠杆作用，发达国家医疗体制改革的实践证明，建立一套合理、科学的医疗保险费用支付系统是有效抑制供方医疗费用不合理上涨、正确引导供需双方行为、抑制供方道德风险的重要手段，也在很大程度上影响着医疗服务成本与质量。1998—2010年间，我国是以按服务项目付费为主的混合式支付方式，2011年至今，我国则是以总额预算为主的预付制。综合国内外改革的历程，没有一种支付方式可以"包打天下"，各种支付方式都有优缺点，比如按项目付费，在政府公共卫生投入不足和监管制度不完善的情况下，容易刺激医方诱导需求行为，难免导致医疗费用上涨；如果按单病种付费，有可能造成医疗服务数量的供给不足，进而引起参保病人满意度下降；而总额预付制由于是事先确定预算，容易降低医疗服务供方的积极性，易造成医疗服务供给数量减少，甚至出现为了控制预算而推诿给病人的现象和服务质量下降等情况，同时，医疗机构为了节约成本，可能会阻碍医疗技术的更新和发展。

因此，推进医疗保险支付方式改革，建立以按病种付费（DRGs）为主，按总额预付制、按人头付费、按服务单元付费等支付方式相结合的复合型付

费方式。支付方式的改革需要明确疾病分类标准，并结合临床路径，比如借鉴美国DRGs支付方式，建立一套与疾病分类系统相对应的医疗付费系统，然后从基本医疗服务中选取一些易于控制费用的常见病种在个别地区进行试点。坚持总额预算制度和"保基本"目标相结合，如何科学合理地测算出预算的总额是实施总额预付制的关键。我国现今各地根据实际情况制定的总额预付制的政策实施效果较好，控制费用效果也好，管理效率高，因此，可以在现有基础上结合我国"保基本"的目标对总额预付制继续完善。探索门诊费用采用按人头付费方式，住院费用采用"按总额预算结合病种付费"方式。因为按人头付费适用于常见病和多发病的诊断治疗，而这些疾病多发生在初级医疗保健中，且实际操作简单，管理费用和成本低，因此适用于门诊费用的支付。而我国统筹基金的支付集中在住院费用上，需要"控制总量、优化结构"的付费机制导向，体现医生的劳动价值和促进医疗服务质量的提高，因此，住院费用可以采用"按照总额预算结合病种付费"的方式。此外，还需进一步优化不同等级医疗机构的医保差异化支付政策，比如适当提高基层医疗卫生机构的医保支付比例，或对符合规定的转诊住院患者可以连续计算起付线等，促进患者有序流动。通过采取不同的医疗保险支付方式来约束医疗服务提供者过度提供医疗服务，减少诱导需求的行为，以此控制医疗费用的过快上涨。

参考文献

一、中文文献

（一）著作

［1］陈建斌，郭彦丽. 信息经济学［M］. 北京：清华大学出版社，2010.

［2］陈强. 高级计量经济学及 Stata 应用［M］. 2 版. 北京：高等教育出版社，2014.

［3］程晓明. 卫生经济学［M］. 北京：人民卫生出版社，2012.

［4］封进. 健康需求与医疗保障制度建设：对中国农村的研究［M］. 上海：格致出版社，上海三联书店，上海人民出版社，2009.

［5］富兰德，古德曼，斯坦诺. 卫生经济学［M］. 3 版. 王健，孟庆跃，译. 北京：中国人民大学出版社，2004.

［6］国峰. 医疗保险中的道德风险［M］. 上海：上海社会科学院出版社，2010.

［7］韩莉. 我国医疗卫生资源配置研究［M］. 北京：中国社会科学出版社，2011.

［8］胡代光，高鸿业. 西方经济学大辞典［M］. 北京：经济科学出版社，2000.

［9］胡善联. 卫生经济学［M］. 上海：复旦大学出版社，2003.

［10］李军山. 医疗费用增长控制：理论基础与制度设计［M］. 北京：经济科学出版社，2013.

［11］李绍华，柴云. 医疗保险支付方式［M］. 北京：科学出版社，2016.

［12］李蔚东，胡光宇，胡琳琳. 卫生与发展建设全民健康社会［M］. 北京：清华大学出版社，2004.

［13］林震岩. 多变量分析：SPSS 的操作与应用［M］. 北京：北京大学出版社，2007.

［14］世界银行中蒙局环境、人力资源和城市发展业务处. 中国：卫生模式转变中的长远对策［M］. 卫生部国外贷款办，等译. 北京：中国财政经济出版社，1994.

［15］田文华，刘保海. 卫生经济分析［M］. 上海：复旦大学出版社，2008.

［16］福克斯. 谁将生存？健康、经济学和社会选择［M］. 罗汉，焦艳，朱雪琴，译. 上海：上海人民出版社，2000.

［17］闫萍. 中国老年人医疗费用负担问题研究［M］. 北京：首都师范大学出版社，2013.

［18］俞炳匡. 医疗改革的经济学［M］. 赵银华，译. 北京：中信出版社，2008.

［19］赵曼，吕国营. 社会医疗保险中的道德风险［M］. 北京：中国劳动社会保障出版社，2007.

［20］周绿林. 卫生经济及政策分析［M］. 南京：东南大学出版社，2004.

（二）期刊

［1］蔡善荣，阮红芳，李鲁，等. 以主成分回归分析方法探讨人均卫生费用影响因素的研究［J］. 中国卫生事业管理，2001（7）：399-400.

［2］曹阳，蒋亚丽. 我国城乡基本医疗服务均等化综合评价［J］. 医学与社会，2016，29（6）：35-38.

［3］柴化敏. 中国城乡居民医疗服务需求与医疗保障的实证分析［J］. 世界经济文汇，2013（5）：107-119.

［4］陈瑶，熊先军，刘国恩，等. 我国医疗保险对城镇居民直接疾病经

济负担影响研究 [J]. 中国卫生经济, 2009, 28 (2): 13-16.

[5] 陈云松, 范晓光. 社会学定量分析中的内生性问题 测估社会互动的因果效应研究综述 [J]. 社会, 2010, 30 (4): 91-117.

[6] 陈钊, 刘晓峰, 汪汇. 服务价格市场化: 中国医疗卫生体制改革的未尽之路 [J]. 管理世界, 2008 (8): 52-58.

[7] 程令国, 张晔. "新农合": 经济绩效还是健康绩效? [J]. 经济研究, 2012, 47 (1): 120-133.

[8] 代英姿. 城市医疗资源的配置: 非均衡与校正 [J]. 城市发展研究, 2010, 17 (9): 108-112.

[9] 丁汉升, 胡善联. 我国卫生资源分布公平性研究 [J]. 中国卫生事业管理, 1994 (2): 105-107.

[10] 方杰, 温忠麟, 张敏强, 等. 基于结构方程模型的多层中介效应分析 [J]. 心理科学进展, 2014, 22 (3): 530-539.

[11] 方杰, 温忠麟, 张敏强, 等. 基于结构方程模型的多重中介效应分析 [J]. 心理科学, 2014, 37 (3): 735-741.

[12] 封进, 李珍珍. 中国农村医疗保障制度的补偿模式研究 [J]. 经济研究, 2009, 44 (4): 103-115.

[13] 封进, 王贞, 宋弘. 中国医疗保险体系中的自选择与医疗费用: 基于灵活就业人员参保行为的研究 [J]. 金融研究, 2018 (8): 85-101.

[14] 封进, 余央央, 楼平易. 医疗需求与中国医疗费用增长: 基于城乡老年医疗支出差异的视角 [J]. 中国社会科学, 2015 (3): 85-103, 207.

[15] 冯剑锋, 陈卫民. 我国人口老龄化影响经济增长的作用机制分析: 基于中介效应视角的探讨 [J]. 人口学刊, 2017, 39 (4): 93-101.

[16] 干春晖, 周习, 郑若谷. 不完美信息、供给者诱导需求与医疗服务质量 [J]. 财经研究, 2007 (8): 97-107.

[17] 高春亮, 毛丰付, 余晖. 激励机制、财政负担与中国医疗保障制度演变: 基于建国后医疗制度相关文件的解读 [J]. 管理世界, 2009 (4): 66-74.

[18] 古龙, 海丽且姆·阿卜杜巴日, 买买提·牙森. 基于基尼系数的新

疆卫生人力资源公平性研究 [J]. 中国卫生统计, 2018, 35 (1): 83-85.

[19] 顾昕. 全球性医疗体制改革的大趋势 [J]. 中国社会科学, 2005 (6): 121-128.

[20] 郭科, 顾昕. 过度医疗的解决之道: 管制价格、强化竞争还是改革付费? [J]. 广东社会科学, 2017 (5): 176-185, 255-256.

[21] 郭赞, 金兆怀. 统筹城乡卫生资源的路径探析 [J]. 经济问题探索, 2011 (9): 78-82.

[22] 韩志琰, 温楠, 宋奎勐, 等. 新医改前后山东省卫生资源配置的对比研究 [J]. 卫生软科学, 2019, 33 (4): 22-28.

[23] 何平平. 我国医疗费用增长因素的计量分析 [J]. 太平洋学报, 2005 (11): 25-31.

[24] 胡宏伟, 刘雅岚, 张亚蓉. 医疗保险、贫困与家庭医疗消费: 基于面板固定效应 Tobit 模型的估计 [J]. 山西财经大学学报, 2012, 34 (4): 1-9.

[25] 胡宏伟, 张小燕, 赵英丽. 社会医疗保险对老年人卫生服务利用的影响: 基于倾向得分匹配的反事实估计 [J]. 中国人口科学, 2012 (2): 57-66, 111-112

[26] 胡善联, 左延莉. 中国农村新型合作医疗制度的建立: 成绩和挑战 [J]. 卫生经济研究, 2007 (11): 3-6.

[27] 胡志远, 欧向军. 基于泰尔指数的江苏省区域差异多指标测度 [J]. 经济地理, 2007 (5): 719-724.

[28] 黄成礼, 庞丽华. 人口老龄化对医疗资源配置的影响分析 [J]. 人口与发展, 2011, 17 (2): 33-39.

[29] 黄成礼. 人口因素与卫生费用的关系 [J]. 人口研究, 2004 (3): 24-30.

[30] 黄枫, 甘犁. 过度需求还是有效需求? ——城镇老人健康与医疗保险的实证分析 [J]. 经济研究, 2010, 45 (6): 105-119.

[31] 蒋建华. 竞争对医疗费用和医疗质量的影响: 基于广东省数据的实证研究 [J]. 经济与管理研究, 2015, 36 (3): 88-96.

[32] 蒋淑敏，张晓星，王薇，等. 基于集聚度的我国卫生人力资源配置公平性分析 [J]. 现代预防医学，2018，45（18）：3347-3351.

[33] 黎东生，许少英. 从卫生经济学的角度分析看病贵的根源 [J]. 卫生软科学，2008（2）：153-155.

[34] 李华，徐英奇，高健. 分级诊疗对家庭医疗经济负担的影响：基于基层首诊视角的实证检验 [J]. 江西财经大学学报，2018（5）：49-61.

[35] 李乐乐，杨燕绥. 人口老龄化对医疗费用的影响研究：基于北京市的实证分析 [J]. 社会保障研究，2017（3）：27-39.

[36] 李乐乐，俞乔. 中国基本医疗保险支付方式改革对医疗费用的影响研究 [J]. 经济社会体制比较，2019（2）：69-80.

[37] 李林，刘国恩. 我国营利性医院发展与医疗费用研究：基于省级数据的实证分析 [J]. 管理世界，2008（10）：53-63.

[38] 李玲. 国外医疗卫生体制以及对我国医疗卫生改革的启示 [J]. 红旗文稿，2004（21）：18-21.

[39] 李亦兵，车名洋，杨心悦，等. 医疗服务价格对卫生费用的影响研究：基于 VAR 模型的实证分析 [J]. 价格理论与实践，2017（7）：145-148.

[40] 李银才. 竞争性市场与医疗体系供给侧结构性改革 [J]. 中国卫生经济，2018，37（8）：22-25.

[41] 李银才. 对计划经济时期我国农村合作医疗制度性质和作用的再认识 [J]. 理论导刊，2013（12）：52-54.

[42] 李玉荣. 改革开放以来我国医疗卫生体制改革的回顾与反思 [J]. 中国行政管理，2010（12）：41-45.

[43] 林晨蕾，郑庆昌. 福建省城乡医疗资源配置公平度评价研究：基于泰尔指数的检验方法 [J]. 东南学术，2015（1）：126-132.

[44] 刘国恩，蔡春光，李林. 中国老人医疗保障与医疗服务需求的实证分析 [J]. 经济研究，2011，46（3）：95-107+118.

[45] 刘国恩，高月霞，许崇伟，等. 医疗机构分级诊疗价格机制研究 [J]. 中国卫生经济，2014，33（1）：45-47.

[46] 刘军强，刘凯，曾益. 医疗费用持续增长机制：基于历史数据和田

野资料的分析 [J]. 中国社会科学, 2015 (8): 104-125, 206-207.

[47] 刘钧. 统筹资源配置有利于提升医保公共服务质量 [J]. 中国医疗保险, 2018 (7): 18-19.

[48] 刘明霞, 仇春涓. 医疗保险对老年人群住院行为及负担的绩效评价: 基于中国健康与养老追踪调查的实证 [J]. 保险研究, 2014 (9): 58-70.

[49] 刘西国, 刘毅, 王健. 医疗费用上涨诱发因素及费用规制的新思考: 基于 1998 年—2010 年数据的实证分析 [J]. 经济经纬, 2012 (5): 142-146.

[50] 刘小鲁. 我国诱导性医疗的成因: 管制、市场结构还是信息不对称? [J]. 经济评论, 2012 (2): 88-96.

[51] 卢若艳, 林燕美. 2009—2015 年我国省域间卫生人力资源分布公平性及分解 [J]. 卫生软科学, 2018, 32 (10): 42-45.

[52] 罗鸣令, 储德银. 基本公共医疗卫生服务均等化的约束条件与公共财政支出 [J]. 当代经济管理, 2009, 31 (8): 44-48.

[53] 吕国营, 赵曼. 越评级越失衡? ——我国医院等级评定与医生人力资源配置研究 [J]. 经济管理, 2018, 40 (7): 110-127.

[54] 吕国营. 罗默法则的政策指向性 [J]. 财政研究, 2009 (3): 22-24.

[55] 吕国营. 从两极分化到均衡配置: 整合城乡医疗资源的一种基本思路 [J]. 经济管理, 2009, 31 (12): 155-159.

[56] 吕国营. 个人声誉、集体声誉与医生道德风险 [J]. 理论月刊, 2004 (3): 126-128.

[57] 毛阿燕, 雷海潮, 韦潇. 从非价格竞争角度分析我国医疗费用过快增长 [J]. 卫生经济研究, 2009 (7): 7-8.

[58] 毛阿燕, 雷海潮, 徐欣欣, 等. 医疗服务市场非价格竞争的理论研究 [J]. 中国卫生事业管理, 2009, 26 (12): 811-813.

[59] 孟庆平, 汪崇金. 实现医疗资源配置均等化之财政政策探讨 [J]. 现代财经 (天津财经大学学报), 2011, 31 (5): 25-28, 86.

［60］宁晶，顾昕. 供方竞争的强化能否抑制中国医疗费用的上涨？——基于省级面板数据的实证分析［J］. 公共行政评论，2018，11（6）：30-50，209-210.

［61］牛建林，齐亚强. 中国医疗保险的地区差异及其对就医行为的影响［J］. 社会学评论，2016，4（6）：43-58.

［62］饶克勤. 中国城市居民医疗服务利用影响因素的研究：四步模型法的基本理论及其应用［J］. 中国卫生统计，2000（2）：7-10.

［63］申曙光，张勃. 分级诊疗、基层首诊与基层医疗卫生机构建设［J］. 学海，2016（2）：48-57.

［64］盛力文. 浅析"看病贵"原因之供方诱导需求［J］. 时代金融，2013（24）：319.

［65］孙志刚. 大病保险：减轻群众就医负担的创新之举［J］. 求是，2014（2）：47-49.

［66］陶春海. 我国医疗费用过度增长的经济分析［J］. 江西财经大学学报，2010（3）：11-15.

［67］王波，杨林. 共享发展理念下医疗卫生资源有效供给：基于城乡比较［J］. 东岳论丛，2017，38（9）：158-166.

［68］王东进. 培养一大批合格的全科医生是实施分级诊疗的关键所在［J］. 中国医疗保险，2017（11）：51.

［69］王凤. 卫生资源配置理论研究［J］. 中国卫生经济，1990（10）：4-6.

［70］王锦锦，李珍. 论社会医疗保险中的道德风险及其制度消解［J］. 学习与实践，2006（12）：122-127.

［71］王文娟，曹向阳. 增加医疗资源供给能否解决"看病贵"问题？——基于中国省际面板数据的分析［J］. 管理世界，2016（6）：98-106.

［72］王学义，张冲. 中国人口年龄结构与居民医疗保健消费［J］. 统计研究，2013，30（3）：59-63.

［73］王勇，弓宪文，赵鹏. 中国医疗费用过度上涨的信息经济学解释［J］. 重庆大学学报（自然科学版），2005（4）：142-145.

[74] 王宇，李海洋. 管理学研究中的内生性问题及修正方法 [J]. 管理学季刊，2017，2（3）：20-47，170-171.

[75] 王志江，胡日东. 修正加权变异系数：度量收入分配平等程度的有用指标 [J]. 数量经济技术经济研究，2006（6）：134-137.

[76] 温忠麟，叶宝娟. 中介效应分析：方法和模型发展 [J]. 心理科学进展，2014，22（5）：731-745.

[77] 温忠麟，张雷，侯杰泰，等. 中介效应检验程序及其应用 [J]. 心理学报，2004（5）：614-620.

[78] 徐长生，张泽栋. 城镇化、老龄化及经济发展对我国医疗费用影响回归分析 [J]. 中国卫生经济，2015，34（6）：54-55.

[79] 许颖，苏东冉，王艳，等. 基于工作量的医生人力资源配置测算研究 [J]. 中国医院，2019，23（2）：49-51.

[80] 闫凤茹. 我国医疗卫生服务资源配置公平性研究 [J]. 中国卫生资源，2010，13（6）：296-298.

[81] 阎竣，陈玉萍. 农村老年人多占用医疗资源了吗？——农村医疗费用年龄分布的政策含义 [J]. 管理世界，2010（5）：91-95.

[82] 颜琰. 我国人均卫生费用的主成分分析 [J]. 中国卫生经济，2017，36（12）：43-45.

[83] 杨林，李思赟. 城乡医疗资源非均衡配置的影响因素与改进 [J]. 经济学动态，2016（9）：57-68.

[84] 杨晓胜，刘海兰，刘瑞明. 市场结构、医武竞争与医疗费用增长：基于跨省数据的实证研究 [J]. 中国卫生经济，2014，33（7）：40-42.

[85] 杨晓胜，刘瑞明，肖俊辉. 诱导需求对医疗费用支出的影响：我国跨省数据的面板分析 [J]. 中国卫生经济，2014，33（6）：27-29.

[86] 杨志武，宁满秀. 我国新型农村合作医疗制度政策效果研究综述 [J]. 华东经济管理，2012（1）：135-138.

[87] 叶春辉，封进，王晓润. 收入、受教育水平和医疗消费：基于农户微观数据的分析 [J]. 中国农村经济，2008（8）：16-24.

[88] 于德志. 我国卫生费用增长分析 [J]. 中国卫生经济，2005（3）：

5-7.

[89] 于世利. 优化卫生资源配置 控制医疗费用过快增长 [J]. 中国卫生经济, 1999, 8 (18): 11-15.

[90] 余央央. 老龄化对中国医疗费用的影响: 城乡差异的视角 [J]. 世界经济文汇, 2011 (5): 64-79.

[91] 袁国栋, 顾昕. 政府对医疗服务价格的管制: 美国经验对我国医改的启示 [J]. 中国卫生经济, 2014, 33 (12): 109-112.

[92] 曾小敏, 刘树仁, 彭晓明, 等. 主成分分析法在卫生总费用影响因素研究中的应用 [J]. 中国卫生经济, 2000 (12): 45-46.

[93] 曾雁冰, 欧龙, 杨天娇, 等. 医疗保险对中国老年人医疗费用的影响: 基于 CLHLS 数据的实证分析 [J]. 中国老年学杂志, 2017, 37 (3): 710-713.

[94] 张冲, 王学义, 孙炜红. 农村人口老龄化对居民医疗保健消费的影响: 基于中国 2002—2012 年的省级面板数据 [J]. 财经论丛, 2015 (1): 32-38.

[95] 张慧琳, 成昌慧, 马效恩. 分级诊疗制度的现状分析及对策思考 [J]. 中国医院管理, 2015, 35 (11): 8-9.

[96] 张楠, 孙晓杰, 李成, 等. 基于泰尔指数的我国卫生资源配置公平性分析 [J]. 中国卫生事业管理, 2014, 31 (2): 88-91.

[97] 张奇林, 汪毕芳. 技术进步与医疗卫生费用的增长 [J]. 社会保障研究, 2010 (2): 39-42.

[98] 张小娟, 朱坤. 2004—2015 年我国卫生人力资源配置公平性趋势研究 [J]. 中国全科医学, 2018, 21 (1): 82-87.

[99] 张雪, 杨柠溪. 英美分级诊疗实践及对我国的启示 [J]. 医学与哲学 (A), 2015, 37 (7): 78-81.

[100] 赵曼, 吕国营. 医疗保险费用约束机制与医患双方道德风险规避 [J]. 社会保障问题研究, 2001 (0): 395-434.

[101] 赵曼. 社会医疗保险费用约束机制与道德风险规避 [J]. 财贸经济, 2003 (2): 54-57.

[102] 郑功成，杨健敏. 中国医改面临的挑战："跨世纪的中国医改"话题讨论之一 [J]. 中国社会保险，1998 (6)：4-9.

[103] 郑黎强，纪超，岳阳阳，等. 我国二级综合医院人力资源现状分析 [J]. 中国医院，2016，20 (9)：14-16.

[104] 郑黎强，纪超，岳阳阳，等. 我国三级综合医院人力资源现状分析 [J]. 中国医院，2016，20 (8)：22-24.

[105] 中国卫生费用核算小组，杜乐勋，赵郁馨，等. 中国卫生总费用历史回顾和发展预测 [J]. 卫生软科学，2000 (5)：202-213.

[106] 周绿林，巴焱. 我国医疗费用影响因素及控制路径研究 [J]. 中国集体经济，2014 (19)：30-31.

[107] 朱恒鹏. 分级诊疗难形成根源在医疗不在医保 [J]. 中国医疗保险，2017 (5)：20-22.

[108] 朱恒鹏. 还医生以体面：医疗服务走向市场定价 [J]. 财贸经济，2010 (3)：123-129.

[109] 朱俊生. 破除医保引导医疗资源配置的体制性障碍 [J]. 中国医疗保险，2017 (2)：12-15.

[110] 朱玲. 政府与农村基本医疗保健保障制度选择 [J]. 中国社会科学，2000 (4)：89-99，206.

[111] 朱铭来，史晓晨. 医疗保险对流动人口灾难性医疗支出的影响 [J]. 中国人口科学，2016 (6)：47-57，127.

[112] 朱铭来，于新亮，王美娇，等. 中国家庭灾难性医疗支出与大病保险补偿模式评价研究 [J]. 经济研究，2017，52 (9)：133-149.

（三）其他

[1] 徐昕. 我国医生人力资本现状研究 [D]. 上海：复旦大学，2011.

二、英文文献

（一）著作

[1] EVANS R G. Supplier-Induced Demand：Some Empirical Evidence and Implications [M]. London：Macmillan，1974.

[2] FUCHS V R. Who Shall Live? Health, Economics and Social Choice [M]. Singapore: World Scientific, 2011.

[3] GRAND J L, PROPPER C, ROBINSON R. The Economics of Social Problems [M]. London: Palgrare Macmillan, 1992.

[4] LONG E. The Geographic Distribution of Physicians in the United States: An Evaluation of Policy-Related Research, Final Report [M]. London: Interstudy, 1975.

[5] Organisation for Economic Co-operation and Derelopment. A Disease-Based Comparison of Health Systems: What is Best and at What Cost? [M]. Paris: OECD, 2003.

(二) 期刊

[1] ABEL-SMITH B, TITMUSS R M. The Cost of the National Health Service in England and Wales [J]. The Journal of Economic History, 1956, 119 (2): 176.

[2] ANAND S, FAN V Y, ZHANG J H, et al. China's Human Resources for Health: Quantity, Quality, and Distribution [J]. Lancet, 2008, 372 (9651): 1774-1781.

[3] ARROW K J. Uncertainty and the Welfare Economics of Medical Care [J]. The American Economic Review, 1963, 53 (5): 941-973.

[4] BARNATO A E, MCCLELLAN M B, KAGAY C R, et al. Trends in Inpatient Treatment Intensity among Medicare Beneficiaries at End of Life [J]. Health Services Research, 2004, 39 (2): 363-375.

[5] BARON R M, KENNY D A. The Moderator - Mediator Variable Distinction in social Psychological Research: Conceptual, Strategic, and Statistical Considerations [J]. Journal of Personality and Social Psychology, 1986, 51 (6): 1173-1182.

[6] BARROS P P, BROUWER W B F, THOMSON S, et al. Competition among Health Care Providers: Helpful or Harmful? [J]. The European Journal of Health Economics, 2016, 17 (3): 229-233.

［7］ BARROS P P. The Black Box of Health Care Expenditure Determinants ［J］. Health Economics, 1998, 7（6）: 533-544.

［8］ BASCLE G. Controlling for Endogeneity with Instrumental Variables in Strategic Management Research ［J］. Strategic Organization, 2008, 6（3）: 285-327.

［9］ BAZEMORE A, PETTERSON S, PETERSON L E, et al. More Comprehensive Care Among Family Physicians is Associated with Lower Costs and Fewer Hospitalizations ［J］. The Annals of Family Medicine, 2015, 13（3）206-213.

［10］ BILGEL F, TRAN K C. The Determinants of Canadian Provincial Health Expenditures: Evidence from a Dynamic Panel ［J］. Applied Economics, 2011, 45（2）: 201-212.

［11］ BROWNE M J, DOERPINGHAUS H I. Information Asymmetries and Adverse Selection in the Market for Individual Medical Expense Insurance ［J］. Journal of Risk and Insurance, 1993, 60（2）: 300-312.

［12］ BROWN P M. Military Medicine's Escalating Costs for Health Care: Are DRGs the Answer? ［J］. Reviewl Federation of American Health Systems, 1987, 20（5）: 58-60.

［13］ CALLISON K, NGUYEN B T. The Effect of Medicaid Physician Fee Increases on Health Care Access, Utilization, and Expenditures ［J］. Health Services Research, 2018, 53（2）: 690-710.

［14］ CARDON J H, HENDEL I. Asymmetric Information in Health Insurance: Evidence from the National Medical Expenditure Survey ［J］. RAND Journal of Economics, 2001, 32（3）: 408-427.

［15］ CAWLEY J, MEYERHOEFER C, BIENER A, et al. Savings in Medical Expenditures Associated with Reductions in Body Mass Index Among US Adults with Obesity, by Diabetes Status ［J］. Pharmaco Economics, 2015, 33（7）: 707-722.

［16］ COLLA C H, ESCARCE J J, BUNTIN M B, et al. Effects of Competition on the Cost and Quality of Inpatient Rehabilitation Care under Prospective Payment [J]. Health Services Research, 2010, 45 (6): 1981-2006.

[17] CROMWELL J, MITCHELL J B. Physician - Induced Demand for Surgery [J]. Journal of Health Economics, 1986, 5 (4): 293-313.

[18] CUTLER D M, NEWHOUSE J P, MCOELLAN M B, et al. Are Medical Price Declining? Evidence from Heart Attack Treatment [J]. The Quarterly Journal of Economics, 1998, 113 (4): 991-1024.

[19] DELATTRE E, DORMONT B. Fixed Fees and Physician-Induced Demand: A Panel Data Study on French Physicians [J]. Journal of Health Economics, 2003, 12 (9): 741-754.

[20] DEOLIVEIRA A P C, DUSSAULT G, CRAVEIRO I. Challenges and Strategies to Improve the Availability and Geographic Accessibility of Physicians in Portugal [J]. Human Resources for Health, 2017, 15 (1): 24.

[21] DEVERS K J, BREWSTER L R, CASALINO L P. Changes in Hospital Competitive Strategy: A New Medical Arms Race? [J]. Health Services Research, 2003, 38 (1): 447-469.

[22] DOR A, GERTLER P, VAN DER GAAG J. Non-price Rationing and the Choice of Medical Care Providers in Rural Cote d'Ivoire [J]. Journal of Health Economics, 1987, 6 (4): 291-304.

[23] DORMONT B S, GRIGNON M, HUBER H. Health Expenditure Growth: Reassessing the Threat of Ageing [J]. Health Economics, 2006, 15 (9): 947-963.

[24] DRANOVE D. Health Care Markets, Regulators, and Certifiers [J]. Handbook of Health Economics, 2011 (2): 639-690.

[25] DRANOVE D, SATTERTHWAITE M A. The Industrial Organization of Health Care Markets [J]. Handbook of Health Economics, 2000 (1): 1093-1139.

[26] DRANOVE D, SHANLEY M, SIMON S C. Is Hospital Competition Wasteful? [J]. The RAND Journal of Economics, 1992, 23 (2): 247-262.

[27] DRANOVE D, SHANLEY M, WHITE W D. Price and Concentration in

Hospital Markets: The Switch from Patient – Driven to Payer – Driven Competition [J]. The Journal of Law and Economics, 1993, 36 (1): 179–204.

[28] DUNN A, LIEBMAN E, SHAPIRO A H. Decomposing Medical–Care Expenditure Growth [J]. National Bureau of Economic Research, 2013.

[29] ELLIS R P, FIEBIG D G, JOHAR M, et al. Explaining Health Care Expenditure Variation: Large – Sample Evidence Using Linked Survey and Health Administrative Data [J]. Health Economics, 2013, 22 (9): 1093–1110.

[30] FAN J P H, WONG T J, ZHANG T Y Y. Politically Connected CEOs, Corporate Governance, and Post–IPO Performance of China's Newly Partially Privatized Firms [J]. Journal of Financial Economics, 2007, 84 (2): 330–357.

[31] FELDER S, MEIER M, SCHMITT H. Health Care Expenditure in the Last Months of Life [J]. Journal of Health Economics, 2000, 19 (5): 679–695.

[32] FINKELSTEIN A, MCKNIGHT R. What did Medicare do? The initial impact of Medicare on Mortality and Out of Pocket Medical Spending [J]. Journal of Public Economics, 2008, 92 (7): 1644–1668.

[33] FRECH H E, WOOLLEY J M. Consumer Information, Price, and Non-price Competition among Hospitals [J]. Developments in Health Economics and Public Policy, 1992, 1 (1): 217–241.

[34] FRUEN M A, CANTWELL J R. Geographic Distribution of Physicians: Past Trends and Future Influences [J]. Inquiry, 1982, 19 (1): 44–50.

[35] FUCHS V R. Economics, Values, and Health Care Reform Economics, Values, and Health Care Reform [J]. The American Economic Review, 1996, 86 (1): 1–24.

[36] FUCHS V R, KRAMER M J. Determinants of Expenditures for Physicians' Services in the United States 1948 – 68 [J]. Occasional Paper, 1972: 117.

[37] FUCHS V R. The supply of surgeons and the demand for operations [J]. The Journal of Human Resources, 1978, 13 (236): 35–56.

[38] FUKUSHIMA K, MIZUOKA S, YAMAMOTO S, et al. Patient Cost

Sharing and Medical Expenditures for the Elderly [J]. Journal of Health Economics, 2016, 45: 115-130.

[39] GAUTHAM M, BRUXVOORT K, ILES R, et al. Investigating the Nature of Competition Facing Private Healthcare Facilities: the Case of Maternity Care in Uttar Pradesh, India [J]. Health Policy and Planning, 2019, 34 (6): 450-460.

[40] GAYNOR M, HO K, TOWN R J. The Industrial Organization of Health – Care Markets [J]. Journal of Economic Literature, 2015, 53 (2): 235-284.

[41] GELIJNS A, ROSENBERG N. The Dynamics of Technological Change in Medicine [J]. Health Affairs, 1994, 13 (3): 28-46.

[42] GERDTHAM U G, JÖNSSON B. International Comparisons of Health Care Expenditure – Conversion Factor Instability, Heteroscedasticity, Outliers and Robust Estimators [J]. Journal of Health Economics, 1992, 11 (2): 189-197.

[43] GERDTHAM U G, SØGAARD J, ANDERSSON F, et al. An Econometric Analysis of Health Care Expenditure: A Cross-section Study of the OECD Countries [J]. Journal of Health Economics. 1992, 11 (1): 63-84.

[44] GETZEN T E. Population Aging and the Growth of Health Expenditures [J]. Journal of Gerontology, 1992, 47 (3): 98-104.

[45] GROSSMAN M. On the Concept of Health Capital and the Demand for Health [J]. Journal of Political Economy, 1972, 80 (2): 223-255.

[46] GRYTTEN J, CARLSEN F, SØRENSEN R. Supplier Inducement in a Public Health Care System [J]. Journal of Health Economics, 1995, 14 (2): 207-229.

[47] HAMILTON B, NICKERSON J. Correcting for Endogeneity in Strategic Management Research [J]. Strategic Organization, 2003, 1 (1): 51-78.

[48] HANN M, GRAVELLE H. The Maldistribution of General Practitioners in England and Wales: 1974-2003 [J]. British Journal of General Practice J Gen Pract, 2004, 54 (509): 894-898.

[49] HANSEN P, KING A. The Determinants of Health Care Expenditure: A Cointegration Approach [J]. Journal of Health Economics, 1996, 15 (1): 127-137.

[50] HAY J, LEAHY M J. Physician-Induced Demand: An Empirical Analysis of the Consumer Information Gap [J]. Journal of Health Economics, 1982, 1 (3): 231-244.

[51] HELD P J, PAULY M V. Competition and Efficiency in the End Stage Renal Disease Program [J]. Journal of Health Economics, 1983, 2 (2): 95-118.

[52] HIRSCHBERG D. The Anatomy of the Job-Generation Issue and its Impact on Health Insurance Policy [J]. International Journal of Health Services, 2002, 32 (1): 107-123.

[53] HITIRIS T, POSNETT J. The Determinants and Effects of Health Expenditure in Developed Countries [J]. Journal of Health Economics, 1992, 11 (2): 173-181.

[54] HUBER M, OROSZ E. Health Expenditure Trends in OECD Countries, 1990—2001 [J]. Health Care Financing Review, 2003, 25 (1): 1-22.

[55] JING S, YIN A, SHI L, et al. Whether New Cooperative Medical Schemes Reduce the Economic Burden of Chronic Disease in Rural China [J]. PLOS ONE, 2013, 8 (1): 53062.

[56] JOCHMANN M, ROBERTO, LEÓN-GONZÁLEZR R. Estimating the Demand for Health Care with Panel Data: A Semiparametric Bayesian Approach [J]. Journal of Health Economics, 2004, 13 (10): 1003-1014.

[57] JOSKOW P L. The Effects of Competition and Regulation on Hospital Bed Supply and the Reservation Quality of the Hospital [J]. The Bell Journal of Economics, 1980, 11 (2): 421-447.

[58] KEELER E B, RUBINSTEIN L V, KAHN K L, et al. Hospital Characteristics and Quality of Care [J]. JAMA, 1992, 268 (13): 1709-1714.

[59] KENKEL D S. The Demand for Preventive Medical Care [J]. Applied

Economics, 1994, 26 (4): 313-325.

[60] KESSLER D P, MCCLELLAN M B. Is Hospital Competition Socially Wasteful? [J]. The Quarterly Journal of Economics, 2000, 115 (2): 577-615.

[61] KIM H B, LIM W. Long-Term Care Insurance, Informal Care, and Medical Expenditures [J]. Journal of Public Economics, 2015, 125: 128-142.

[62] KOBAYASHI Y, TAKAKI H. Geographic distribution of physicians in Japan [J]. Lancet, 1992, 340 (8832): 1391-1393.

[63] LEFFLER K B. Physician Licensure: Competition and Monopoly in American Medicine [J]. Journal of Law and Economics, 1978, 21 (1): 165-186.

[64] LEU R. The Public-Private Mix and International Health Care Costs [J]. The Public and Private Health Services, 1986: 41-63.

[65] LIU G G, LI L, HOU X, et al. The Role of For-Profit Hospitals in Medical Expenditures: Evidence from Aggregate Data in China [J]. China Economic Review, 2009, 20 (4): 625-633.

[66] LIU H H, EMSLEY R, DUNN G. China's 2009 Health Reform: What Implications Could Be Drawn for the NHS Foundation Trusts Reform? [J]. Health Policy and Technology, 2013, 2 (2): 61-68.

[67] LIU H S, PHELPS C E. Nonprice Competition and Quality of Care in Managed Care: The New York SCHIP Market [J]. Health Services Research, 2008, 43 (3): 971-987.

[68] LIU X Z, MILES A. Evaluating Payment Mechanisms: How Can We Measure Unnecessary Care? [J]. Health Policy and Planning, 1999, 14 (4): 409-413.

[69] LUBITZ J D, RILEY G F. Trends in Medicare Payments in the Last Year of Life [J]. New England Journal of Medicine, 1993, 328 (15): 1092-1096.

[70] LUFT H S, ROBINSON J C, GARNICK D W, et al. The Role of Specialized Clinical Services in Competition among Hospitals [J]. Inquiry, 1986, 23 (1): 83-94.

[71] LYNK W J. Nonprofit Hospital Mergers and the Exercise of Market Power [J]. The Journal of Law and Economics, 1995, 38 (2): 437-461.

[72] MATSUMOTO M. Geographic Distribution of Physicians: An International Comparison [J]. Iryo To Shakai, 2011, 21 (1): 97-107.

[73] MATTEO L D, MATTEO R D. Evidence on the Determinants of Canadian Provincial Government Health Expenditure: 1965-1991 [J]. Journal of Health Economics, 1998, 17 (2): 211-228.

[74] MCGUIRE T G, PAULY M V. Physician Response to Fee Changes with Multiple Payers [J]. Papers, 1991, 10 (4): 385-410.

[75] MCLAUGHLIN C G. Market Responses to HMOs: Price Competition or Rivalry? [J]. Journal of Health Economics, 1988, 25 (2): 207-218.

[76] MIRRLEES J A. The Theory of Moral Hazard and Unobservable Behaviour: Part I [J]. The Review of Economic Studies, 1999, 66 (1): 3-21.

[77] MORRISEY M A. Movies and Myths: Hospital Cost Shifting [J]. Business Economics, 1995, 30 (2): 22-25.

[78] MURTHY N R V, UKPOLO V. Aggregate Health Care Expenditure in the United States: Evidence from Cointegration Tests [J]. Applied Economics, 1994, 26 (8): 797-802.

[79] NEUMANN P J, JOHNANNESSON M. The Willingness to Pay for In Vitro Fertilization: A Pilot Study Using Contingent Valuation [J]. Medical Care, 1994, 32 (7): 686-699.

[80] NEWHOUSE J P. Free for ALL? Lessons from the RAND Health Insurance Experiment [J]. Industrial and Labor Relations Review, 1997 (50): 695.

[81] NEWHOUSE J P. Has the Erosion of the Medical Marketplace Ended? [J]. Journal of Health Politics, Policy and Law, 1988, 13 (2): 263-278.

[82] NEWHOUSE J P. Health Economics and Econometrics. [J]. The American Economic Review, 1987, 77 (2): 269-274.

[83] NEWHOUSE J P. Medical Care Costs: How Much Welfare Loss? [J]. Journal of Economic Perspective, 1992, 6 (3): 3-21.

[84] NEWHOUSE J P. Medical-Care Expenditure: A Cross-National Survey [J]. The Journal of Human Resources, 1977, 12 (1): 115.

[85] NEWHOUSE J P, WILLIAMS A P, SCHWARTZ B W. Does the Geographical Distribution of Physicians Reflect Market Failure? [J]. The Bell Journal of Economics, 1982, 13 (2): 493-505.

[86] NGUYEN K T, KHUAT O T H, MA S, et al. Impact of Health Insurance on Health Care Treatment and Cost in Vietnam: A Health Capability Approach to Financial Protection [J]. American Journal of Public Health, 2012, 102 (8): 1450-1461.

[87] OKUNADE A A, MURTHY V N. R. Technology as A "Major Driver" of Health Care Costs: A Cointegration Analysis of the Newhouse Conjecture [J]. Journal of Health Economics, 2002, 21 (1): 147-159.

[88] O'NEILL C, GROOM L, AVERY T, et al. Age and Proximity to Death as Predictors of GP Care Costs: Results from a Study of Nursing Home Patients [J]. Journal of Health Economics, 2001, 9 (8): 733-738.

[89] OZAWA S, YEMEKE T T, TAWAH A F, et al. Out-of-Pocket Household Expenditures on Medical Injections in Cambodia [J]. Pharmaco Economics-Open, 2018, 2 (4): 415-421.

[90] PAN J, LIU G G, GAO C. How Does Separating Government Regulatory and Operational Control of Public Hospitals Matter to Healthcare Supply? [J]. China Economic Review, 2013, 27: 1-14.

[91] PARKIN D, MCGUIRE A, YULE B. Aggregate Health Expenditure and National Income: Is Health Care A Luxury Good [J]. Journal of Health Economics, 1987, 6 (2): 109-127.

[92] PARKIN D, MCGUIRE A, YULE B. What do International Comparisons of Health Expenditure Really Show [J]. Community Medical, 1989, 11 (2): 116-123.

[93] PAULY M V. The Economics of Moral Hazard: Comment [J]. The American Economic Review, 1968, 58 (3): 537-539.

[94] POPE G C. Hospital Nonprice Competition and Medicare Reimbursement Policy [J]. Journal of Health Economics, 1989, 8 (2): 147-172.

[95] PORTER M E. Competitive Strategy: Techniques for Analyzing Industries and Competitors [J]. Social Science Electronic Publishing, 1980 (2): 86-87.

[96] PORTER M E, TEISBERG E O. Redefining Competition in Health Care [J]. Harvard Business Review, 2004, 82 (6): 64.

[97] PRADHAN M, PRESCOTT N. Social Sisk Management Options for Medical Care in Indonesia [J]. Journal of Health Economics, 2002, 11 (5): 431-446.

[98] PREACHER K J, HAYES A F. SPSS and SAS Procedures for Estimating Indirect Effects in Simple Mediation Models [J]. Behavior Research Methods, Instruments, and Computers, 2004, 36 (4): 717-731.

[99] RAVANGRAD R, SHAHNAZI R, KARIMI F, et al. Estimation of Government Health Expenditures in Iran During 2006 to 2011, Using Panel Data [J]. The Health Care Manager, 2019, 38 (1): 89-97.

[100] REINHARDT U E. Health Care Spending and American Competitiveness [J]. Health Affairs, 1989, 8 (4): 5-21.

[101] RICE, THOMAS H. The Impact of Changing Medicare Reimbursement Rates on Physician - Induced Demand [J]. Medical Care, 1983, 21 (8): 803-815.

[102] RIZZO J A, BLUMENTHAL J A. Is the Target Income Hypothesis an Economic Heresy [J]. Medical Care Research and Review, 1996, 53 (3): 267-293.

[103] ROBERTS J A. The National Health Service in the UK: From Myths to Markets [J]. Health Policy and Planning, 1989, 4 (1): 62-71.

[104] ROBINSON J C, LUFT H S. The Impact of Hospital Market Structure on Patient Volume, Average Length of Stay, and the Cost of Care [J]. Journal of Health Economics, 1985, 4 (4): 333-356.

[105] ROEDIGER A, WILSDON T, HADERI A, et al. Competition Between

On-Patent Medicines in Europe [J]. Health Policy, 2019, 123 (7): 652-660.

[106] ROMER M I, WHITE K L, ORD C. Bed Supply and Hospital Utilization: A National Experiment [J]. Hospitals, 1961 (35): 988-993.

[107] ROSENTHAL M B, ZASLAVSKY A, NEWHOUSE J P. The Geographic Distribution of Physicians Revisited [J]. Health Services Research, 2005, 40 (6): 1931-1952.

[108] ROSSITER L F, WILENSKY G R. A Reexamination of the Use of Physician Services: The Role of Physician-Initiated Demand [J]. Inquiry, 1983, 20 (2): 162-172.

[109] ROSSITER L F, WILENSKY G R. Identification of Physician-Induced Demand [J]. The Journal of Human Resources, 1984, 19 (2): 231-244.

[110] ROTHSCHILD M, STIGLITZ J E. Equilibrium in Competitive Insurance Markets: An Essay on the Economics of Imperfect Information [J]. Quarterly Journal of Economics, 1978: 257, 259-280.

[111] SALAS C, RAFTERY J P. Econometric Issues in Testing the Age Neutrality of Health Care Expenditure [J]. Health Economics, 2001, 10 (7): 669-671.

[112] SEN A. Is Health Care a Luxury? New Evidence from OECD Data [J]. International Journal of Health Care Finance and Economics, 2005, 5 (2): 147-164.

[113] SHAIN M, ROMER M I. Hospital Costs Relate to the Supply of Beds [J]. Modern Hospital, 1959, 92 (4): 71-73.

[114] SHORTELL S M, HUGHES E F X. The Effects of Regulation, Competition, and Ownership on Mortality Rates among Hospital Inpatients [J]. New England Journal of Medicine, 1988, 318 (17): 1100-1107.

[115] SIVASHANKER K, FANIKOS J, KACHALIA A. Addressing the Lack of Competition in Generic Drugs to Improve Healthcare Quality and Safety [J]. Journal of General Internal Medicine, 2018, 33 (11): 2005-2007.

[116] SLOAN F A. Not-For-Profit Ownership and Hospital Behavior [J].

Handbook of Health Economics, 2000, 1 (18): 1141-1174.

[117] SORENSEN R J, GRYTTEN J. Competition and Supplier-Induced Demand in a Health Care System with Fixed Fees [J]. Journal of Health Economics, 1999, 8 (6): 497-508.

[118] SPILLMAN B C, LUBITZ J. The Effect of Longevity on Spending for Acute and Long-term Care [J]. New England Journal of Medicine, 2000, 342 (19): 1409-1415.

[119] STOOKER T, VAN ACHT J W, VAN BARNEVELD E M, et al. Costs in the Last Year of Life in the Netherlands [J]. Inquiry The Journal of Health Care Orgarization, Provison, and Financing, 2001, 38 (1): 73-80.

[120] STROBEL R J, LIKOSKY D S, BRESCIA A A, et al. The Effect of Hospital Market Competition on the Adoption of Transcatheter Aortic Valve Replacement [J]. The Annals of Thoracic Surgery, 2019, 1109 (2): 473-479.

[121] STUART B, GRUBER-BALDINI A, FAHLMAN C, et al. Medicare Cost Differences Between Nursing Home Patients Admitted with and Without Dementia [J]. The Gerontologist, 2005, 45 (4): 505-515.

[122] SUN X Y, JACKSON S, GARMICHAEL G A, et al. Catastrophic Medical Payment and Financial Protection in Rural China: Evidence from the New Cooperative Medical Scheme in Shandong Province [J]. Health Economics, 2009, 18 (1): 103-119.

[123] SWEENEY G H. The Market for Physicians Services: Theoretical Implications and an Empirical Test of the Target Income Hypothesis [J]. Southern Economic Journal, 1982, 48 (3): 594-613.

[124] TOKITA T, IZUMIDA N, KONNO H, et al. A Claim Data Analysis for Japanese Medical Demand and Supply [J]. Economic Review, 2000, 51 (4): 289-300.

[125] TOYABE S-I. Trend in Geographic Distribution of Physicians in Japan [J]. International Journal for Equity in Health, 2009, 8 (1): 5.

[126] WAGSTAFF A, LINDELOW M. Can Insurance Increase Financial

Risk? The Curious Case of Health Insurance in China [J]. Journal of Health Economics, 2008, 27 (4): 990-1005.

[127] WAGSTAFF A, LINDELOW M, JUN G, et al. Extending Health Insurance to the Rural Population: An Impact Evaluation of China's New Cooperative Medical Scheme [J]. Journal of Health Economics, 2009, 28 (1): 1-19.

[128] WANG X, SUN Y, XIN M, et al. How to Improve the Equity of Health Financial Sources? - Simulation and Analysis of Total Health Expenditure of One Chinese Province on System Dynamics [J]. International Journal for Equity in Health, 2015, 14 (1): 73.

[129] WENNBERG J E. Dealing with Medical Practice Variations: A Proposal for Action [J]. Health Affairs, 1984, 3 (2): 6-32.

[130] WOLFE J R, GODDEERIS J H. Adverse Selection, Moral Hazard, and Wealth Effects in the Medigap Insurance Market [J]. Journal of Health Economics, 1991, 10 (4): 433-459.

[131] XING Z, TATSUO O. Investigating the Health Care Delivery System in Japan and Reviewing the Local Public Hospital Reform [J]. Risk Management and Healthcare Policy, 2016, 9 (1): 21-32.

[132] XIRASAGAR S, LIN H C. Cost Convergence Between Public and For-profit Hospitals under Prospective Payment and High Competition in Taiwan [J]. Health Services Research, 2005, 39 (6): 2101-2116.

[133] XU K, EVANS D B, KAWABATA K, et al. Household Catastrophic Health Expenditure: a Multicountry Analysis [J]. The Lancet, 2003, 362 (9378): 111-117.

[134] YIP W, BERMAN P. Targeted Health Insurance in A Low Income Country and Its Impact on Access and Equity in Access: Egypt's School Health Insurance [J]. Journal of Health Economics, 2001, 10 (3): 207-220.

[135] YIP W, HSIAO W. Harnessing the Privatisation of China's Fragmented Health-Care Delivery [J]. The Lancet, 2014, 384 (9945): 805-818.

[136] ZHENG Z Y, YABROFF K R, GUY G D J, et al. Annual Medical Ex-

penditure and Productivity Loss Among Colorectal, Female Breast, and Prostate Cancer Survivors in the United States [J]. Journal of the National Cancer Institute, 2015, 108 (5): 321-323.

[137] ZHU J, LI W, CHEN L. Doctors in China: Improving Quality Through Modernisation of Residency Education [J]. Lancet, 2016, 388 (10054): 1922-1929.

[138] ZIMMERMANN C, MEURER M I, NASCIMENTO F D S D, et al. Use of Tools to Improve Referral Process Between Primary and Specialty Care in Oral Medicine [J]. Oral Surgery, Oral Medicine, Oral Pathology and Oral Radiology, 2014, 117 (2): 195.

[139] ZWANZIGER J, MELNICK G A. The Effects of Hospital Competition and the Medicare PPS Program on Hospital Cost Behavior in California [J]. Journal of Health Economics, 1988, 7 (4): 301-320.

后　记

　　光阴荏苒，日月如梭，转眼间博士毕业已三年有余。本书是在我的博士学位论文的基础上修改、完善之作。在书稿即将付梓之际，回顾这几年的求学之路和职业生涯，走得艰辛却也收获满满，此刻心中无比感动，但更多的还是感谢！

　　最想感谢也是最应该感谢的人是我的博士导师吕国营教授。首先，感谢吕老师当初愿意将基础薄弱的我收入门下，让我成了师门的一分子。进校之后，吕老师就建议我一心一意地待在学校学习，强调只有这样才能真正学到东西、做出成果。在吕老师的鼓励与支持、帮助与督促下，我完成了从一个跨专业的门外汉向一个科研探索者的蜕变，也领略到了学术之美。其次，吕老师诚恳正直的做人原则、严谨的治学态度、精益求精的工作作风深深地令我折服，感染和激励着我，使我在求学和工作中能沉下心来真正地去探索如何做学问。吕老师还要求我们多听课、多读书，并且每周开读书会，给我们解读经典著作，这些都让我获益良多，为今后的教学科研之路奠定了良好的基础。正是博士期间的锻炼和积累，为我现在所从事的教学科研工作奠定了良好的基础。能成为吕老师的学生，是我毕生值得骄傲与自豪的一件事！

　　另一位我特别想感谢也应该要感谢的人是我的硕士导师陶裕春教授。陶老师不仅在我硕士期间给予了我莫大帮助，还在我参加工作两年后犹豫要不要考博的迷茫阶段，鼓励我进一步提升自己，并为我推荐了他的母校中南财经政法大学和社保专业以及吕国营教授，听了陶老师的介绍后，我毅然决然地报考了财大社保专业以及填报了选择吕老师为导师的意愿。不仅如此，陶老师在我读博期间会经常打电话来关心我的学业和生活状况，每次来武汉参

235

会，也必会当面询问我的学业等情况，帮助我缓解了不少学习和心理压力。本书能顺利完成，陶老师帮助莫大。陶老师不仅是我科研道路上的引路人，更是我人生道路上的指路人。

衷心感谢赵曼教授、李波教授、邓汉慧教授、乐章教授、刘俊霞教授、丁世军教授、李锐教授、薛新东教授、曾益副教授等诸位老师，感谢各位老师对本书提出的宝贵意见和建议，使我后期的写作过程更加顺畅，书稿也更加完善。同时，每一次聆听各位老师的授课或讲座，也让我收获颇丰，受益匪浅。

感谢我的两位重要小伙伴周万里博士和周芳丽博士。搞学术做科研是孤独的旅程，大多时候都需要一个人独立地去思考、理解、消化，而有了我们时不时的小聚、交流与探讨，原本单调、枯燥的学术生活变得丰富起来。万里师弟自硕士起就师从吕老师，专业知识和实证方法都相当扎实，不仅带我学习 Stata 入门，还经常和我交流、探讨学术写作的心得，给了我莫大的帮助。芳丽师姐是一位温暖的知心大姐姐，经常与我一起谈心，一起交流，帮我缓解了许多焦躁情绪。感谢吕老师的课题让我们相识，进而相知、相伴，这段难忘情谊是我一生的宝贵财富。同时也感谢冯莉博士、涂丽博士、杨正凤博士、柯宗俊博士、许丹博士、司晓波博士、陈晋阳师弟、唐祥清师妹、祁星星师妹、吴彦乐师妹、刘超凡师妹等全体与我曾在这段难忘人生历程中一起拼搏、一起奋斗过的朋友们！

尤为感谢杜朝举先生。我们的相识缘于偶然的邂逅，相同的价值观、共同的理念让我们顺利地走到了一起。因为有过相同的攻博经历，深知做学术的辛酸与不易，杜先生包容了我的一切任性和无理取闹。撰稿的压力经常让我的心情阴晴不定，杜先生开心地分享我的开心与成就，也用心聆听我的烦恼和倾诉，并及时帮助我缓解压力和调整不良情绪，最常说的一句话就是"没事，还有我"，让我的心灵收获了最好的慰藉与感动。杜先生是我学术生涯和人生路上最坚强的后盾，因为有了他，任凭前路艰难，我亦无所畏惧！与他的相识、相知、相恋，亦是我求学生涯最美的收获！

此外，我要特别感谢我的家人。感恩我的父母，谢谢你们一直以来对我毫无保留的宠爱与付出，因为有你们的支持和理解，才能让我毫无后顾之忧地辞掉原本安逸的工作去安心攻读博士学位。每次跟妈妈视频，她的开场白都是"闺女，身体还好吗？吃得好吗？有钱用没？我们给你打点吧！"每次听到这些，总是让我既惭愧又感动，惭愧的是作为一个三十多岁的闺女，没能在父母跟前尽一点孝，反而总是让他们挂心；感动的是，尽管这么大了，父母却仍旧把我当成小孩一样宠着、关心着、爱护着，给予我他们所能给予的一切。毕业之后，我远嫁贵州且留在贵阳工作，父母虽不舍，但也给予了莫大的支持和理解。感谢我的兄嫂。长兄如父，哥哥确实一直像父亲般宠着我，虽然话语不多，但是只要我一个电话一句话，哥哥从来不会拒绝我任何要求，听到我的什么消息也会第一时间来电询问，让我倍感温暖。同样作为一位女博士且在高校从事教学科研工作的女生，嫂子深知要同时兼顾家庭和事业的艰辛与不易，因此跟我视频的次数与聊天时长远超我那工作繁忙的哥哥，不仅常与我探讨学术问题，还给我传授了许多生活经验和她的人生感悟，让我获益良多。家人永远是最温暖的港湾，过去家人为我付出了太多太多，我将倍加努力，在今后的日子里回报以他们同样的关怀与付出。

最后，本书能够顺利出版，还要大力感谢贵州医科大学马克思主义学院的资助，感谢马克思主义学院领导黄鑫权书记、杜凯院长等的大力支持与帮助，尤为感谢禹辉映副院长，从申请出书、联系出版社到最后出版的整个过程，禹院长都给予了莫大帮助，在此向各位领导一并致以诚挚的谢意和崇高的敬意！

感激岁月与艰苦对我的磨砺！未来的我仍将继续努力奋斗，不忘初心、砥砺前行！最后，祝福所有关心以及帮助过我的亲人、老师、同学和朋友们，祝愿你们身体安康，工作顺利，阖家幸福！

赖小妹

2024 年 2 月于贵阳花溪